huangdineijing
shiyong
yangshengshu

黄帝内经

实用养生术

徐 峰 编著

中国纺织出版社

图书在版编目(CIP)数据

黄帝内经实用养生术 / 徐峰编著. -- 北京：中国纺织出版社，2016.6（2024.1重印）

ISBN 978-7-5180-2481-0

Ⅰ. ①黄… Ⅱ. ①徐… Ⅲ. ①《内经》－养生（中医）Ⅳ. ①R221

中国版本图书馆CIP数据核字（2016）第060582号

责任编辑：张天佐　　责任印制：王艳丽

中国纺织出版社出版发行

地址：北京市朝阳区百子湾东里A407号楼　邮政编码：100124

销售电话：010—67004422　传真：010—87155801

http: //www.c-textilep. com

E-mail: faxing@c-textilep. com

中国纺织出版社天猫旗舰店

官方微博http://weibo.com/2119887771

金世嘉元（唐山）印务有限公司　各地新华书店经销

2016年6月第1版　2024年1月第2次印刷

开本：710×1000　1/16　印张：14

字数：226千字　定价：49.80元

凡购本书，如有缺页、倒页、脱页，由本社图书营销中心调换

目录

CONTENTS

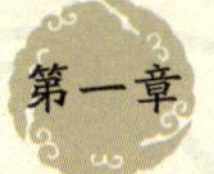

第一章 《黄帝内经》的意义与贡献

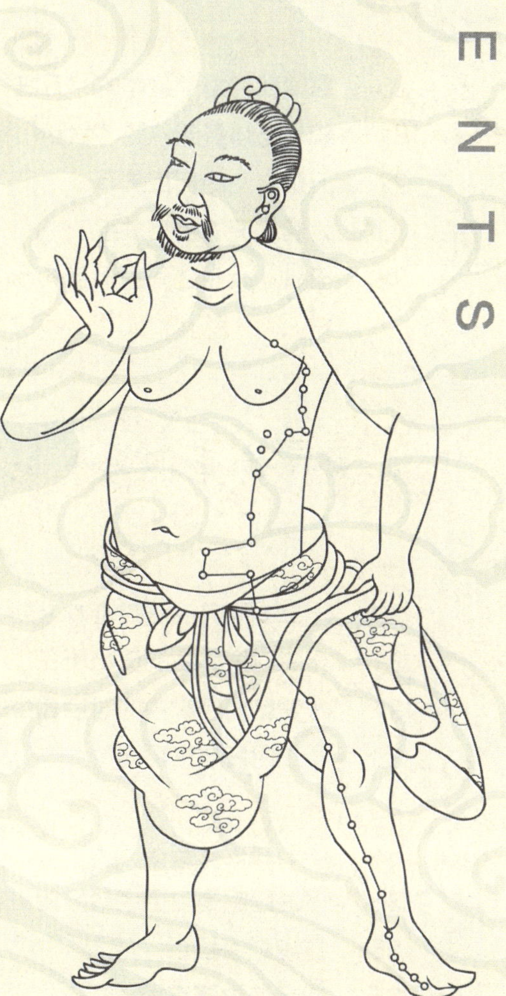

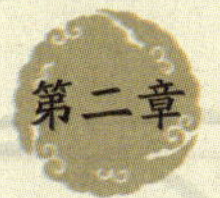

第二章 《黄帝内经》教人读懂人体的奥秘

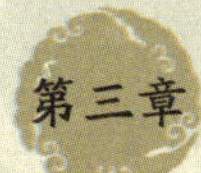

第三章 《黄帝内经》的时辰养生术

第四章 二十四节气及四季养生法

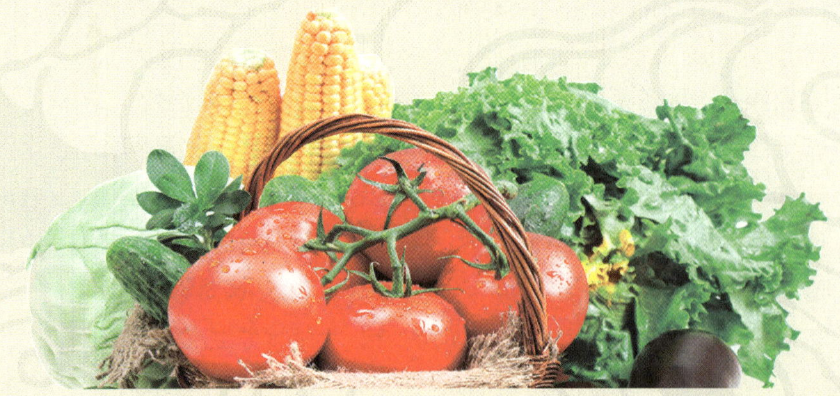

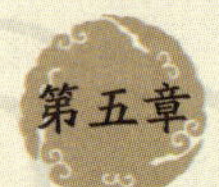

第五章 《黄帝内经》以食为养的养生技巧

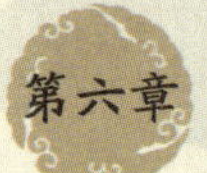

第六章 《黄帝内经》的中药养生技巧

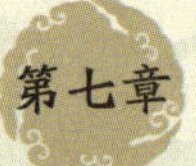

第七章 《黄帝内经》的体质养生法

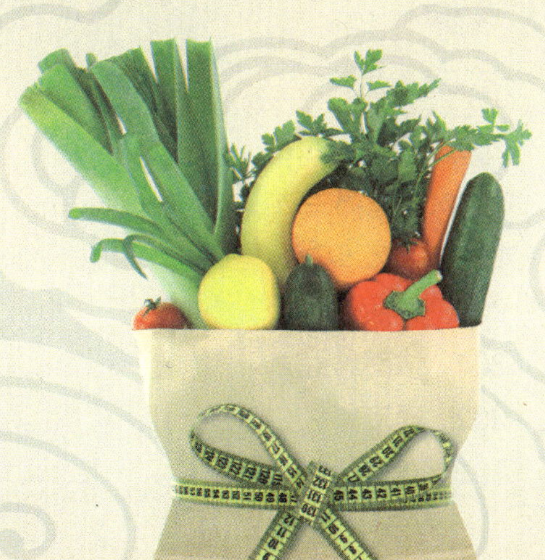

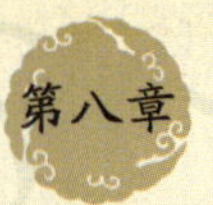

第八章 《黄帝内经》的经络养生妙法

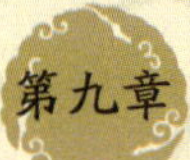

第九章 经典的长寿养生操

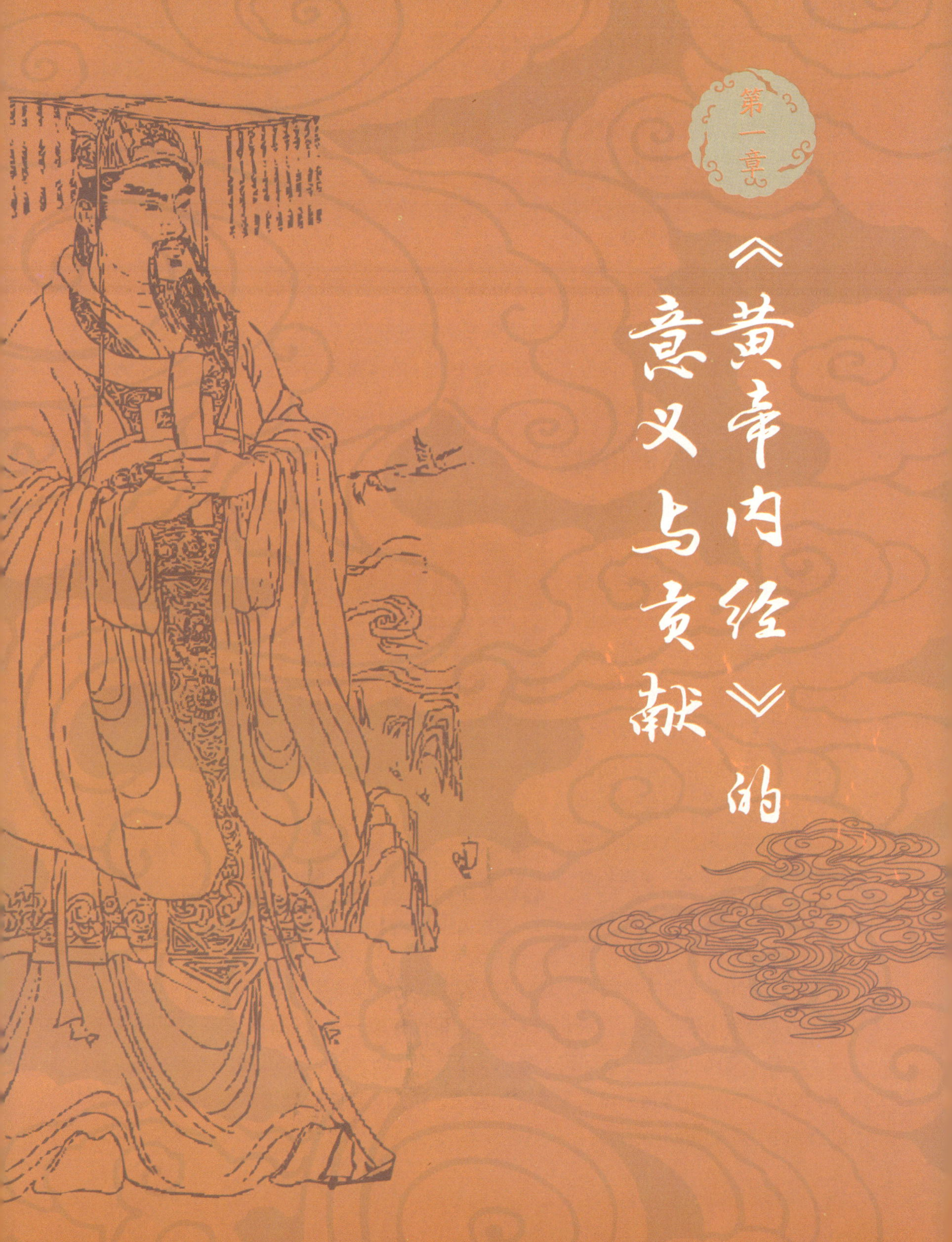

第一章 《黄帝内经》的意义与贡献

《黄帝内经》的传奇之处

> 余闻上古圣人，论理人形，列别脏腑，端络经脉，会通六合，各从其经，气穴所发，各有处名，溪谷属骨，皆有所起。分部逆从，各有条理。
>
> ——《素问·阴阳应象大论》

三大奇书之一

中国古代有三大以“经”命名的奇书，第一部是《易经》，第二部是《道德经》，第三部就是《黄帝内经》。三大奇书之一的《黄帝内经》给后世留下了无数传说与传奇，至今仍神秘莫测。

流传历程充满传奇色彩

《汉书·艺文志》记载医家经典十一家，今仅存《黄帝内经》一家。十八卷的《黄帝内经》，从远古时代一直到今，而三十七卷的《黄帝外经》，则可能永远失传了。

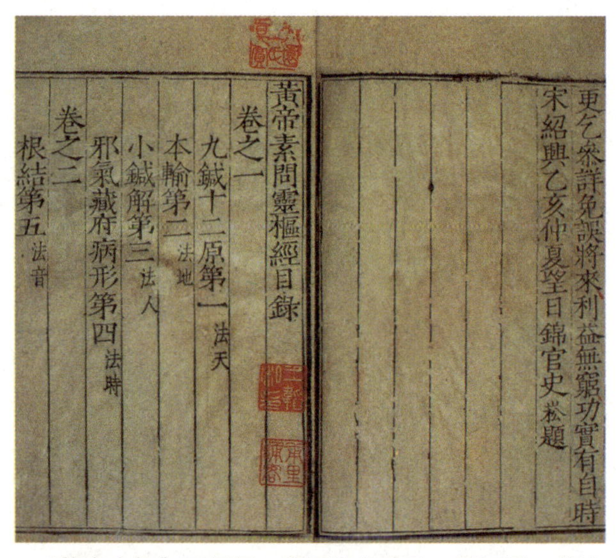
更乞參詳免誤將來利益無窮功實有自時
宋紹興乙亥仲夏望日錦官史崧題

黃帝素問靈樞經目錄
卷之一
九鍼十二原第一 法天
本輸第二 法地
小鍼解第三 法人
邪氣藏府病形第四 法時
卷之二
根結第五 法音

●《黄帝内经》不仅是一部医学的传奇，而且是一部文学的经典。

《黄帝内经》的流传历程充满了传奇色彩。唐初杨上善把《黄帝内经》分类编辑为《黄帝内经太素》。这本书被唐代著名的高僧——鉴真和尚东渡时带到了日本。后来这本书在国内一度失传，直至19世纪中期一个叫郭守敬的中国人，赴日本花重金才把影印本买回来。

而《黄帝内经·灵枢》是北宋宋哲宗时期朝廷以一本《册府元龟》的书与高丽国（朝鲜）交换回来的。据记载，这件事还遭到鼎鼎大名的苏东坡5次上奏的坚决反对，幸好北宋皇帝宋哲宗没有采纳他的意见，否则有可能导致这本有“针经”之称的奇书再也不能重回中国了。

《黄帝内经》对中医学的贡献

圣人之治病也，必知天地阴阳，四时经纪，五脏六腑，雌雄表里。刺灸砭石，毒药所主，从容人事，以明经道，贵贱贫富，各异品理，问年少长，勇怯之理，审于分部，知病本始，八正九候，诊必副矣。

——《素问·疏五过论》

何谓中医

中医，即相对西医而言。中医有许多独特且内涵丰富的称谓，其中一个别名是岐黄。

这个名字来源于《黄帝内经》，因该书托名黄帝与其臣子岐伯、雷公、伯高等讨论医学问题，是黄帝与岐伯等讨论医学的专著，便称《黄帝内经》为“岐黄”之术。自然，“岐黄”也就成了中医的别名。

传统医学经典著作

《黄帝内经》编成于战国时期，是我国传统医学四大经典著作（《黄帝内经》《伤寒论》《金匮要略》《温病条辨》）之一，是中国现存最早的中医理论专著，更是研究人的生理学、病理学、诊断学、治疗原则和药物学的医学巨著。

中医学的奠基之作

人生在世，就有可能得病，有了疾病必然要寻求各种医治的方法，所以医疗技术的形成远远早于《黄帝内经》。

但中医学作为一个学术体系的形成，却是从《黄帝内经》开始的。

《黄帝内经》总结了春秋至战国时期的医疗经验和学术理论，并吸收了秦汉以前有关天文学、历算学、生物学、地理学、人类学、心理学知识，运用阴阳、五行、天人合一的理论，系统讲述了人的生理、病理、疾病、治疗的原则和方法，建立了中医学独特的理论体系，成为中国医药学发展的理论基础和源泉。

由此看来，《黄帝内经》被公认为中医学的奠基之作，是当之无愧的，也是顺理成章的，它的出现为人类健康做出了巨大的贡献。

《黄帝内经》中的传统中医

专家认为《黄帝内经》是一部讲“内求”的书，要使生命健康长寿，不要外求，要往里求、往内求，所以叫“内经”。也就是说你要使生命健康，不一定非要去吃什么药。实际上《黄帝内经》整本书里面只有13个药方，数量很少。“内求”的关键，首先是内观、内视，就是往内观看我们的五脏六腑，观看我们的气血怎么流动，然后内炼，通过调整气血、调整经络、调整脏腑来获得健康、长寿。所以内求实际上是为我们指出了一条正确认识生命的途径。

素问	理论	生理、心理、病理 诊断、治疗 疾病预防
	内容	阴阳五行、脏腑经络 精、气、血、神、津液 病因病机、辨证原则 诊治法则、预防养生
灵枢	理论与内容	脏腑功能 病因、病机 经络、腧穴 针具、刺法 治疗原则

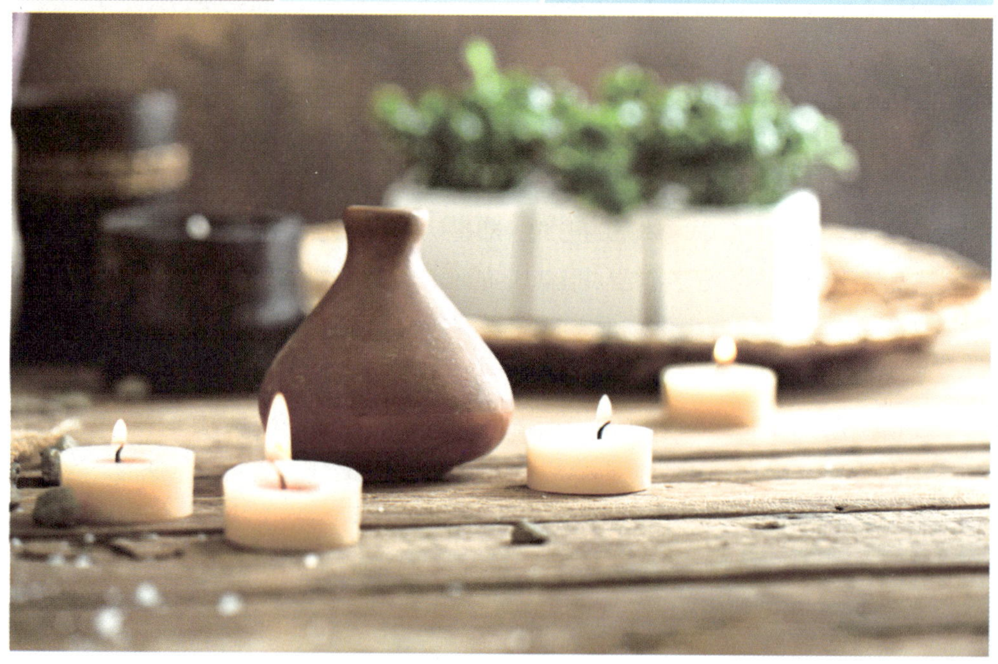

《黄帝内经》中的医学观点

黄帝问曰：天覆地载，万物悉备，莫贵于人。人以天地之气生，四时之法成。君王众庶，尽欲全形。形之疾病，莫知其情，留淫日深，着于骨髓，心私虑之……岐伯曰：夫人生于地，悬命于天；天地合气，命之曰人。人能应四时者，天地为之父母；知万物者，谓之天子。天有阴阳，人有十二节。天有寒暑，人有虚实。能经天地阴阳之化者，不失四时。知十二节之理者，圣智不能欺也，能存八动之变，五胜更立，能达虚实之数者，独出独入，呿吟至微，秋毫在目。

——《素问·宝命全形论》

整体观

传统中医有两个哲学观：一为整体观；二为辩证观。可以说，整体观是中医学中的第一哲学观。中医认为“天人一理”、“人身一小天地”；《黄帝内经》里说“人与天地相参也，与日月相应也”；《素问·阴阳应象大论》里说：“天地者，万物之上下也”“天有四时五行，以生、长、化、收、藏，以生寒、暑、燥、湿、风。人有五脏化五气，以生喜、怒、悲、忧、恐”。可见，中国古代医家反复强调的就是“天人相应”的思想，这种思想在后世渐渐成为中医理论的精髓。两千年后的今天，人类慢慢了解了人类与自然之间的依存关系，认识到人类与自然是统一的整体关系，也意识到人类的健康长寿要从自然中获得。

现代科学研究已经发现了某些人类疾病与自然现象有关。如高温环境会使人的注意力、精确性、运动的协调性、反应的速度降低；气压降低可使空气的氧分子含量降低，令人感到胸闷不适；干热的大风天气可引起头痛、眩晕、烦躁、抑郁、激动等症状，使人反应速度减慢，容易发生交通事故；太阳黑子活动高峰时，心肌梗死发病增多；日食发生时，高血压病人血压会升高，通过心电图观察可以发现心肌缺血加重；满月时会使具有出血倾向的病人容易发生出血症状。

《黄帝内经》的神秘就在于书中蕴含着神奇的理论，只要认真研究，就可以得到意想不到的收获。现在我们就根据《黄帝内经》的整体观，来学习如何预测疾病的演变及发展。

例如，老年人出现肾虚腰痛的症状，如果不及时进行补虚调理，就会影响到

“肾系统”中的膀胱、耳及骨，表现为夜尿增多、耳鸣、听力变差、骨软无力、容易骨折等；中年人工作繁重、压力过大，容易导致脾气虚弱，时间久了，就会导致胃部消化不良、身体消瘦、肌肉软弱无力、口中无味、食欲不振等。

生命观

《黄帝内经》在阴阳五行哲学思想的指导下，对地球上生命的起源及其运动变化的特征进行了初步探索，从宏观角度把生命体内的能量和物质区分为清阳和浊阴两大类，即精华与糟粕，并把能量代谢过程和物质代谢过程用“升降出入”来表达。

书中还认为，有运动必然有成败，生命的成败都隐伏在生命运动当中。在正常情况下，生命体的“升降出入”是保持着相对平衡的，然而自然界又在不断地运动变化着，处在自然界中的人类，必然要产生相应的改变，这样就会打破体内原本的平衡状态，便开始进行自我调节，“守常”则能致生，“反常”则能致死。可见，生命的存在是与天地万物、自然环境相互依存、无法分开的，人体一旦成形，就有祸患隐伏其中，有成必有败，有形就有患，有生即有死。

养生观

经过多年的摸索，人们将《黄帝内经》中具体的养生原则归纳如下：

◎人类生活在自然界中，时刻受到自然环境的影响，只有适应环境的变化，保持机体内环境的稳定，才能延缓衰老和避免疾病的发生。

◎要顺应四时气候调养五脏之气，顺应春夏秋冬的季节变化，与天地阴阳保持协调平衡，达到人和自然和谐统一。

◎远离各种致病因素，避免外界致病因素的侵袭，调节情志，避免情志所伤，起居有常，房事有度，饮食有节等，这些都是减少疾病的重要途径，也是延缓衰老的重要环节。

◎精、气、神为人身三宝，精是气与神的物质基础，阴精阳气是健康长寿之根本，精生于先天、养于后天而藏于五脏，所以先天、后天并重，精气神兼养，才能达到颐养天年、防病抗衰、益寿养生的目的。

五行

根据《黄帝内经》中“五行”的思维模式，可以运用五行规律推出五脏之象是由五脏、五窍、五体、五志、五液、五神、五色、五味、五音等内容组成。“五行”之间彼此还有相生相克的关系，依据这种生克规律，可以揣测五脏间的内在联系，如一脏有病，病久了就会损伤其他脏腑。

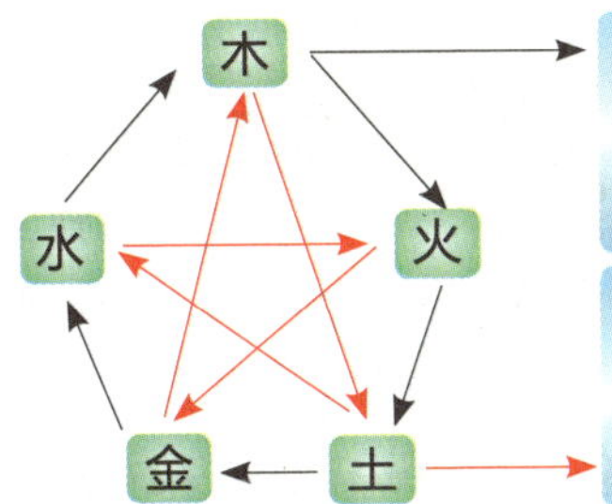

表示五行相生关系，木生火、火生土、土生金、金生水、水生木。如木生火：用木材可以生火，添加的木材越多，火燃烧得就越旺。

表示五行相克关系，木克土、土克水、水克火、火克金、金克木。如水克火：用水可以减小火的燃烧之势，或者水可以直接熄灭大火。

阴阳

《黄帝内经》提出阴阳是自然界运动变化的总规律，自然万物普遍存在着阴阳，生命活动不能超越阴阳的规律。人的生、长、衰、亡和疾病的变化，其根本原因都在于阴阳的运动。阴阳的划分有一定的规律，如人体上半身为阳，下半身为阴；人体后背为阳，胸腹为阴；人体内五脏为阴，六腑为阳。

阴阳之间是互相依存、互相制约的关系。当属阴的一方消减时，属阳的一方得不到资生和促进，因而也随之消减；当属阳的一方消减时，属阴的一方得不到资生和促进，因而也随之消减。如人在青壮年时期，脏腑之气逐渐旺盛，精血津液等精微物质不断化生而逐渐充足。等精微物质充足，又促进了脏腑之气不断旺盛。

阴阳之间又是相互制约的。当属阴的一方消减时，就会使属阳的一方增长；当属阳的一方增长时，就会使属阴的一方消减。如体内属阴的精血津液等物质化生和补充时，必然要消耗属阳的脏腑之气即能量；而脏腑之气的产生和增长，必然要消耗属阴的精血津液等物质。

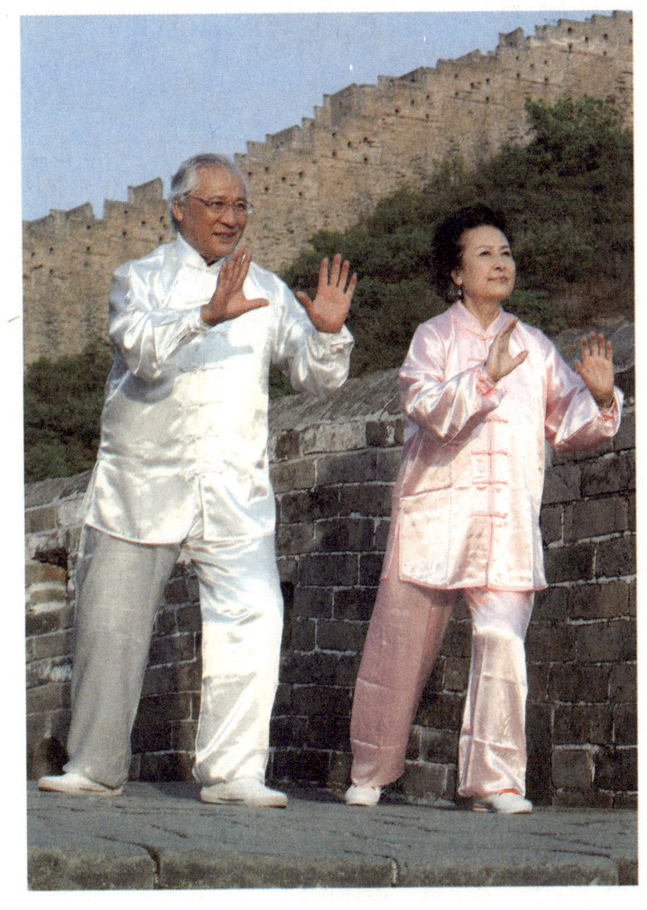

● 阴阳平衡是中医养生的关键。

《黄帝内经》中的望闻问切

见其色，知其病，命曰明。按其脉，知其病，命曰神。问其病，知其处，命曰工……故知一则为工，知二则为神，知三则神且明矣。

——《灵枢·邪气藏府病形》

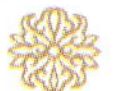 中医四诊

望、闻、问、切四诊是中医诊断疾病的“金钥匙”。借助五行学说、藏象学说、经络学说等基本理论，通过四诊收集疾病信息，判断病性寒热、病势缓急以及病变脏腑等，从而确定疾病的证型及病变的本质，然后治病求本，对症下药。四诊各有其独特作用，不能相互取代，在临床上必须综合运用，才能对病症做出正确的判断。运用四诊时，要把望、闻、问、切有机地结合起来，切不可偏废。

望舌——接收身体的信号

望舌是望诊的重要内容之一。中医有“舌乃心之苗，舌为胃之镜，舌为脾之外候”之说，认为心、肝、脾、胃、肾的经脉皆通于舌，即舌尖属心肺，舌中属脾胃，舌两侧属肝胆，舌根属肾。这些部位的变化，可以反映这些脏腑的病变。故区区三寸之舌可视为五脏六腑的一面镜子，从中可以了解身体正气的虚实，辨别疾病的性质。舌诊的主要内容包括观察舌质和舌苔，舌质反应脏腑虚实，舌苔反应病邪的性质和深浅，二者是相互联系的。在正常情况下，人体的舌质呈淡红色，舌苔薄白，不滑不燥，干湿适中，为无病之舌。一旦舌象上出现异常颜色和状态，则是人体有病的信号了。

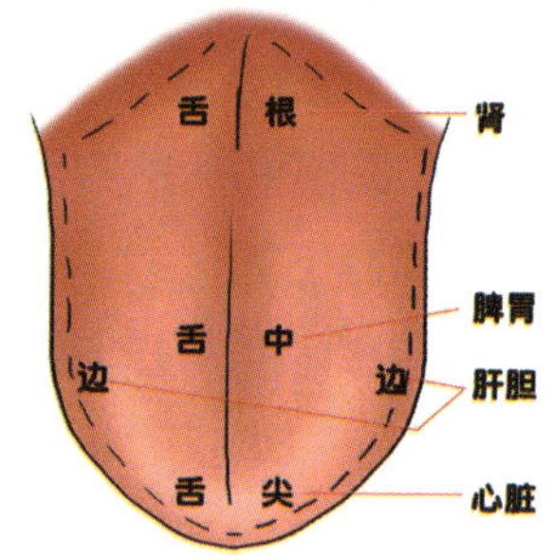

闻诊——判断正气的盈亏和邪气性质

闻诊是通过听觉和嗅觉了解病人发出的语言、呼吸、咳嗽、呃逆、嗳气等声响和口气、分泌物、排泄物等的异常气味，来判断正气的盈亏和邪气性质的一种诊法，可概括为听声音和嗅气味两方面。听声音以辨正气盛衰为主，不仅可以诊察与发音有关器官的病变，还可根据声音诊察体内各脏腑的变化，例如，通过听病人说话的声音可判定病情虚实：语声高亢有力属实，语声低微细弱属虚；语无伦次、声高有力为谵语属实；语声低微、反复嘟囔为郑声属虚。嗅气味可分为嗅病体气味和

嗅病室气味，以辨邪气性质为主，见下表。

闻诊嗅气味	病体气味	口鼻气味	口气秽臭——肠胃积热
			口气酸腐——食滞于胃
			鼻气腥臭——鼻渊（鼻窦炎）
		汗气	病人身有汗味——病已出汗
			汗膻味——风湿郁热
			腋下膻臭——狐臭病
	病室气味	病室臭气触人——瘟疫重症	
		病室有血腥气——大失血	
		病室有尿臊气——尿毒症（水毒）	
		病室有烂果味——重症消渴（糖尿病）	
		病室有尸臭味——脏腑败坏之症	

至关重要的问诊

问诊是询问病人就诊时所感受的痛苦和不适以及与病情相关的全身情况，从而用以诊断疾病的方法。症状是病人在疾病状态下的异常感觉，只有通过问诊才能察知。病症是疾病现阶段病理变化的客观反映，是医生诊病辨证的主要依据，是问诊的主要内容。问诊中问疼痛部位是经络诊断的重要方法。例如，通过问头痛的部位可以得知得病的经络。通过问头痛的性质和兼症可以判断病证。

充满传奇色彩的切脉

相传，春秋战国时代，晋国上卿赵简子有一次昏迷后，众人皆认为他死去。当时的名医扁鹊却从赵简子的手腕部按及微弱的脉搏，断言赵简子没死。后来，扁鹊路过虢国，救治虢国已断气半日准备出殡的虢国太子时，也是经摸脉搏、测体温，断定太子属假死（相当于现代医学所说的休克），当即与其弟子用针刺、热熨等方法救醒了虢太子。中医看病，免不了要先摸摸患者手腕部的脉搏，俗称切脉，亦称脉诊、切诊。

经验丰富的中医大夫，通过切脉，常能比较准确地判断患者患病的部位和性质，推测疾病的进展和预后，窥察体内邪正盛衰等情况。

望、闻、问、切，也就是神、圣、工、巧。望而知之谓之神，闻而知之谓之圣，问而知之谓之工，切而知之谓之巧。

《黄帝内经》中的生命周期

人生十岁，五脏始定，血气已通，其气在下，故好走；二十岁，血气始盛肌肉方长，故好趋；三十岁，五脏大定，肌肉坚固，血脉盛满，故好步……六十岁，心气始衰，苦忧悲，血气懈惰，故好卧……百岁，五脏皆虚，神气皆去，形骸独居而终矣。

——《灵枢·天年》

影响因素

生命一般都要经历出生、成长、壮盛、衰老和死亡5个时期。但生命历程有长短寿夭的不同，这种不同主要取决于3个方面：性别、体质和后天养生。由于男女的性成熟期不同，男性与女性的生命过程也有很大的差异，一般女性衰老来临较男性早。在《黄帝内经》中，对黄帝传奇一生有“生而神灵，弱而能言，幼而徇齐，长而敦敏，成而登天”的描述，就是一个完美生命过程的写照。黄帝一生下来即神灵，就跟一般人不一样，灵异神奇。他在刚生下来的时候就能够说话，幼小的时候做事情就非常迅速、果断，“徇齐”就是“迅疾”的意思，长大了之后，非常敦实、敏捷，这样的体质和素质使黄帝登上了天子之位，达到了人生的最高境界。对我们普通人来说不必去做天子，不管做什么，能够达到行事的一个最佳境界，登上人生的最高顶峰，就是我们每个人所追求的理想人生目标。黄帝的一生告诉我们，体质和素质对人的生命过程的影响非常重要，而后天是否善于养生则与人的衰老密切相关。正如《素问·上古天真论》篇所言，善养生者，“年半百而动作不衰”，甚至还能“年老而有子”，延缓衰老的进程；不善养生者，“起居无节，故半百而衰也”。黄帝正是由于注重养生，并且长期坚持修养，才得以保全“天真之气”而活到120多岁的高龄。

决定因素

《素问·上古天真论》明确指出了肾中精气盛衰是人生、长、壮、老、已的决定因素，人的齿、骨、发的生长状态是观察人的生长发育状况和衰老程度的客观标志。肾为先天之本，生命之根，肾中精气的强弱，决定着人的生、长、壮、老、已。肾主骨，齿为骨之余，经常叩齿或咀嚼一些有硬度的豆类或坚果，有益肾之功。肾生髓，其华在发，脑为“髓海”，平时应注意健脑，并加强秀发的养护。肾在液为唾，每天早寅时或卯时以舌抵上腭，待唾液满口后，慢慢咽下，持之以恒能够滋养肾精。肾之经脉起于足部，足心涌泉为其主穴，睡前用热水泡脚，并按揉脚心对养肾大有裨益，可使肾中精气更为充盛。黑色食品能入肾强肾；不少干果和坚果也具有补肾养肾功效，对于肾之阴精亏少、阴阳渐衰的中老年人可择食黑米、黑豆、黑芝麻、黑木耳、黑枣、蘑菇、乌鸡、海带、紫菜、桃、栗子、松子、榛子等食物。需要注意的是，咸味入肾，可致肾水更寒，寒凉之品则易损元阳，故饮食不可过咸，即使是盛夏也不可过食寒凉之品。人体的生长衰老与脏腑精气旺盛、虚衰密切相关。而调养元气，保持人体精气的旺盛，是维持脏腑功能正常、祛病延年的关键。

人体元气之衰始于肝经。年过五十，肝气始衰，易出现眩晕、肢麻甚至跌仆等症。这时调肝即可助精气的生成。有眩晕、肢体麻木等肝阴不足症状者，日常可以选用首乌菊花茶：取制首乌3克，桑葚10克，山楂、菊花各6克，开水冲泡之后饮用；年过六十，心气始衰。心主血脉，为五脏六腑之主。心气不足则可见心神不宁、心悸失眠、形体懈惰等不适症状。有心悸、乏力或失眠等心气不足症状者可服用柏子养心丸或麦门冬、五味子、人参、黄芪等药物；年过七十以后，脾气渐衰。脾是人体元气升降出入的枢纽，又是气血津液生化的源泉。身体开始虚胖、气短乏力、咳喘多痰的老年人可用白术10克，姜半夏、陈皮、生姜各6克，加水煎煮之后取药汁。在药汁中放入洗净的大米煮成健脾粥食用；年过八十，肺气渐衰，肺气为人身之气的根本，因此易患咳喘、痰多、胸闷气短等症。这时可多吃些蜂蜜、银耳、胡萝卜、梨、核桃、大枣等食物，有条件者可酌量服用参汤。

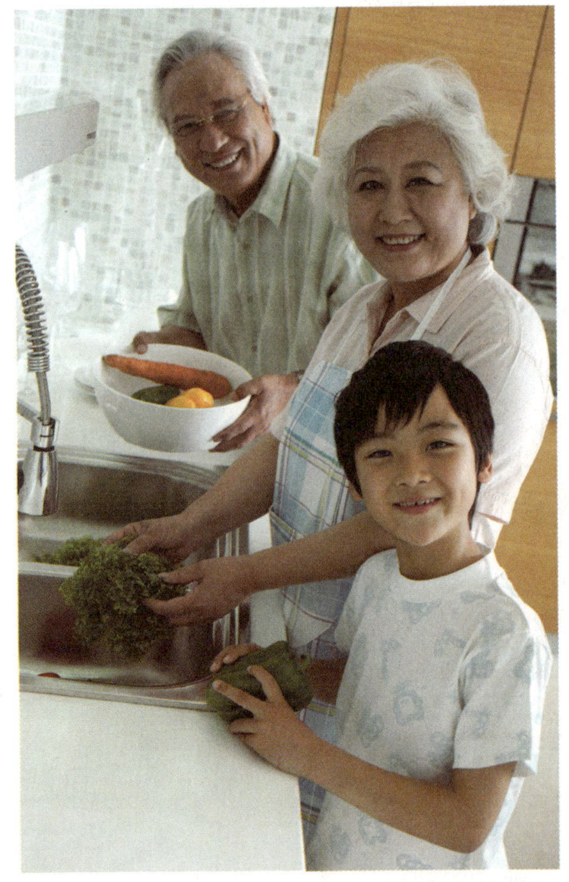

● 生命是由盛到衰的过程，长期坚持修养，才得以保全“天真之气”，达到健康长寿的目的。

《黄帝内经》中的养生秘诀

上古之人，其知道者，法于阴阳，和于术数，食饮有节，起居有常，不妄作劳，故能形与神俱，而尽终其天年，度百岁乃去。

——《素问·上古天真论》

《黄帝内经》是一部流传千古的养生宝典，告诉了人们不得病的秘诀。它总结了先秦时期医药学的丰富的实践经验，先秦道家、儒家、杂家的养生思想为《内经》养生理论的形成做出了重大贡献。而《内经》则是集先秦诸子理论及医药学实践之大成，为中医养生学的形成奠定了理论基础。

自古以来，人们把养生的理论和方法叫做“养生之道”。《黄帝内经》提出了一系列养生之道。例如，《素问·上古天真论》说：“上古之人，其知道者……”。此处的“道”，就是养生之道。能否健康长寿，不仅在于能否懂得养生之道，更为重要的是能否把养生之道贯彻应用到日常生活中去。历代养生家由于各自的实践和体会不同，他们的养生之道在静神、动形、固精、调气、食养及药饵等方面各有侧重，各有所长。从学术流派来看，又有道家养生、儒家养生、医家养生、释家养生和武术家养生之分，他们都从不同角度阐述了养生理论和方法，丰富了养生学的内容。

《黄帝内经》不仅提出了许多重要的养生原则和行之有效的养生方法，而且特别强调“治未病”这一以预防为主的原则，将养生和预防疾病密切结合在一起，这一点具有极其重要的意义。《黄帝内经》中讲到了怎样治病，但更重要的讲的是怎样不得病，怎样使我们在不吃药的情况下就能够健康、能够长寿、能够活到天年。《黄帝内经》非常重要的思想就是“治未病”。

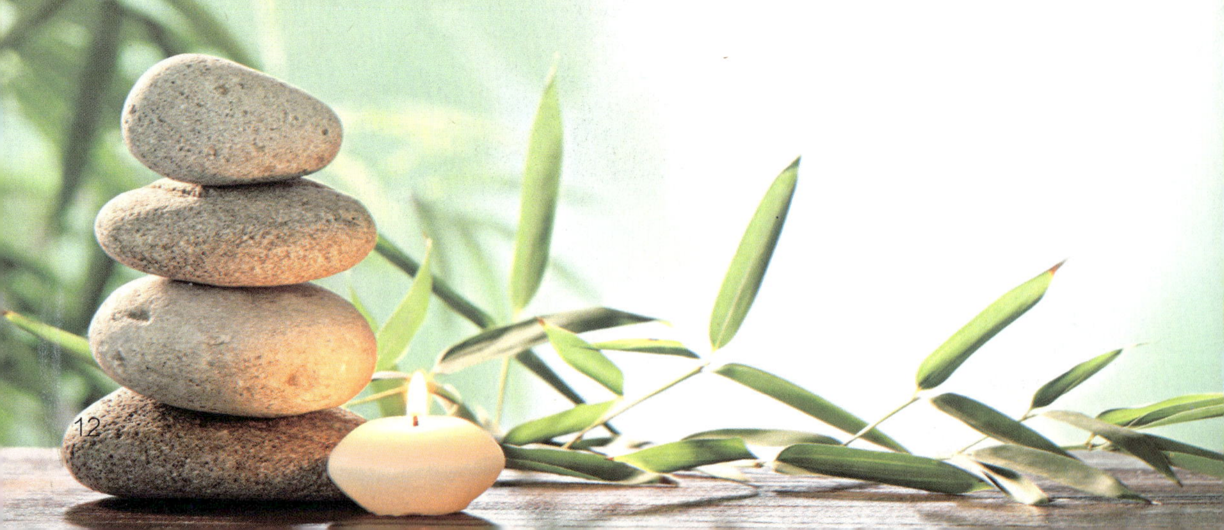

《黄帝内经》养生理论要点

对生命起源的认识	天人相应，顺应自然	对生命规律的阐述	对衰老的认识	明确提出养生原则和方法
《素问·宝命全形论》指出："天地合气，命之曰人"，认为自然界的阴阳精气是生命之源。	天有所变，人有所应。因而，强调要适应自然变化，避免外邪侵袭。	《素问·上古天真论》认为，生理阶段递变规律为：男子8岁为一生理阶段，女子7岁为一生理阶段。《灵枢·天年》以10岁为生理阶段递变规律的分界点。	情志、起居、饮食、纵欲、过劳等方面调节失当。	调和阴阳，濡养脏腑、疏通气血、形神兼养、顺应自然等原则，以及调情志、慎起居、适寒温、和五味、节房事、导引按跷、针灸等多种养生方法。

不治已病治未病

"不治已病，治未病"是早在《黄帝内经》中就提出来的防病养生谋略，是至今为止我国卫生界所遵守的"预防为主"战略的最早思想。"治未病"这样一种医学思想，在经历了时代的发展和完善后，现已成为中医理论体系中不可或缺的组成部分。如今，"治未病"这一理念已成为中国传统健康文化的核心理念之一，其倡导的珍惜生命、注重养生、防患于未然的理念，已越来越为人们所倡导。"治未病"涵盖未病先防、既病防变、病后防复三个层面，强调人们应该注重保养身体，培养提高整体机能的抗邪免疫力，达到预防疾病的发生、生病之后防止进一步发展、病愈以后防止复发的目的。这样才能比较好的掌握疾病的主动权，达到"治病十全"的"上工之术"。

"治未病"包含两种意义：一是防病于未然，强调摄生，预防疾病的发生（包括预防疾病的复发）；二是既病之后防其传变，强调早期诊断和早期治疗，及时控制疾病的发展演变。金元时期的名医朱丹溪在《格致余论》中说："与其求疗于有病之后，不若摄养于无疾之先"，也是倡导采取预防或治疗手段，防止疾病发生、发展。

养生，实际上就是要我们把观念从看重"人的病"转变为看重"病的人"。也就是要求我们学会管理自己的身体和健康。

俗话说：人吃五谷杂粮，没有不生病的。其实得了病并不可怕，重要的是在它转变以前就把它扼杀于摇篮之中。《黄帝内经》云："见肝之病，知肝传脾，当先实脾。"假如一个人的肝脏出了问题，不要只单一地治疗肝脏，还要从其他未生病的脏器着手。肝属木，由于木克土，脾属土，所以在治肝的同时还要预防脾受克致病，要调理脾脏。

老子曰："知其白，守其黑，为天下式。"有很多人学了一辈子还悟不到这一点。在日常生活中，往往顾此失彼，不能照顾全局，做不到未病先防，平时不重视养生，等到得了癌症，后悔莫及。

"治未病"还含有养生应从儿时抓起这层意思。例如对于一个有家族高血压、冠心病史的人，如果从小就注意饮食调摄，不食肥肉，吃低盐少糖等食物；至老冠心病发病自然会减少。否则，到了老年，血管已经硬化，再去控制饮食，往往收效甚微。

《黄帝内经》讲"上医治未病"，如果已经病了再去看，那就是口渴的时候才想到凿井，怎么来得及？

《黄帝内经》有一段话："上古之人，其知道者，法于阴阳，和于术数，食饮有节，起居有常，不妄作劳，故能形与神俱，而尽终其天年，度百岁乃去。"

这段话的意思是告诉人们，养生应以调摄精神意志为宗旨，思想上要保持安闲清静，没有杂念；避免过度的情志变动，心胸开朗，乐观愉快，对于外界不正常的气候和有害的致病因素，要及时避开，顺从四时寒暑的变化，保持与外界环境的协调统一；饮食有节制，生活起居有规律，身体虽劳动但不使其过分疲倦；做好养生

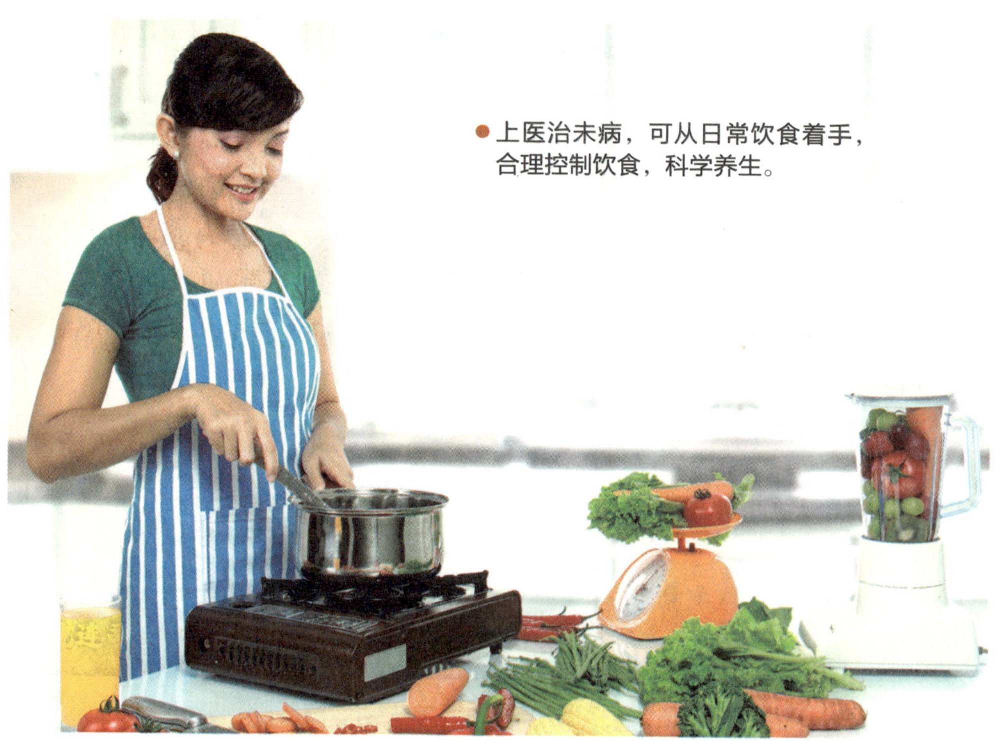

● 上医治未病，可从日常饮食着手，合理控制饮食，科学养生。

可以活到100岁。按照人类寿命极限来说，六七十岁还处在中年，而不是老年时期，人类还远远未能到达生命极限，如果我们能在生命的调护上做得到位，是可以做到健康快乐活到100岁的。

中正平和，无过无不及

《黄帝内经》认为，“和”是正常生命活动与健康无病的良好状态。这种“和”的状态若被破坏，疾病就会随之到来。既然疾病的发生是失和所致，那么，扭转这种失和的态势，使人体恢复到气血阴阳调和并与环境和谐的健康状态，当是治病的关键。

这个“和”字可表现为多个层面。《素问·经脉别论》有“生病起于过用”之论。《素问·生气通天论》也说：“味过于酸，肝气以津，脾气乃绝；味过于咸，大骨气劳，短肌，心气抑；……是故谨和五味，骨正筋柔，气血以流，腠理以密，如是则骨气以精，谨道如法，长有天命。”这是说饮食方面的“和”。同理，自然界的气候，人身的情志，也都应保持适中，勿太过与不及。这是要求我们应该知道在一天12个时辰24小时或者一个月当中，随着月亮的阴晴圆缺怎么养生，一年当中随着春夏秋冬季节的变化怎么养生。除了时间之外，还需要注意空间，选择什么样的位置，在什么样的场合之下，选择什么方位，怎么布局，等等。这些兼调身心和形神，使人适应社会环境，与他人和谐共处的情志和体质养生对人的健康都是很重要的。

“和”是中国传统文化的基本精神之一，亦称“中和”，其意为中正平和，无过无不及。

先秦时期的思想家们已开始倡导中和观。《论语》和《礼记》所倡导的中庸之道就是这种中和观。《礼记·中庸》说：“喜怒哀乐之未发，谓之中。发而皆中节，谓之和。中也者，天下之大本也。和也者，天下之达道也。致中和，天地位焉，万物育焉。”《内经》显然发挥了这一思想观念，并形成了重要的养生思想。中和，就是要守中道。中医为什么要叫中医？很多人认为中医就是中国的医学，实际上不是。中医是什么意思?就是中和的医学，要把阴阳调成平衡、中和的状态。

法天则地，从容人事，治求中和，共同构成了《内经》的治疗思想，反映了《内经》着眼于天人大体，顾及社会环境，从宏观上、整体上把握疾病防治的主旨。《灵枢·逆顺肥瘦》说：“圣人之为道者，上合于天，下合于地，中合于人事，必有明法。”“和”了就能健康，“和”了就能长寿。

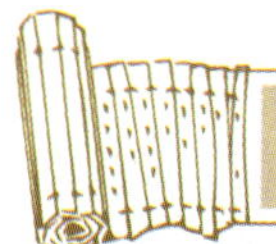

《黄帝内经》中的生命哲学

> 天之在我者德也，地之在我者气也。德流气薄而生者也。故生之来谓之精；两精相搏谓之神……
>
> ——《灵枢·本神》

围绕生命问题展开的国学经典

《黄帝内经》以生命为中心，讲了医学、天文学、地理学、心理学、社会学、哲学、历史等，是一部围绕生命问题而展开的百科全书。国学的核心实际上就是生命哲学。《黄帝内经》的两个部分《素问》和《灵枢》的命名就与生命密切相关。

《素问》中的“素”就是指素质，也就是一个人本来的体质，这里指生命的体质、生命的本质，而“问”就是发问的意思。“素问”就是指对生命的体质、生命的本质、生命的本原进行发问。《灵枢》中的“灵”是精神灵魂，而“枢”是枢纽、关键的意思，而“灵枢”就是神灵的关键、生命的枢纽。

生命的起源及运动形式

《黄帝内经》认识到生命现象来源于生命体自身的运动，认为阴阳二气是万物的起源。《素问·阴阳应象大论》说：“阴阳者，万物之能始也。”生命物质是宇宙中的“太虚元气”，在天、地、日、月、水、火相互作用下，由无生命的物质演变化生出来的。天地万物都是在运动和变化及时间推移中形成的。另外，《黄帝内经》还进一步指出，生命运动的基本形式是“升降出入”。

生命的发展过程

《黄帝内经》把“精”看成构成生命体的基本物质，也是生命的原动力。《灵枢·本神》说：“生之来谓之精，两精相搏谓之神”。

生命的起源
人以天地之气生，四时之法成
阴阳者，万物之能始也
精是构成生命体的基本物质
日
天
月
水
火
地

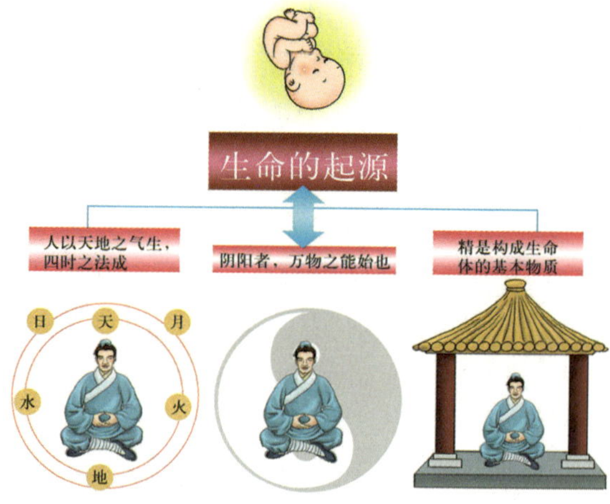

第二章

《黄帝内经》教人读懂人体的奥秘

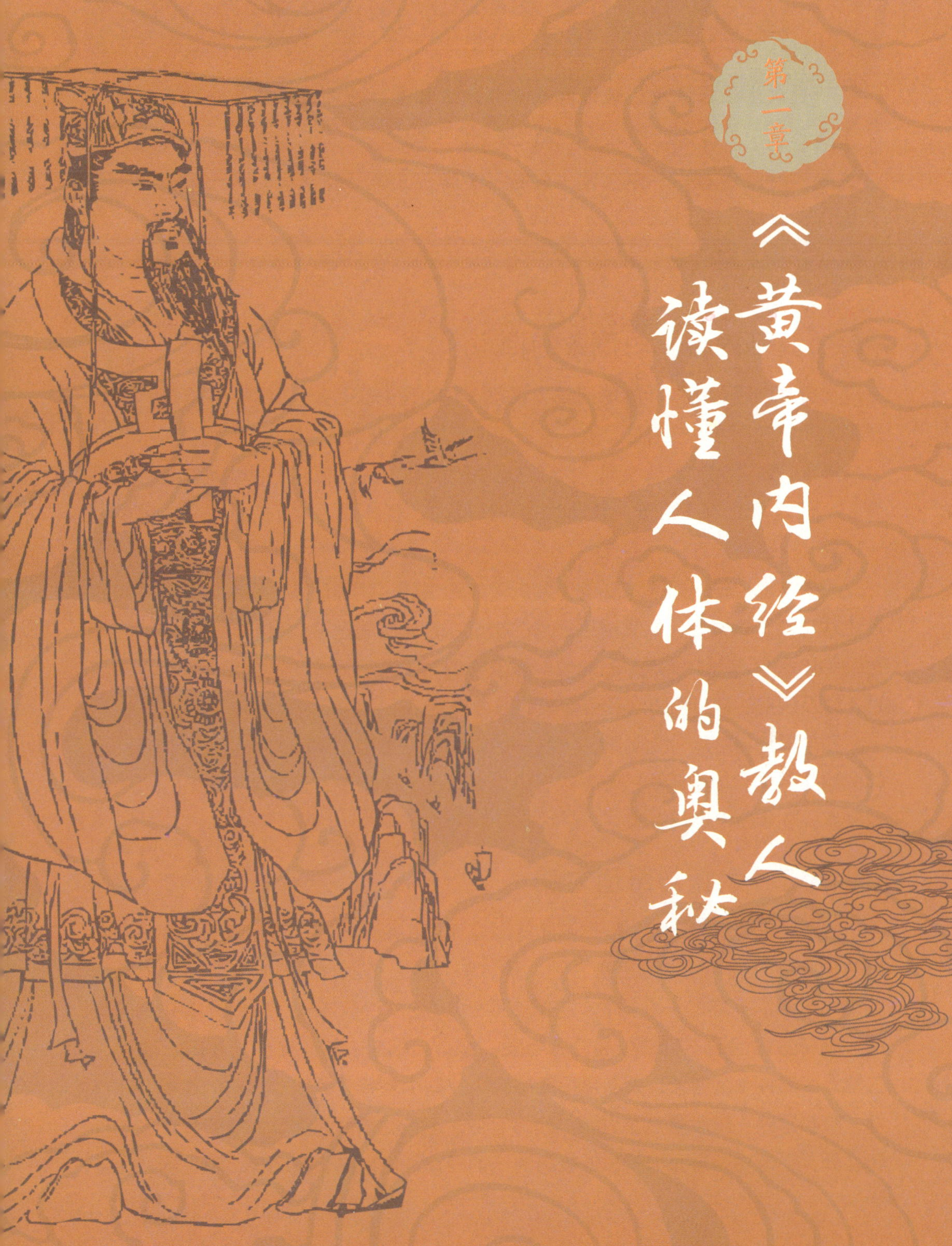

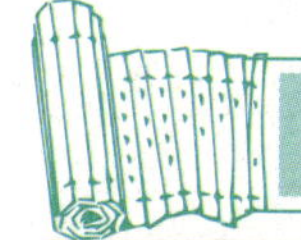

什么是藏象学说

帝曰：藏象何如？岐伯曰：心者，生之本，神之变也；其华在面，其充在血脉……肺者，气之本、魄之处也；其华在毛，其充在皮……肾者，主蛰，封藏之本……脾、胃、大肠、小肠、三焦、膀胱者……凡十一脏，取决于胆也。

——《素问·灵兰秘典论》

《黄帝内经》对藏象的释意

《黄帝内经》比较详尽地记载了藏象学说的理论。藏象，又称“脏象”。藏，是指藏于体内不可见的内脏。象，是指表现于外可见的生理、病理现象。

藏象，是指通过观察表现于外的生理和病理现象来测知内脏的生理功能和病理变化。藏是象的内在本质，象是藏的外在反映，藏象是人体系统现象与本质的统一体。

藏象学说，是一门通过观察和分析人体的生理、病理现象，研究人体各个脏腑的生理功能、病理变化及其相互关系的学说。它是中医理论体系的核心内容，在中医理论体系中占有十分重要的地位。藏象学说对于阐明人体的生理和人体相关的病理，以及疾病的诊断和防治具有普遍的指导意义。

藏象理论将脏腑分为阴阳，一脏一腑之间存在着表里阴阳的相互配合关系；人体的组织结构和功能活动分属于以五脏为中心的五个系统，这五个系统在生理上相互联系，在病理上相互影响，充分体现了中医学以五脏为中心的整体观。

五脏、六腑与奇恒之腑

脏腑，是内脏的总称。根据脏腑的生理特点和形态特征，可将脏腑分为脏、腑和奇恒之腑三类。脏，包括心、肝、脾、肺、肾五个器官（五脏），主要指胸腹腔中内部组织充实的一些器官，它们的共同功能是贮藏精气。精气是指能充养脏腑、维持生命活动不可缺少的营养物质。腑，包括胆、胃、大肠、小肠、膀胱、三焦六个器官（六腑），大多是指胸腹腔内一些中空有腔的器官，它们具有消化食物，吸收营养、排泄糟粕的功能。除此之外，还有“奇恒之腑”，指的是在五脏六腑之外，生理功能方面不同于一般腑的一类器官，包括脑、髓、骨、脉、胆、女子胞等。

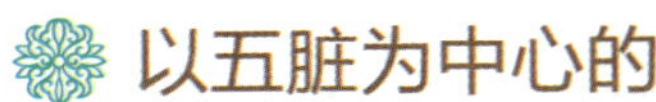

以五脏为中心的整体观

中医藏象学说以五脏为中心的整体观主要体现在以下几个方面：

◎ **脏腑相合**。脏为阴，腑为阳，一阴一阳相为表里，并通过经脉相互络属联系，密切配合，构成整体。心合小肠，肝合胆，脾合胃，肺合大肠，肾合膀胱，心包合三焦。此外，脏与脏之间、腑与腑之间也在生理功能上紧密联系。

◎ **五脏与形体官窍联结成一个整体**。五脏各有外候，五脏与形体诸窍有着特定的联系。心其华在面，其充在血脉，开窍于舌；肺其华在毛，其充在皮，开窍于鼻；脾其华在唇四白，其充在肉，开窍于口；肝其华在爪，其充在筋，开窍于目；肾其华在发，其充在骨，开窍于耳和二阴。

◎ **脏腑之间的联系可以用五行生克来说明**。五脏中每一脏都具有生我、我生、克我、我克的关系。五脏之间的生克制化说明每一脏在功能上都有他脏的资助，不至于虚损，又能克制另外的脏器，使其不致过亢。如心属火，肾属水，水克火，即肾水能制约心火，如肾水上济于心，可以防止心火之亢烈。木生火，即肝木济心火，肝藏血，心主血脉，肝藏血功能正常有助于心主血脉功能的正常发挥。土生金，即脾土助肺金，脾能益气，化生气血，转输精微以充肺，促进肺主气的功能，使之宣肃正常。

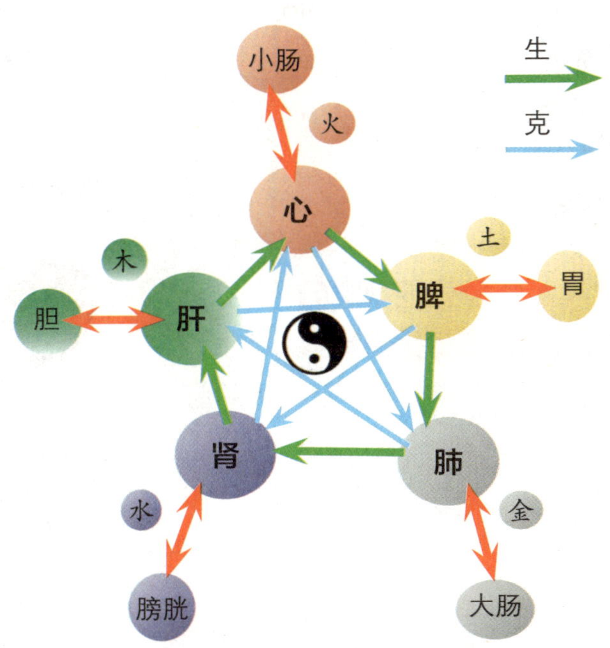

● 以五脏为中心的整体观及脏腑之间的五行生克联系。

统领整个身体的五脏六腑

黄帝问曰：愿闻十二脏之相使，贵贱何如？岐伯对曰：……心者，君主之官也，神明出焉。肺者，相傅之官，治节出焉。肝者，将军之官，谋虑出焉……膀胱者，州都之官，津液藏焉，气化则能出矣。凡此十二官者，不得相失也。

——《素问·灵兰秘典论》

掌管我们整个身体的“五脏”

藏象学说以五脏为中心，那么五脏在我们身体中就像一个小朝廷的中央。例如：心居胸中，位膈上，属上焦，外护心包，上罩两肺，下邻胃腑，连通血脉。心为君主之官，是五脏六腑的统治者，是精神的居所。心脏主管人体中所有的血液，包括主生血和主行血两大方面的主血脉和主神志的功能。

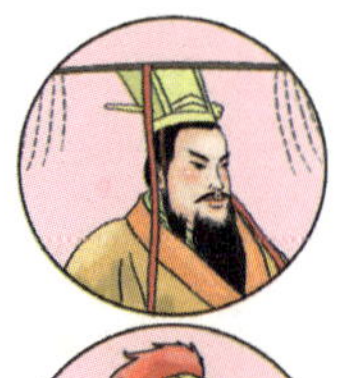

主血脉

主神志

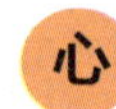

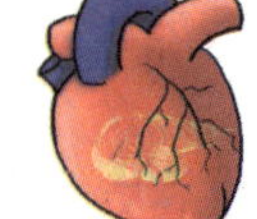

心为君主之官，是主宰一切的“君王”

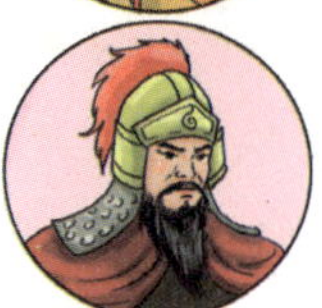

主藏血

主疏泄，主筋

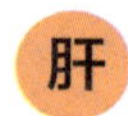

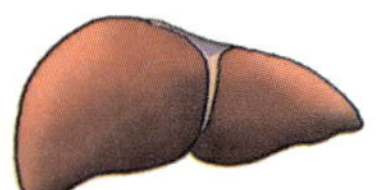

肝者，将军之官，勇敢忠诚的“将军”

后天之本，主运化

主统血，主肌肉

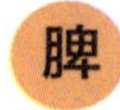

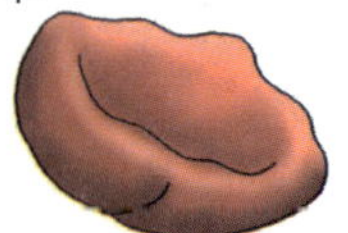

脾者，后天之本，统摄周身血液。

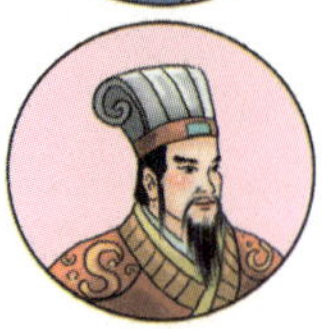

主气，司宣降

主皮毛，主通调水道

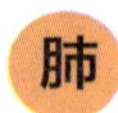

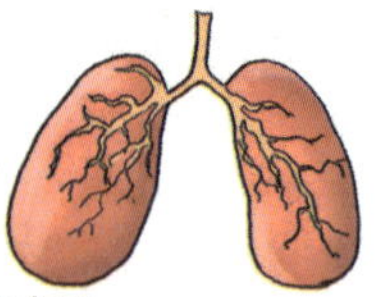

肺者，相傅之官，是辅佐君主的“宰相”

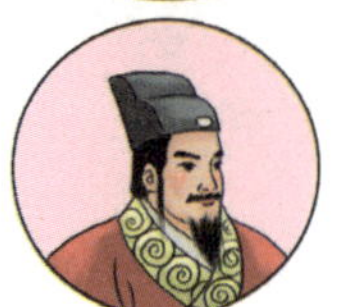

主藏精，主纳气

主骨生髓

先天之本

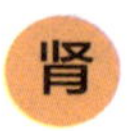

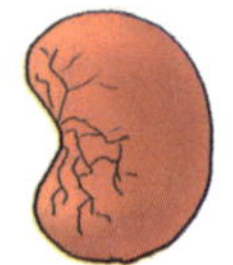

肾者，做强之官，是能力超强的“工部尚书”

系统	五行	五脏	五体	官窍	五时	其华	其志	经脉
肝系统	木	肝	筋	目	春	爪	怒	足厥阴肝经、足少阳胆经
心系统	火	心	血脉	舌	夏	面	喜	手少阴心经、手太阳小肠经
脾系统	土	脾	肉	口	长夏	唇四白	思忧	足太阴脾经、足阳明胃经
肺系统	金	肺	皮	鼻	秋	毛	悲	手太阴肺经、手阳明大肠经
肾系统	水	肾	骨	耳和二阴	冬	发	恐惊	足少阴肾经、足太阳膀胱经

统治身体各部位的"六腑"

大肠者，传导之官，专司内务的"内侍"

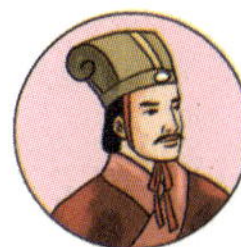

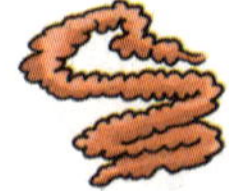
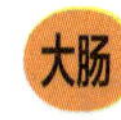

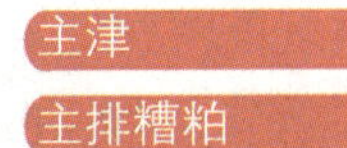

胃者，仓廪之官，受纳布化的"仓官"

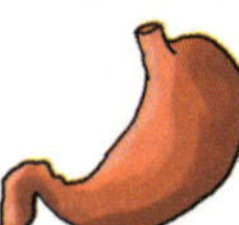
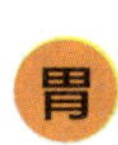

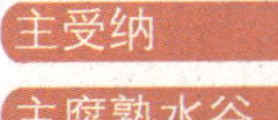

小肠者，受盛之官，接收纳贡的"礼部官员"

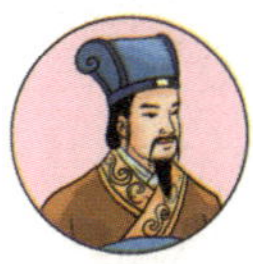

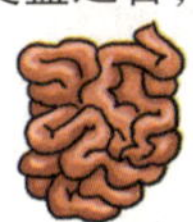
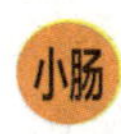

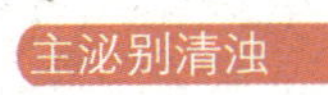

胆者，中正之官，擅长决断的"刑部堂官"

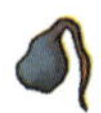
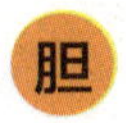

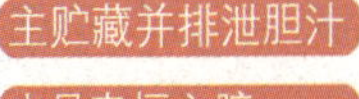

膀胱者，州都之官，司水之职的"州官"

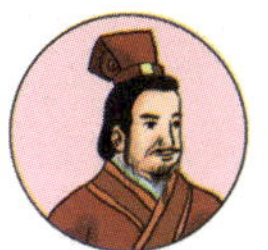

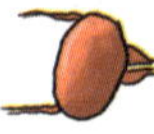
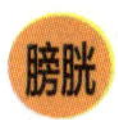

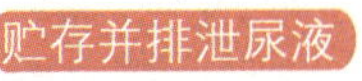

三焦者，决渎之官，负责水道通行的"漕运总督"

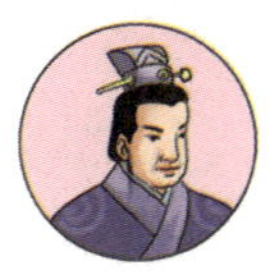

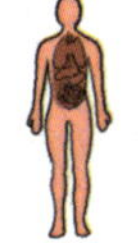
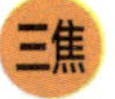

通行诸气

通行水液

为一腔之大腑，孤腑

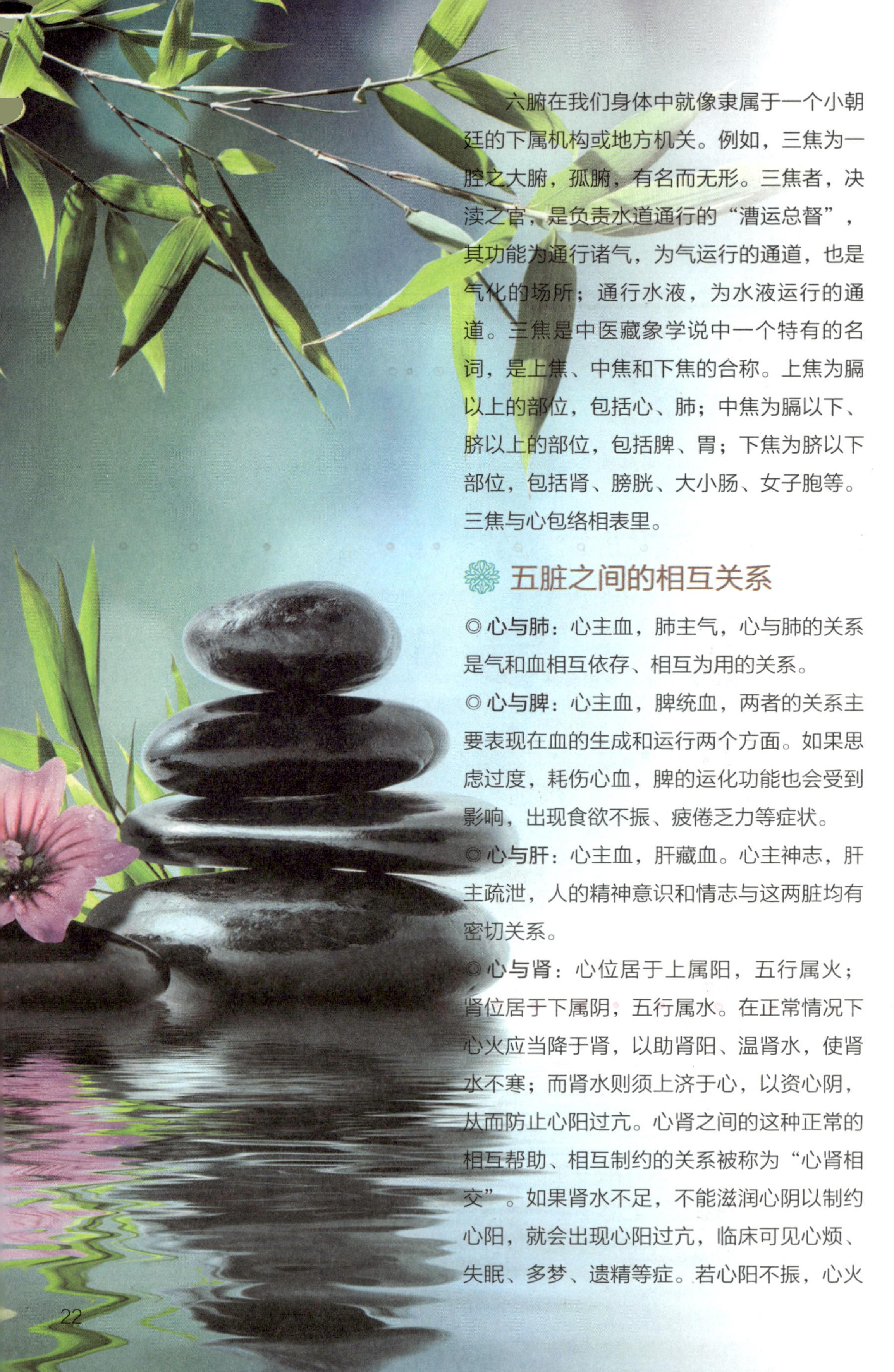

六腑在我们身体中就像隶属于一个小朝廷的下属机构或地方机关。例如，三焦为一腔之大腑，孤腑，有名而无形。三焦者，决渎之官，是负责水道通行的“漕运总督”，其功能为通行诸气，为气运行的通道，也是气化的场所；通行水液，为水液运行的通道。三焦是中医藏象学说中一个特有的名词，是上焦、中焦和下焦的合称。上焦为膈以上的部位，包括心、肺；中焦为膈以下、脐以上的部位，包括脾、胃；下焦为脐以下部位，包括肾、膀胱、大小肠、女子胞等。三焦与心包络相表里。

五脏之间的相互关系

◎ **心与肺**：心主血，肺主气，心与肺的关系是气和血相互依存、相互为用的关系。

◎ **心与脾**：心主血，脾统血，两者的关系主要表现在血的生成和运行两个方面。如果思虑过度，耗伤心血，脾的运化功能也会受到影响，出现食欲不振、疲倦乏力等症状。

◎ **心与肝**：心主血，肝藏血。心主神志，肝主疏泄，人的精神意识和情志与这两脏均有密切关系。

◎ **心与肾**：心位居于上属阳，五行属火；肾位居于下属阴，五行属水。在正常情况下心火应当降于肾，以助肾阳、温肾水，使肾水不寒；而肾水则须上济于心，以资心阴，从而防止心阳过亢。心肾之间的这种正常的相互帮助、相互制约的关系被称为“心肾相交”。如果肾水不足，不能滋润心阴以制约心阳，就会出现心阳过亢，临床可见心烦、失眠、多梦、遗精等症。若心阳不振，心火不能下温肾水，使肾水不能化气，反而上凌于心，则可出现心悸、水肿等症。

◎ **肺与脾**：肺与脾的关系主要涉及气的生成和津液的输布代谢两方面。

◎ **肺与肝**：肺与肝的关系主要涉及气机的调节。肺气肃降，肝气升发，升降协调，则气机通畅。如果肝升太过或肺降不及，则会出现肝气上逆，主要表现为胁痛、易怒、咳逆、咯血等症，即所谓“肝火犯肺”。反之，如果肺失清肃，燥热内停，亦会导致肝失疏泄，气机郁结，出现咳嗽、胸胁胀满、头晕头痛等症。

◎ **肺与肾**：肺与肾的关系主要涉及津液代谢和呼吸运动两方面。

◎ **肝与脾**：肝与脾的关系主要涉及饮食的消化和血液的生成、贮藏及运行。此外，脾为气血生化之源，且脾主统血，而肝主藏血，两脏均与血液的生理、病理情况相关。

◎ **肝与肾**：肝与肾的关系主要是精和血之间相互滋生、相互转化的关系。肝藏血，肾藏精。肝血需要肾精的滋养，肾精又依赖于肝血的化生。中医称之为精血同源或肝肾同源。

◎ **脾与肾**：肾为先天之本，脾为后天之本，脾、肾二者的关系是先天、后天相互滋养的关系。此外，脾可以运化水湿，肾负责气化水液，脾、肾两脏在津液代谢方面也是共同起作用的。

六腑之间的相互关系

六腑的共同特点是传化水谷，它们之间的关系主要是在饮食水谷的消化、吸收和排泄过程中的相互联系和相互配合。

六腑之间在病理上常相互影响，如胃有实热，伤及津液，可致大肠传导不利，出现便秘；大肠燥结，便秘不通，也会使得胃失和降，出现恶心、呕吐。此外，脾胃湿热，常熏蒸肝胆，使得胆汁外溢而出现黄疸。胆火过盛，则会影响至胃，出现呕吐苦水等症状。

五脏与六腑之间的相互关系

五脏与六腑是阴阳表里的关系。脏属阴，为里；腑属阳，为表。脏腑之间通过经脉形成相互络属的关系。因此，养生要注意处理好五脏与六腑之间的关系。

【脏与腑的阴阳表里关系】

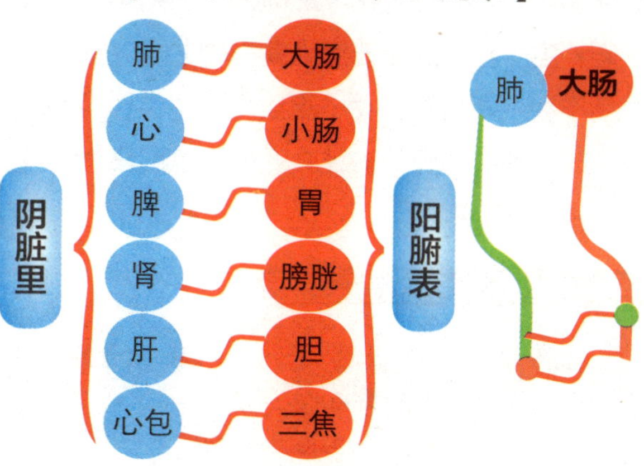

辅助调理身体的“奇恒之腑”

脑、髓、骨、脉、胆、女子胞，此六者，地气之所生也。皆脏于阴而象于地，故藏而不泻，名曰奇恒之腑。

——《素问·五藏别论》

古文今意

奇恒之腑，除胆兼属六腑外，都没有和五脏的表里配属关系，但有的与经脉相联系。它们既不是“内阁大臣”，也不是“地方行政长官”，但却与五脏六腑有着这样或那样的联系，就好像各级政府的特派员，虽说不是有实权的官员，却能够行使其特殊功能。

功能详解

奇恒之腑，即脑、髓、骨、脉、胆、女子胞（子宫），其共同特点是：它们同是一类相对密闭的组织器官，不与水谷直接接触，即似腑非腑。

◎ **脑**：脑居颅内。五脏六腑之精气皆联属于脑。忆、视、听、嗅、言等感官功能都归于脑。

◎ **髓**：髓的生成与先天之精、后天之精都有关系，其功能有养脑、充骨和化血三个方面。

◎ **骨**：骨有贮藏骨髓和支持形体的作用。肾主骨生髓。

◎ **脉**：脉的生理功能可概括为两个方面：一是气血运行的通道，即血脉对血的运行有一定的约束力，使之循着一定方向、一定路径而循环灌注，流行不止。二是运载水谷精微，以布散周身，滋养脏腑组织器官。

◎ **胆**：由于胆本身并无传化食物的生理功能，且贮藏精汁，故又属奇恒之腑。

◎ **女子胞（子宫）**：女子胞居小腹中央，位膀胱之后，下通前阴，督脉、任脉、冲脉均起于胞中，肝脏的经脉抵小腹过胞宫，为女性的生殖器官。其主要功能为主持月经和孕育胎儿。

男子也有六个奇恒之腑

奇恒之腑在女子为六个，而在男子为五个，其实，男女皆有“胞”，不应只将女子胞规定为奇恒之腑之一。为了弥补男子的奇恒之腑也有六个，明清医学家加了“精室”这一脏器。

联系身体各处的经络

黄帝曰：愿闻脉度。岐伯答曰：手之六阳，从手至头，长五尺，五六三丈。手之六阴，从手至胸中……足之六阳，从足上至头……足之六阴，从足至胸中……经脉为里，支而横者为络，络之别者为孙……

——《灵枢·脉度》

经络可以调理全身

中医把人本身看成一个关联的整体，认为是经络把人体五脏六腑、四肢百骸及五官九窍等全身各部分紧密联系起来，从而形成了一个奥妙无穷的整体。

对于经络的作用，《黄帝内经》里做了较为详尽的描述，意思是说：经络是人生下来、活下去、生病、治病的根本，并指出经络可以“决死生，治百病”，这是对经络地位和功能的经典概括。经络内属于脏腑，外络于肢节，沟通于脏腑与体表之间，将人体脏腑、组织器官联系成为一个有机的整体，并借以行气血，营阴阳，使人体各部分的功能活动得以保持协调和相对的平衡。虽然现在的医学技术很发达，但我们也不可能时刻都把医生带在身边。

如果我们掌握了经络的循行分布特点，并充分利用经络、穴位对生理、病理、诊断、治疗等方面的作用来自我保健、预防和治疗疾病，那么也就等于有了个随身的医疗队；经络就是医疗队里的各级医师，穴位就是各医师携带的治病之灵药。所以，只有了解了人体的经络循行，才能充分利用经络的全身调理作用，有针对性地治疗某种疾病。

统摄经脉气血、协调阴阳的奇经八脉

在经络这一随身医疗队中，奇经八脉是别道奇行的经脉，包括督脉、任脉、冲脉、带脉、阴维脉、阳维脉、阴跷脉、阳跷脉，共8条。这8条经脉与脑、髓、骨、脉、胆、子宫有密切联系。奇经八脉中的冲脉是十二经脉之海，调节十二经脉气血；带脉约束纵行诸脉；阴、阳跷脉“分主一身之阴阳”，具有濡养眼目、司眼睑开合和下肢运动之功；阴维脉和阳维脉“维络诸阴阳”，主一身之表里；冲、带、维脉与人体十二经脉之间就像各行政和功能科室主任与各科医师之间的关系一样，上级领导着下级，下级又影响着上级，保持着广泛而密切的联系。

奇经八脉沟通了十二经脉，起着类似桥梁的作用。它能将部位相近、功能相似的经脉联系起来，让全身气血顺畅地流通。奇经八脉起到统摄有关经脉气血、协调阴阳的作用，对十二经脉气血有着蓄积和渗灌的调节作用。

由于任脉、督脉与冲脉、带脉、阴维脉、阳维脉、阴跷脉、阳跷脉这8条经脉的分布不像十二经脉那样规则，与脏腑没有直接的相互络属。相互之间也没有表里关系，与十二正经不同，故称“奇经”。8条经脉中除带脉横向环腰循行一周外，其余均为纵向循行。

十二经脉和任、督二脉

十二经脉和任、督二脉是经络的主体，是我们人体携带的“流动医疗队”的骨干，在自我保健和预防治疗疾病中起主要作用。任、督二脉属于奇经八脉，因具有明确穴位，医家将其与十二正经脉合称十四经脉。任脉主血，为阴脉之海；督脉主气，为阳脉之海。也就是说，任、督二脉分别对十二正经脉中的手足六阴经与六阳经脉起着主导作用，相当于我们人体携带的流动医疗队的“主任医师”。而十二经脉各有所属络的脏腑和循行分布部位，其防治疾病也有所侧重，正像是各有专长的“各科主治医师”。“任督通则百脉皆通”，主任医师对整个医疗队起督导和统率的作用，又是医疗过程的直接执行者。当十二经脉气血充盈，就会流溢于任、督二脉；若任、督二脉气机旺盛，同样也会循环作用于十二正经脉。主治医师与主任医师要相互配合，才能保证医疗过程的顺利进行；任、督二脉与十二经脉相互调节、

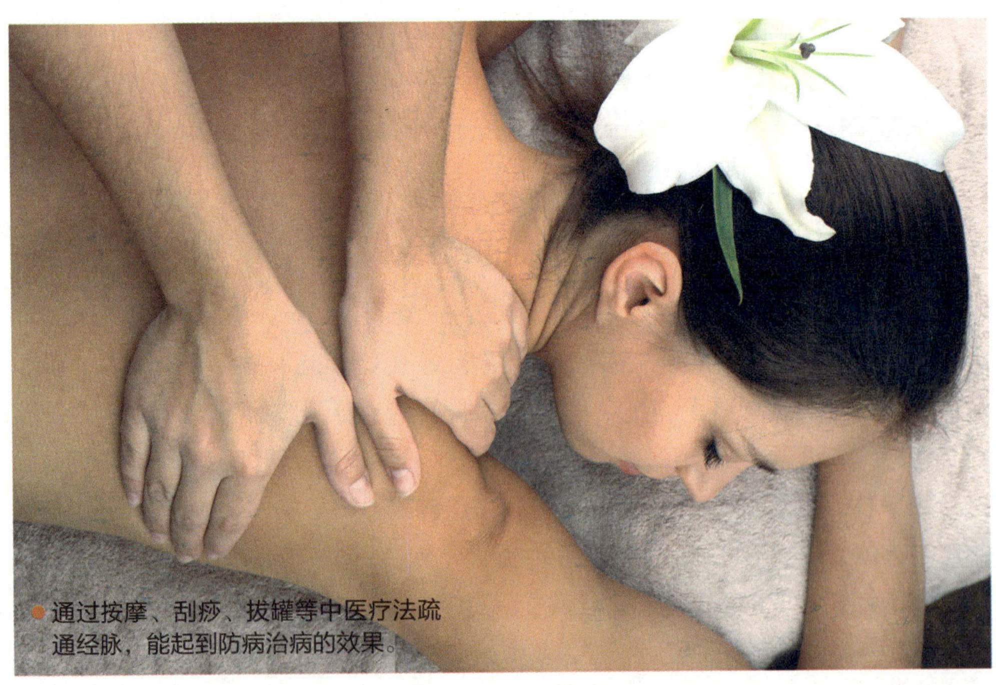

通过按摩、刮痧、拔罐等中医疗法疏通经脉，能起到防病治病的效果。

相互配合，才能保证人体的健康，保证身体的每个部分都能正常工作。

十二经脉的名称是根据脏腑、手足、阴阳而定的。它们分别隶属于十二脏腑，各经都用其所属脏腑的名称，结合循行于手足、内外、前中后的不同部位，根据阴阳学说而给予不同的名称。其中行于上肢（手）内侧前缘（太阴）而与肺相属的经脉即称为手太阴肺经；行于下肢（足）外侧前缘（阳明）与胃相属的经脉即称为足阳明胃经。其他各经名称也是以这个原则命名的。

十二经脉的气血流注始于手太阴肺经，依次逐经传注直到足厥阴肝经，足厥阴肝经从足走胸中，传注至手太阴肺经，再由手太阴肺经逐经相传，从而形成了一个周而复始、循环无端的传注系统，将气血周流全身，保证了全身各部组织器官的营养和功能以及人体生命活动的正常进行。

络脉是人体内经脉的分支

络脉是人体内经脉的分支，就像分属于各科的各级医护人员一样，纵横交错，网络周身，无处不至。络脉包括别络、浮络、孙络3类。别络是较大的分支，十二经脉和任、督二脉各自别出一络，加上脾之大络，共计15条，故又称为十五络脉。十五络脉具有沟通表里经脉，统率浮络、孙络，灌渗气血以濡养全身，补充十二经脉循行不足的作用，就像拥有处方权的医师一样，各有自己的主治病候及联络穴位。浮络是络脉中浮行于浅表部位的分支，孙络则是络脉中最细小的分支，它们没有固定的循行路线和主治病候，是人体内没有处方权的医护人员。络脉是维系健康的纽带，只有保持络脉的通畅才能保障人体健康。无论是大的别络还是细小的浮络和孙络，都默默地为人体贡献着自己的力量。

通过十二皮部和经筋诊断和治疗疾病

十二皮部和经筋就像接诊医师，永远站在保护人体最前线。十二经筋的主要作用是约束骨骼，掌握关节活动。十二皮部则是经脉的气血在皮肤内的分布。皮肤是人体系统的第一道“防火墙”，可以保护机体，抵抗病魔入侵。

另外，当我们的内脏和经络出现问题时，也会在皮肤上有所反映，如皮肤变暗、没有光泽、有色斑或者长痘等。作为“主治医”的经络除了向内联系脏腑，向外还要联系经筋和皮部这些“接诊医师”，通过“接诊医师”了解气血输送、关节活动及皮肤情况，进行诊断和治疗疾病。

经络为健康保驾护航

在我们随身携带的“医疗队”中，经络是“医疗队”里的“各级医师”，人体的五脏六腑、四肢百骸、五官九窍、皮肉筋骨等组织器官都依靠“经络医师”的联络沟通来保持相对的协调与统一，完成正常的生理活动。人体有六脏（心、肝、脾、肺、肾五脏再加心包）六腑（胃、小肠、大肠、膀胱、胆、三焦），每个脏腑都连接着一条经络，经络是身体的一个通道，能通内达外，在人体功能失调的时候，它又是疾病传变的途径。所以当体表感受病邪和各种刺激时，就会通过经络传导于脏腑，身体哪里有病，哪个脏器的生理功能失调，都会在相应的经络穴位上反映出来，例如，在经络走行上，或在经气聚集的某些穴位上，发生明显的压痛、突起、凹陷、痘疹结节或皮肤不适等变化，说明经络在这里堵塞了，身体健康出现了问题。

有些疾病在经络上的反映比医院仪器测量出来得还准确，有时候感觉不舒服，到医院不一定能检查出来，但在经络上我们可能会发现预警。比如，常见的腿部外侧发麻和疼痛，常常原因不明，但我们观察疼痛的部位，就知道痛的是胆经。我们平时如果多刺激感觉异常部位所属之经络，就可以防患于未然，在疾病发生、发展前控制它。

我们应该随时注意“随身医师”的预警和报告，当“经络医师”做出警告后，我们及时刺激相应的经络就会对身体进行良性调节。如胃病，就刺激胃经，偏头痛就刺激少阳经，脊柱酸痛就刺激督脉和膀胱经。通过刺激经络穴位，让经络重新畅通起来，使身体恢复健康。再如，因为喜欢打网球，得了网球肘，肘部外侧出现疼痛，我们就刺激经过肘部外侧的手三阳经；如果偏于大拇指方向疼痛，在手阳明大肠经肘部上下的循行路线按摩就可以了；如果偏于尺骨鹰嘴处疼痛，就选择手少阳三焦经来治疗，使劲揉按肘后部正中上下的凹陷处，疼痛立即减轻。可以说，经络是我们健康的“晴雨表”，是一个个与我们随身相伴的“御医”，随时在为我们的健康保驾护航。

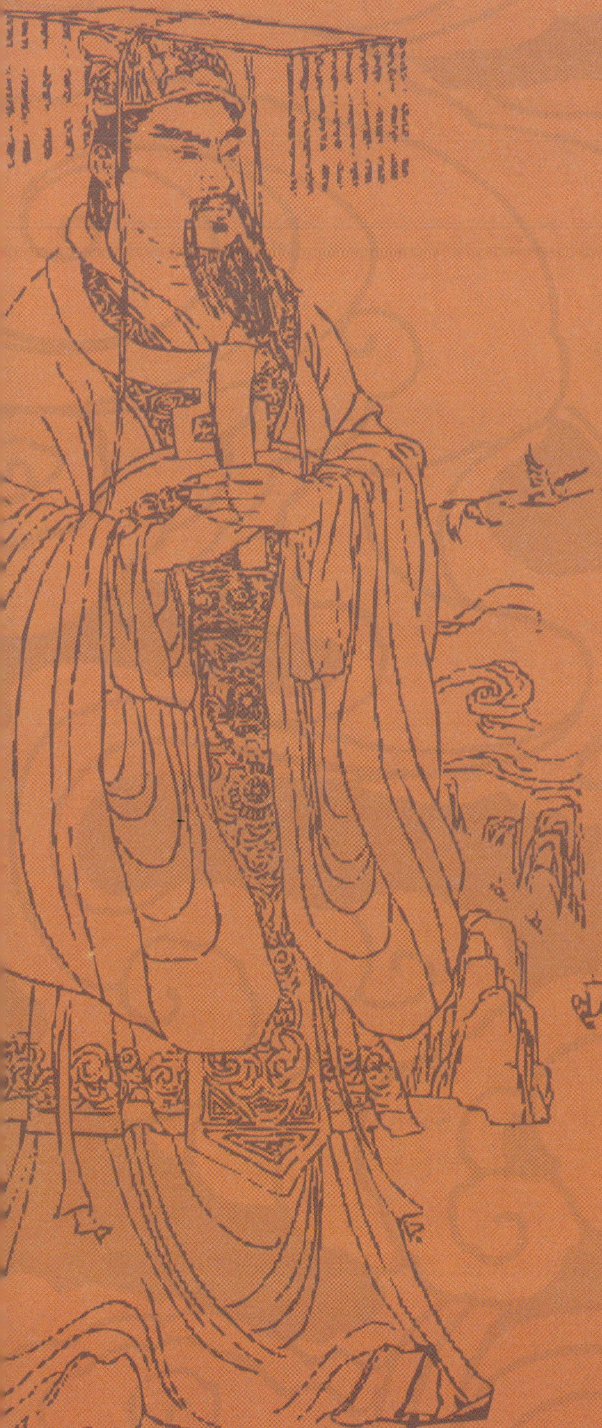

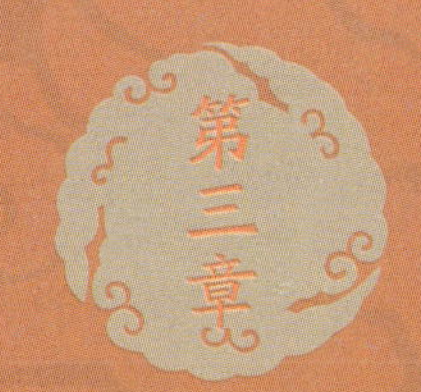

《黄帝内经》的时辰养生术

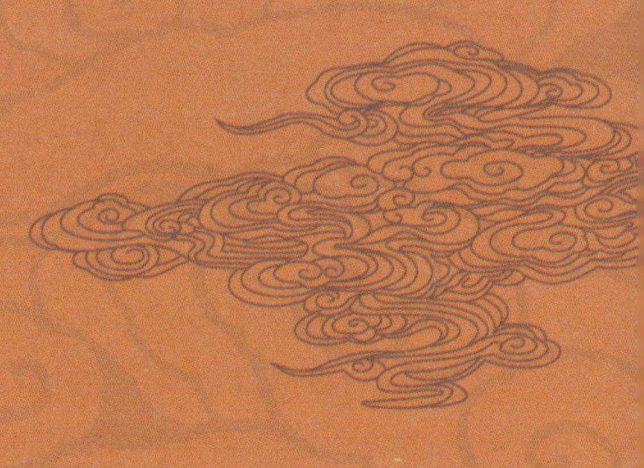

天人合一，时辰养生

黄帝问于岐伯曰：余闻人之合于天地道也，内有五脏，以应五音、五色、五时、五味、五位也；外有六腑，以应六律。六律建阴阳诸经而合之十二月、十二辰、十二节、十二经水、十二时、十二经脉者，此五脏六腑之所以应天道。

——《灵枢·经别》

十二时辰养生法的奇妙之处

所谓的十二时辰养生法，就是要我们每天按照自然规律来生活，说白一点就是，人体应该按生物钟在特定的时间做该做的事（衣食住行），以达到健康长寿的目的。

十二时辰养生法的起源

时辰养生并不是什么新生事物，早在2000多年前就有了这一养生方法。时辰养生理论来源于我国现存最早的一部医学理论著作《黄帝内经》，书中提到“其知道者，法于阴阳，和于术数，食饮有节，起居有常，不妄作劳，故能形与神俱，而尽终其天年，度百岁乃去”。大意是人是自然界的产物，人体内部又是一个统一的整体，人与自然和谐统一，并受自然界的影响。人必须要顺应自然界时间和气候的变化，如果违背了它，就会生病。

十二时辰养生法的依据

中医上提得较多的十二时辰养生法，其实很早就运用在针灸上了。在针灸上，这个方法被称作“子午流注”，是针灸按时取穴的一种操作方法。用通俗的意思来解释，就是把一天分成十二个时辰，每个时辰对应一条经脉，每条经脉又联系着相应的脏腑。人在自然界中，是一个适应周围环境的完整有机体，外界气候的温热寒冷和朝夕光热的强弱，对人体十二经脉的流注有着不同程度的影响。因此，选择经脉对应的时间来针灸会达到事半功倍的效果。同样的道理，也可以按照对应的时间来养生，起到保养身体的目的。从现代医学角度来看，依赖于时间的生物学过程相当普遍。如人的体温、血糖、基础代谢、经络电势等都发生昼夜变化。所以，时辰养生法确实是有科学依据的。

坚持十二时辰养生法，培养健康的生活方式

与其他养生不同，十二时辰养生便于人们在日常生活中去操作，比如卯时（早上5点～7点）大肠经气血最旺，此时最重要的养生方式就是排出体内的大便。辰时（早上7点～9点）足阳明胃经当令，此时应当进食早餐。这些，完全是一种生活习惯，这种习惯一旦养成，以后按部就班地进行即可，不用刻意地去记忆，因而十分便于操作。

十二时辰养生的奥秘所在

十二时辰养生一方面是在对应的时辰选择合适的养生方式，达到防病、健身、延年、益寿的目的。另一方面，十二时辰与人体的脏腑经络密切相关。所以，十二时辰养生其实质是在特定的时间养护该时辰对应的经络和脏腑。

时辰与经络

十二时辰分别对应人体的十二条经络。中医认为，经络可以“行血气、营阴阳、处百病、决生死”。可以说，人体经络的每一个穴位都是一副灵丹妙药，关键是看我们能否发现和运用它。养经络就是保证经络的气血流畅而不瘀阻，其方法为根据人体的经络循行走向，用无毒副作用的方式如按摩、拍打、穴位点压、刮痧、拔罐、艾灸等方式来疏通经络，并配以适当的食疗和营养搭配，从而保持整个人体经络的平衡状态，使气血流畅，从而防止疾病的发生，促进已经发生的疾病痊愈。

时辰与脏腑

每一条经络又联系着特定的脏腑。脏腑养生要保证脏腑活动的物质基础充足，功能活动正常。中医认为脏腑是人体生命活动的中心。脏腑活动的物质基础是气、血、精、津。这些物质，通过血脉和经络（包括经脉和络脉）运行到全身组织器官。所以经络与脏腑结合成一个既有分工、又互相配合的有机统一体。

《黄帝内经》中的时辰养生原则

《黄帝内经》是中医理论的源头，也是中医养生的奠基之作。《黄帝内经》中说：“上古之人，其知道者，法于阴阳，和于术数，食饮有节，起居有常，不妄作劳，故能形与神俱，而尽终其天年，度百岁乃去。”这一论述成为后世养生人士奉行的瑰宝。概括说，《黄帝内经》主要提出了以下养生原则，也是时辰养生避之不开的养生方法。

法于阴阳，和于术数

《黄帝内经》中说：“故阴阳四时者，万物之终始也，死生之本也，逆之则灾

害生，从之则苛疾不起，是谓得道”。其告诉我们：养生就是养成一种健康的生活习惯，健康的生活习惯就是在普普通通的日常生活中处处按照“法于阴阳，和于术数”，即顺应自然规律去做。

饮食有节

饮食有节，就是饮食要有节制。这里所说的节制，包含两层意思，一是指进食的量，一是指进食的时间。饮食有节，即进食要定时、定量。此外，古代懂得养生之道的人，还强调饮食禁忌等；食要干净卫生，不吃有害于身体的食物。

起居有常

按时作息是起居养生的基本要求。《黄帝内经》谓之“起居有常”，也就是说生活作息要有一定的规律，这样才有利于身心健康。昼夜变化对人体具有重要影响，中医学认为，昼为阳，夜为阴，阴阳消长呈周而复始的节律变化。人的作息习惯应顺应昼夜阴阳变化的规律，才有利于身心健康。这一观点与现代医学所倡导的生物钟学说大体吻合。

不妄作劳

就是说劳动、运动要不过度，要注意休息。也就是要守常规，要适度，既不要太过，也不要不及。古代养生家提出，人常宜小劳。

形与神俱

形体和精神是密切结合在一起的。形神合一，神离不开形，形也离不开神。形是神的依托，神是形的主导。在形神合一基础上，人才能预防疾病的发生，“尽终

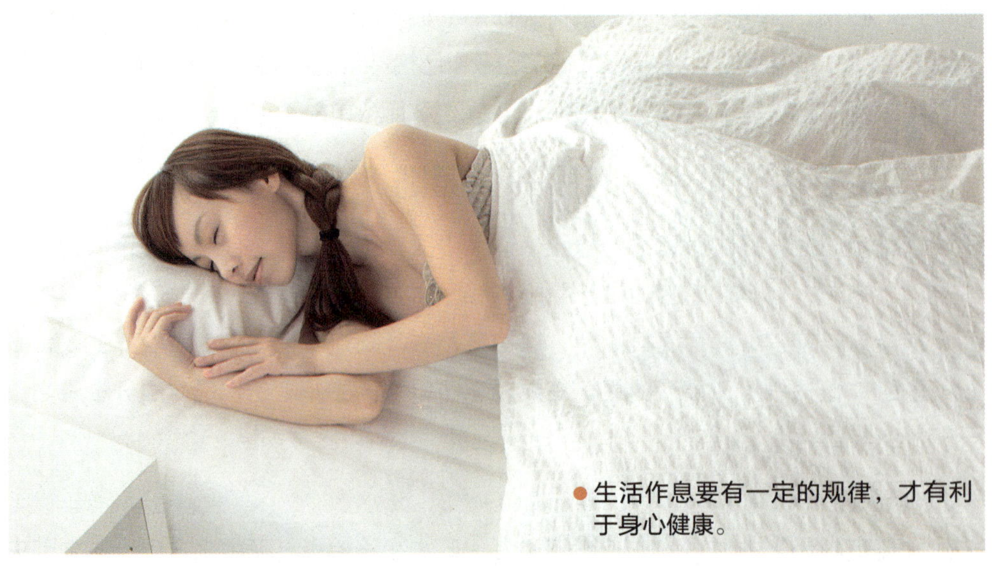

生活作息要有一定的规律，才有利于身心健康。

其天年，度百岁乃去”。

十二时辰与常见病

十二时辰对应人体的十二条经脉，而这些经脉又和人体的五脏六腑相配。根据经络与脏腑的生理特点，不同的时辰有不同的常发病和多发病，对此有所了解，有助于未病先防。

◎ **子时对应胆经**：容易发生胆结石、偏头痛、口苦、目眩、疟疾、颈痛，目外眦痛，缺盆部肿痛，腋下肿，胸胁股及下肢外侧痛，足外侧发热等症。

◎ **丑时对应肝经**：此时多发生与泌尿生殖相关的疾病，如痛经、腰痛、小便不通，疝气，少腹肿、遗尿，胸满，呕逆等症。

◎ **寅时对应肺经**：此时容易发生咳嗽，气喘，少气不足以息，咳血，咽喉肿痛，伤风，胸部胀满，缺盆部及手臂内侧痛，肩背部寒冷疼痛等症。

◎ **卯时对应大肠经**：易发生便秘、腹泻、腹痛、肠鸣、痢疾、咽喉肿痛、齿痛、鼻流清涕或出血。本经循行部位疼痛、热肿或寒冷等症。

◎ **辰时对应胃经**：易发生胃痛、呃逆肠鸣、腹胀、水肿、胃寒呕吐或消谷善饥、口歪、咽喉肿痛、鼻衄等；经脉循行部位疼痛，热病，发狂等症。

◎ **巳时对应脾经**：易发生便溏，黄疸，身体沉重无力，厥冷；胃痛，腹胀，食则呕，舌根强痛，膝股部内侧肿胀等症。

◎ **午时对应心经**：易发生心痛，咽干，口渴，目黄，胁痛，上臂内侧痛，手心发热等症。

◎ **未时对应小肠经**：易发生小腹痛，腰脊痛引睾丸，耳鸣，目黄，颊肿，咽喉肿痛，肩臂外侧后缘痛等症。

◎ **申时对应膀胱经**：易发生小便不通，遗尿，癫狂，疟疾，目痛，见风流泪，鼻塞多涕，鼻衄，头痛，项背腰臀部以及下肢后侧本经循行部位疼痛等症。

◎ **酉时对应肾经**：易发生咳血，气喘，舌干，咽喉肿痛，腰痛，水肿，大便秘结，泄泻，脊股内后侧痛，膝弱无力，足心热等症。

◎ **戌时对应心包经**：易发生心痛，胸闷，心悸，心烦，癫狂，腋肿，肘臂拘急，掌心发热等症。

◎ **亥时对应三焦经**：易发生腹胀，水肿，遗尿，小便不利，耳聋，耳鸣，咽喉肿痛，目外眦痛，颊肿，耳后肩臂肘部外侧疼痛等症。

时辰常见病主要是因为当该时辰的气血流注到某经络和脏腑位置，该经络或脏腑发生不畅或异常情况，这时，气血流通就会受到影响，从而在该时辰发出信号。因此，治疗某一时辰的常见病也可以通过在该时辰借助人体气血之力促进痊愈。

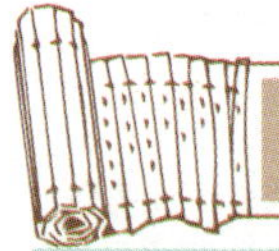

子时养生，胆经当令

胆足少阳之脉，起于目锐眦，上抵头角，下耳后，……入缺盆；其支者，从耳后入耳中，出走耳前，至目锐眦后；其支者，别锐眦，下大迎，合于手少阳……以下胸中，贯膈，络肝，属胆……其直者，从缺盆下腋，循胸，过季胁，下合髀厌中，以下循髀阳，出膝外廉，下外辅骨之前，直下抵绝骨之端，下出外踝之前，循足跗上，入小趾次趾之间……

——《灵枢·经脉》

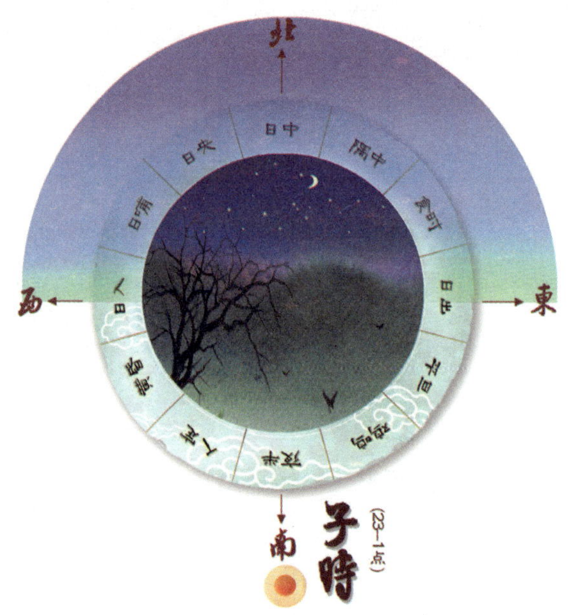

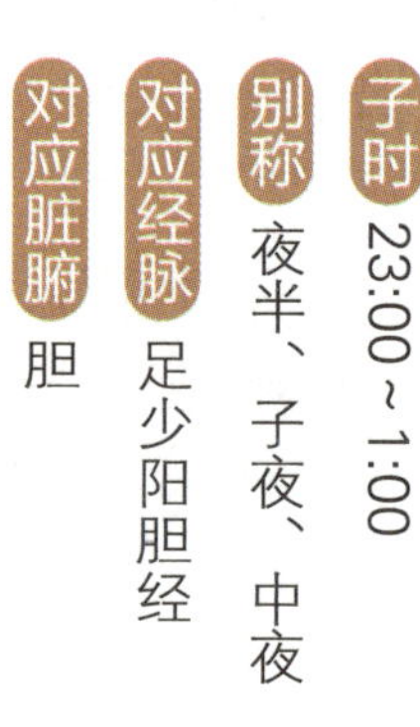

子时最需要安静

子时（晚上23点到凌晨1点），是阴阳转换的时候，阴气最重，阳气始生，是一天阴阳的临界点。《灵枢·营卫生会》指出："日中而阳陇为重阳，夜半而阴陇为重阴……夜半为阴陇，夜半后而为阴衰。"夜半即子时，阴陇指阴气极盛。子时阴气最盛，过了子时阴气转衰，阳气开始生发。此时为营卫之气皆归于脏之际，称为合阴，正所谓阳主动，阴主静，此时需要安静。子时阳气初生，犹如新生的嫩芽，这种初生的阳气是维持整个人体生命活动不可缺少的力量，但也最易受到伤害。因此，子时不要熬夜，要及时上床安静入睡，以保护初生的阳气。

子时睡眠是对胆经最好的进补

子时（23点~1点）气血进入胆经。胆经旺，胆汁推陈出新。胆的生理功能是供应内脏胆汁，帮助食物的消化代谢，不注意按时睡眠，会影响气血回流胆经。

我们从经络循行路线图上可以看出胆经在头侧部循行分布异常密集，胆经气血异常，就容易出现头晕目眩、耳鸣、皮肤粗糙、胸胁疼痛、失眠多梦、易惊、忧愁、神经官能症等。所以成年人最好养成每天子时前就寝的习惯，若这时候不睡觉，就会比一般人容易衰老。

《黄帝内经》里有一句话叫做“凡十一藏皆取于胆”。全身气血取决于胆气生发。子时把睡眠养住了，对一天至关重要。理论上说，在胆经最旺的子时按摩胆经是最好的进补，但我们强调子时前一定要睡觉。因为同名经同气相求，我们可以退而求其次，在手少阳三焦经经气旺时（就是晚上21点~23点），进行敲打或揉搓手足外侧的少阳经。

拔罐疏通胆经

位置 下肢胆经循行部位。

穴位 环跳、风市、阳交。

操作 ❶取适当大小的火罐备用。

❷将火罐拔在环跳、风市及阳交穴处，留罐15分钟（图①、图②）。

功效 通经活络。将火罐趁热拔在皮肤上后，热力加药力可引起罐内及罐周围的皮肤毛细血管扩张，形成一片红晕。如果火罐之间的距离合适，红晕相连，可以在胆经处形成一道红线，起到非常好的疏通胆经效果。

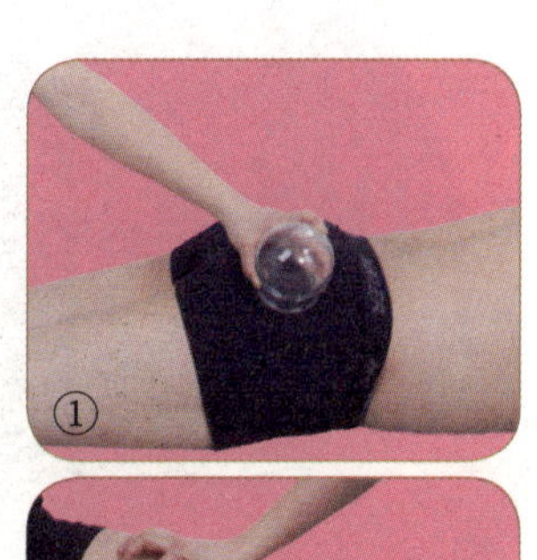
①

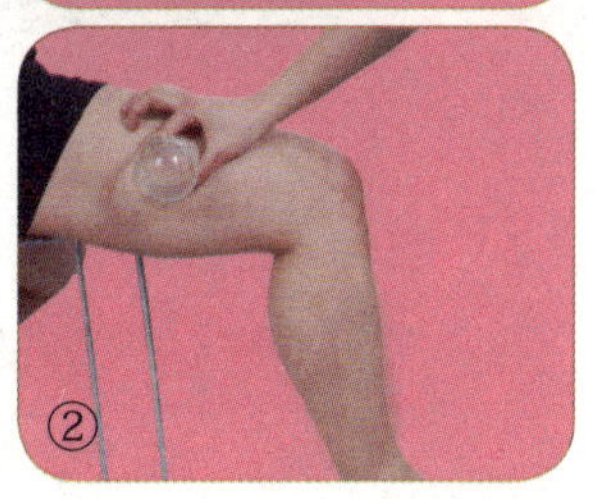
②

胆经养生要点

◎ 睡眠是子时养生第一良方。

◎ 按摩涌泉能促进睡眠。

◎ 常吃莲子、山药、核桃等有助于安眠。

◎ 睡前不宜太兴奋。

◎ 睡前宜食养心之品。

◎ 忌食辛辣。

◎ 睡前用温水泡脚能加快入睡速度。

◎ 敲打胆经可以疏通胆经经气。

◎ 营造温馨舒适的睡眠环境。

◎ 避免饥饿入睡。

◎ 胆宜清静，心境要放平。

◎ 早饭不可少。

丑时养生，肝经当令

肝足厥阴之脉，起于大趾丛毛之际，上循足跗上廉，去内踝一寸，上踝八寸，交出太阴之后，上内廉，循股阴，入毛中，过阴器，抵小腹，挟胃，属肝，络胆，上贯膈，布胁肋，循喉咙之后，上入颃颡，连目系，上出额，与督脉会于巅；其支者，从目系下颊里，环唇内；其支者，复从肝，别贯膈，上注肺。

——《灵枢·经脉》

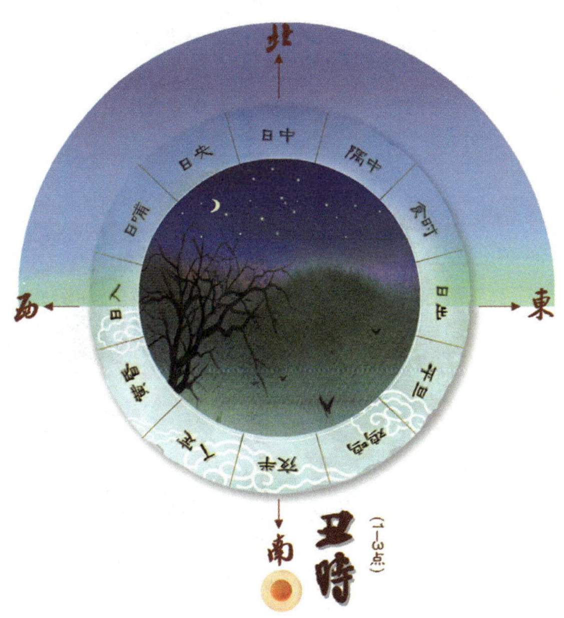

丑时 1:00～3:00

别称 鸡鸣、荒鸡

对应经脉 足厥阴肝经

对应脏腑 肝

按摩养护肝脏

位置 胸腹部肝经及肝脏。

穴位 期门、章门。

操作 ❶两手搓热（图①）。

❷以双手三指向内，正对乳中肋骨下方缓缓插入2～3厘米（图②）。

❸重复操作3～5次。

功效 多做此项按摩可以帮助养护肝脏。

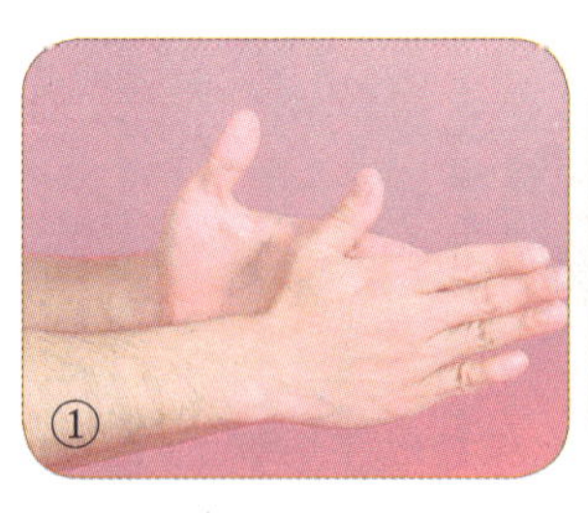
①

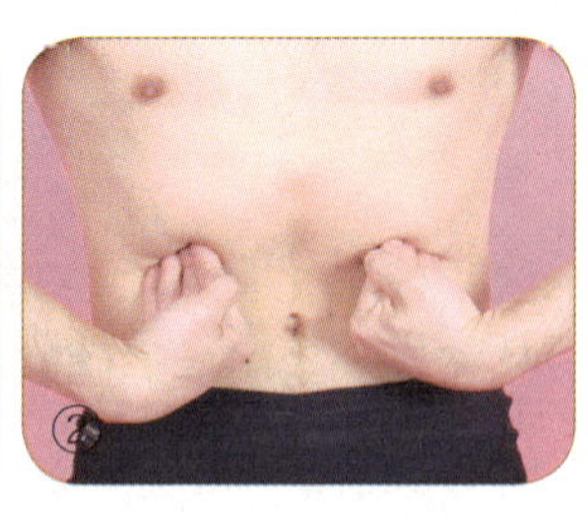
②

饮食养肝法

饮食与肝脏的养生保健有着密切的关系，丰富的营养物质是维持肝脏代谢功能和保证肝脏正常健康的必要条件。例如，蛋白质不但能够保持肝脏所需的营养，而且能够减少有毒物质对肝脏的损伤，帮助肝细胞的再生和修复；碳水化合物可以为肝脏提供能源，保证肝脏正常的代谢功能；维生素是肝细胞维持正常功能的必需物质，含有丰富维生素的水果和蔬菜为肝脏提供了充足的能量来源；脂肪也是肝脏的能量来源之一，但过多的脂肪容易沉积在肝内而形成脂肪肝，破坏肝细胞而损伤肝的功能，所以，对含脂肪较多的食品要进行控制。

中医认为，酸入肝，酸味的食物与药物有补肝的作用，而肝的主要功能是调畅气机，所以具有行气作用的药食均有助于肝气的通达，从而达到养生目的。

需要指出的是，丑时最重要的任务就是养肝脏，而肝脏的保养并非是一朝一夕的事情，需要靠平时的积累才能完成，所以，平时可多吃些有保肝作用的食物和药物。

饮食养肝须知：

◎肝病患者应少吃醋。

◎肝硬化患者不宜食用坚硬的食物。

◎戒酒。

◎吃荤食后不宜立即饮茶。

早睡有助于肝脏造血

肝脏是人体最重要的器官，保护肝脏也是保护健康最好的办法。由于学习和工作的原因，加上现代社会的压力，许多人习惯熬夜。这样，对肝脏产生了巨大的危害。总之，要早睡早起，才能更好地保护肝脏，充分发挥肝脏的造血功能。

研究表明，人体的最佳造血时间是天黑以后到凌晨1：40之间。早睡也不一定是每个人都要21：00就去睡觉，对血气没少到一定程度的人来说，22：00～23：00睡即可，保持收入略大于支出就好，这样的话人体每周就有14个小时左右可以造血。

养肝要点大总结

◎要想养好肝，暴怒抑郁莫要沾。

◎肝脏怕肥胖。

◎熬夜伤肝耗阴血。

◎久视伤肝血，电脑前面别久看。

◎心情舒畅肝健康。

◎养肝忌酗酒。

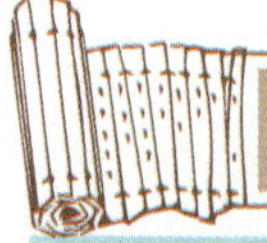

寅时养生，肺经当令

肺手太阴之脉，起于中焦，下络大肠，还循胃口，上膈属肺，从肺系横出腋下，下循臑内，行少阴心主之前，下肘中，循臂内上骨下廉，入寸口，上鱼，循鱼际，出大指之端；其支者，从腕后直出次指内廉，出其端。

——《灵枢·经脉》

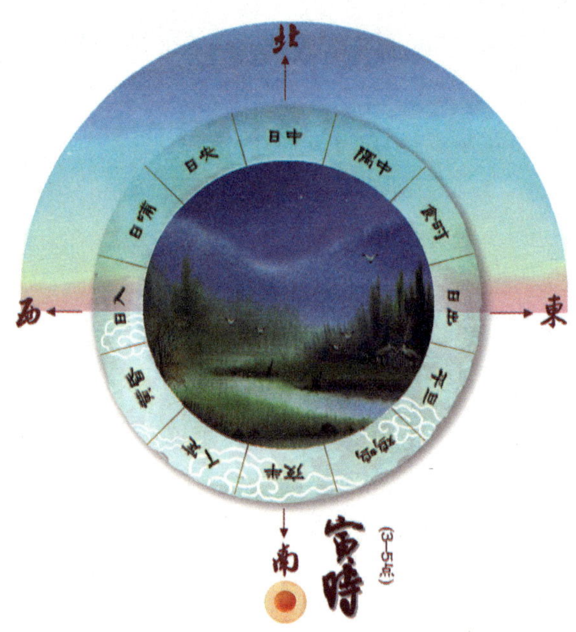

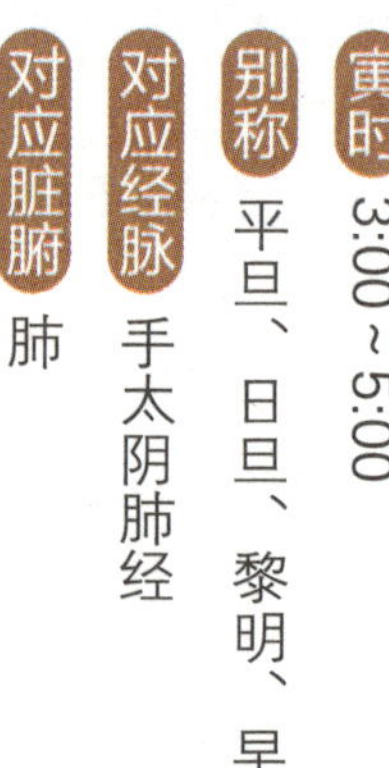

按摩肺经补肺

位置 手臂内侧肺经循行部位。

穴位 鱼际、太渊、经渠、列缺、孔最、尺泽。

操作 ❶沿上肢肺经循行部位进行按摩，每侧3分钟左右（如图）。

❷对有压痛的部位进行重点按压。

功效 疏通经络，补肺益气。

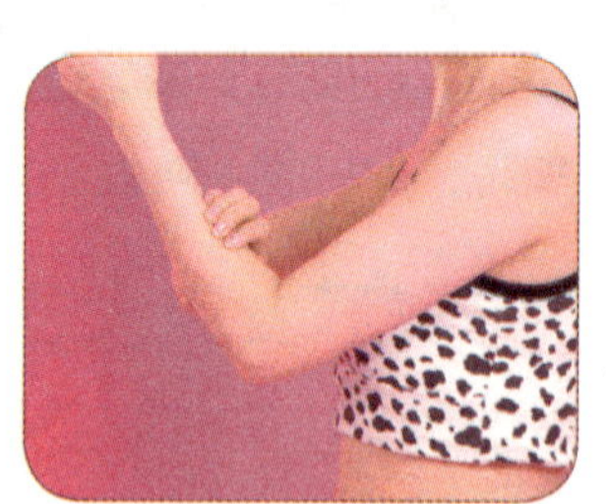

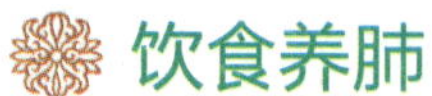

饮食养肺

《素问·藏气法时论》说：“肺主秋……肺欲收，急食酸以收之，用酸补之，辛泻之”。酸味收敛补肺，辛味发散泻肺，肺宜收不宜散。所以，要尽可能少食辛味药食，适当多食一点酸味食物对肺有益。

养肺宜食柔润食物。肺对应的季节是秋，属燥金。秋燥易伤津液，故养肺饮食应以滋阴润肺为佳。饮食养肺须知：

◎ 肺宜收不宜散，宜食酸味食品。

◎ 养肺要滋阴润燥。

◎ 白色食品最“入肺”。

◎ 养肺忌吃辛辣、刺激性食物。

◎ 补气中药益于肺。

◎ 止咳化痰药食可补肺。

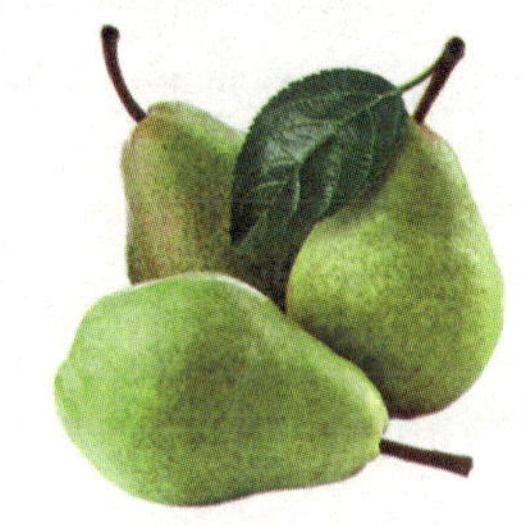

● 梨滋阴润肺，属于白色食品，不妨食用一些。

早睡早起能养肺

对于养肺而言，起居方面要做到早睡早起。

肺对应的季节是秋天，即与秋天之气相通。《黄帝内经》中说：“秋三月，此谓容平。天气以急，地气以明。早卧早起，与鸡俱兴，使志安宁，以缓秋刑，收敛神气，使秋气平，无外其志，使肺气清，此就气之应，养收之道也。逆之则伤肺，冬为飧泄，奉藏者少。”由于夜晚自然界和人体的阴气盛，所以不提倡熬夜耗伤阳气，宜安卧休息以养阴。因此，养肺一定要早睡早起。

从生理功能看，肺主气，养肺还要注意保养肺气。一年之中春季阳气生发，夏季阳气旺盛，秋季阳气渐衰，阴气渐旺，冬季阴气旺盛，万物封藏。因此，一年之中养气较好的时节是春季和夏季。一天之中早晨阳气生发，中午阳气旺盛，下午阳气渐衰，阴气渐旺，夜晚阴气旺盛，欲实现较好的养气效果，最好在早晨和上午，锻炼时间以早上为宜。所以养肺最佳的时间是早上，因此养肺要早睡早起。

养肺要点大总结

◎ 养肺忌悲伤，悲伤过度则肺气受伤。

◎ 寅时防寒为首要保肺之道。

◎ 养肺宜多食酸味、白色食物。

◎ 保护鼻部是养肺的重点工作。

◎ 搞好室内绿化，是养肺一大秘诀。

◎ 出门别忘戴口罩，尽量远离二手烟，远离烟尘保护肺。

◎ 早睡早起为养肺之道，运动养肺效果好。

卯时养生，大肠经当令

大肠手阳明之脉，起于大指次指之端，循指上廉，出合谷两骨之间，上入两筋之中，循臂上廉，入肘外廉，上臑外前廉，上肩，出骨之前廉，上出于柱骨之会上，下入缺盆，络肺，下膈，属大肠。其支者，从缺盆上颈，贯颊，入下齿中，还出挟口，交人中，左之右，右之左，上挟鼻孔。

——《灵枢·经脉》

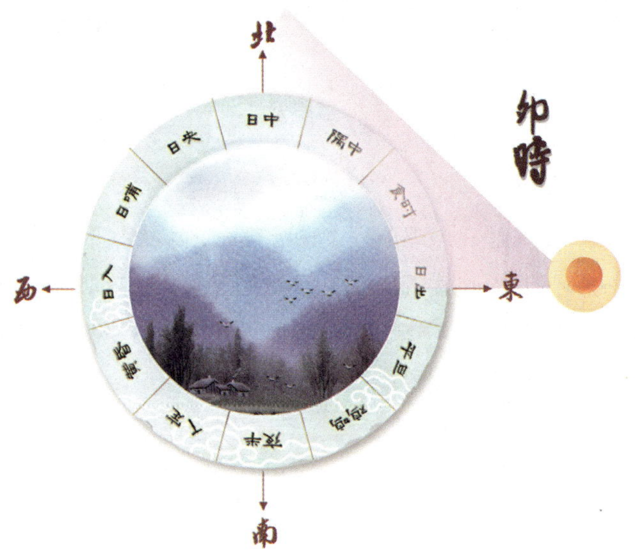

卯时 5:00～7:00

别称 日出、日始、破晓、旭日

对应经脉 手阳明大肠经

对应脏腑 大肠

拍打大肠经

位置 上肢背面的桡侧大肠经。

穴位 阳溪、偏历、温溜、下廉、上廉、手三里、曲池、肘髎、手五里、臂臑。

操作 ❶坐位，右臂弯曲伸向左侧，将右手放在左侧大腿膝盖上方（图①）。

❷左手握空拳（微握拳，不必太用力），从手腕开始，沿着大肠经的循行路线从下往上敲（图②）。

功效 保持大肠经气血的旺盛通畅，改善便秘及腹泻症状；预防手臂酸胀等。

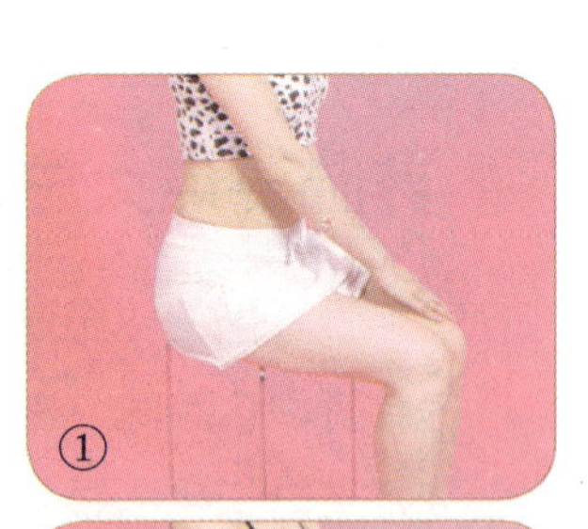
①

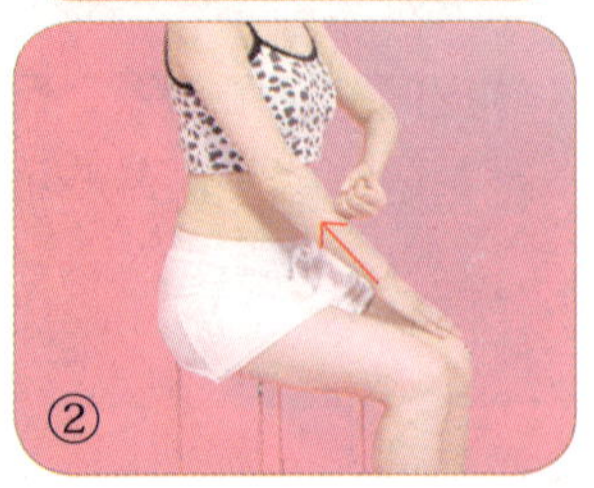
②

饮食养大肠

卯时对应的脏腑是大肠，因而卯时养生所养的脏腑即是大肠。大肠的主要生理功能是传导食物残渣，排除糟粕，大肠的常见病症有两类，一是便秘，二是痔疮。

便秘是大肠的天敌。现代人较爱吃肉类及快餐，膳食纤维吸收较少，因此有便秘困扰的人越来越多。膳食纤维的果蔬有促进肠道蠕动，减短粪便在体内停留的时间，从而起到清理肠道、预防便秘的作用。因此，每天至少要摄取25～30克膳食纤维。可以多吃些蔬菜和水果，多吃点粗粮。进食更多流质食物和增加运动量，也有助排便。另外，有些中药也具有润肠道的功效，以此类中药制成的方剂治疗便秘效果颇佳。痔疮是大肠的常见病，有“十人九痔”之说。痔疮发病原因主要是腹泻和大便秘结。大便秘结是最大的祸根，所以，通过饮食积极改善便秘是预防痔疮发生的重要方式之一。

保持二便通畅

正常的排便次数

大便一般为1天2次，或2天2次，也有2～3天1次的，均为正常。但是2～3天者大肠内存留的毒素会多于一般人。因此，最好养成每天定时排便的习惯，以改善大肠的内在环境。

卯时是排便的最佳时间

卯时是排便的最佳时间，每天早上排掉前一天的粪便，一天都舒服，且不会造成毒素在体内堆积。

排便不宜太用力

一些便秘患者为了排出大便，常用尽全身力气，专家认为这并不是明智之举，可能引起痔疮及肛门破裂，不仅会引起疼痛，而且也可能因窄化肛门口，使便秘更严重。用力过度也会升高血压及减缓心跳。

养大肠要点大总结

◎ 卯时排便是对大肠最好的护养。

◎ 养成定时排便的习惯。

◎ 多吃膳食纤维含量高的食物，为排便增添动力。

◎ 早晨起来，喝一杯水或空腹吃一个梨有助于促进排便。

◎ 晚上空腹，然后做仰卧起坐1～2分钟，或沿着结肠走向顺时针按摩腹部，刺激肠道，促进肠蠕动。

◎ 注意腹部保暖。

辰时养生，胃经当令

胃足阳明之脉，起于鼻之交頞中……下循鼻外，入上齿中，还出口，环唇……出大迎，循颊车，上耳前，过客主人，循发际，至额颅；其支者，从大迎前下人迎，循喉咙，入缺盆，下膈，属胃络脾；其直者，从缺盆下乳内廉，下挟脐，入气街中……抵伏兔，下膝膑中，下循胫外廉，下足跗，入中趾内间……

——《灵枢·经脉》

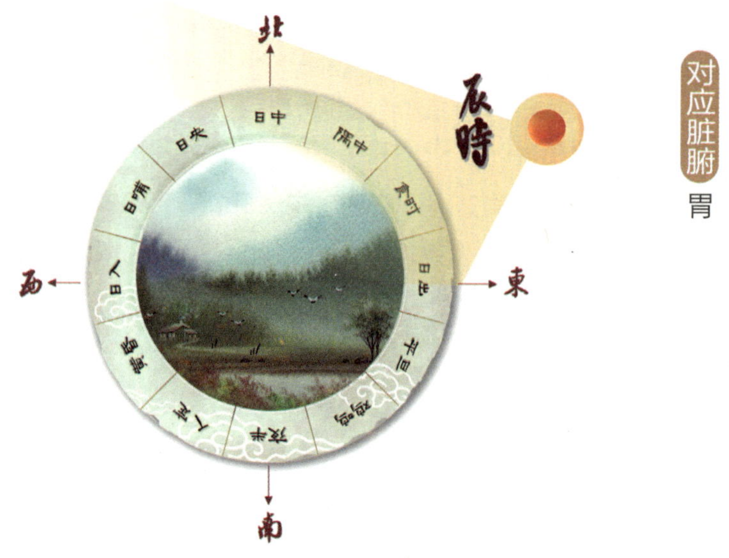

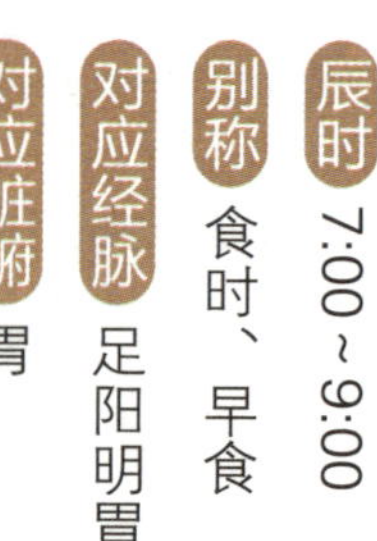

按摩疏通胃经

位置 胃经循经按揉，重点是从腹部到小腿胃经。

穴位 乳根、天枢、大巨、伏兔、犊鼻、足三里、上巨虚、下巨虚、丰隆。

操作 ❶从上到下进行推捋、按揉胃经，重复操作3～5遍（图①）。

❷重点按揉天枢、足三里（图②），各按揉2～3分钟。

功效 疏通胃经气血。缓解胃肠功能紊乱。

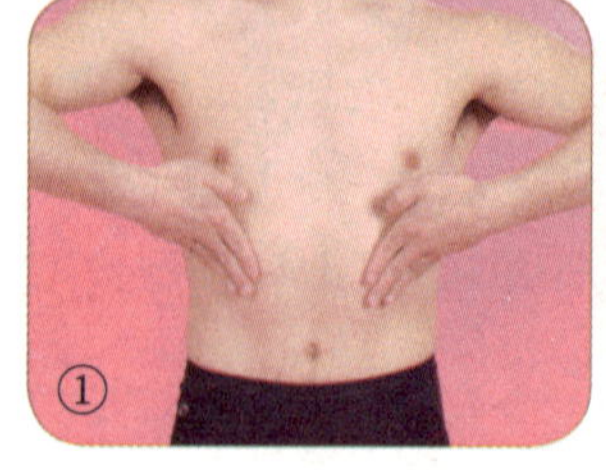
①

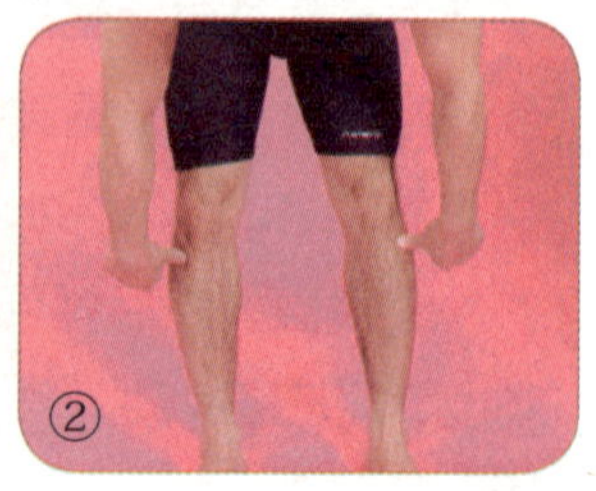
②

饮食养胃

胃是仓廪之官，我们所吃的食物都要经过胃才能被人体消化吸收，但是，胃并不是“酒囊饭袋”，无论是采用食物保养还是药膳、方剂调养都要讲究一些方式方法，需要注意以下几点。

◎ 饮食有节、按时进食。从生活作息上做起，最起码一天三顿要定时定量，最好给自己设定一个时间表，然后严格遵守。

◎ “饮食自倍，脾胃乃伤”。胃是由平滑肌组成，具有一定的收缩性，但并不是可以无限制地扩大。超出了限度就会破裂——穿孔，就好像气球充气过度破裂一样。所以，饮食量一定要限制，最好是八分饱。

一日三餐莫小视

胃的主要功能是受纳腐熟。养胃首先要养成良好的饮食习惯，最基本的是一日三餐要定时定量，且三餐饮食要合理搭配。

一日三餐要合理

研究证明，每日三餐，食物中的蛋白质消化吸收率约为85%；如改为每日两餐，每餐各吃全天食物量的一半，则蛋白质消化吸收率仅为75%。如果把三次饭的量加起来，一次吃下，蛋白质消化吸收率仅为50%左右。因此，按照我国人民的生活习惯，一般来说，每日三餐还是比较合理的。

生物钟与一日三餐

现代研究证明，在早、中、晚这三段时间里，人体内的消化酶特别活跃，这就说明人在什么时候吃饭是由生物钟控制的。

消化器官与一日三餐

固体食物从食道到胃需30～60 秒，在胃中停留4小时才到达小肠。因此，一日三餐间隔4～5小时，从消化吸收上看也是合理的。

养胃要点大总结

◎ 规律饮食，定时定量，合理选食，胃病少生；劳逸结合，保护胃黏膜。

◎ 避免饥饱无度，保护胃健康；晚餐少吃，胃病不生。

◎ 忌咖啡浓茶，以保护胃黏膜；忌滥用药物。

◎ 及时排解不快情绪，减少胃病发生率。

◎ 胃病患者忌多吃糯米类食物 。

◎ 寒凉食物要少吃。

◎ 冷热食物忌同食。

巳时养生，脾经当令

脾足太阴之脉，起于大趾之端，循趾内侧白肉际，过核骨后，上内踝前廉，上踹内，循胫骨后，交出厥阴之前，上循膝股内前廉，入腹，属脾，络胃，上膈，挟咽，连舌本，散舌下；其支者，复从胃，别上膈、注心中。

——《灵枢·经脉》

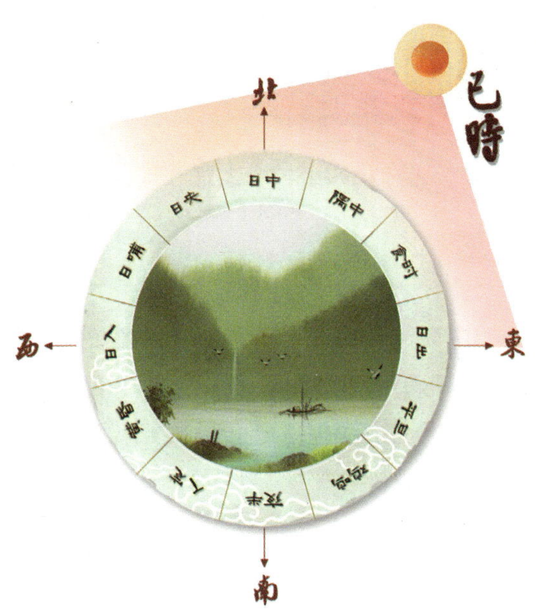

巳时 9:00～11:00

别称 日禺、隅中

对应经脉 足太阴脾经

对应脏腑 脾

脾保健操

位置 腿部脾经，位于下肢内侧前缘。

穴位 三阴交、漏谷、地机、阴陵泉、血海、箕门。

操作 ❶坐位，左腿翘于右腿之上（小腿足踝上方，置于右膝盖上）（图①）。

❷右手握空拳，用适当力度从下向上捶打腿部脾经；在小腿部用掌面捶打，在大腿部用指根部捶打，交换右腿，以同样方式捶打。每侧5分钟（图②）。

❸在以上列举的穴位处重点捶打。

功效 疏通经络、补脾益气、延缓衰老。

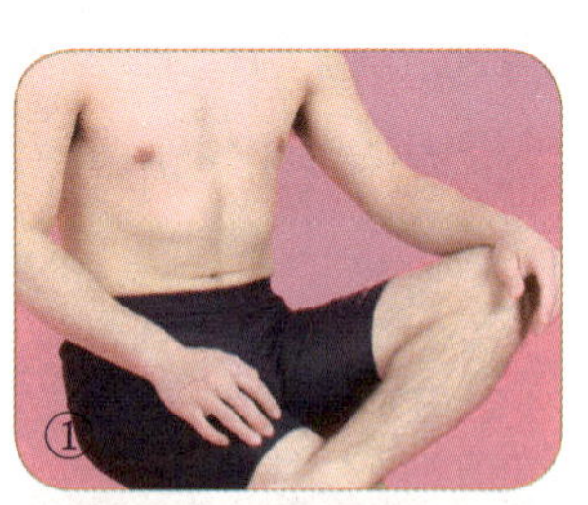

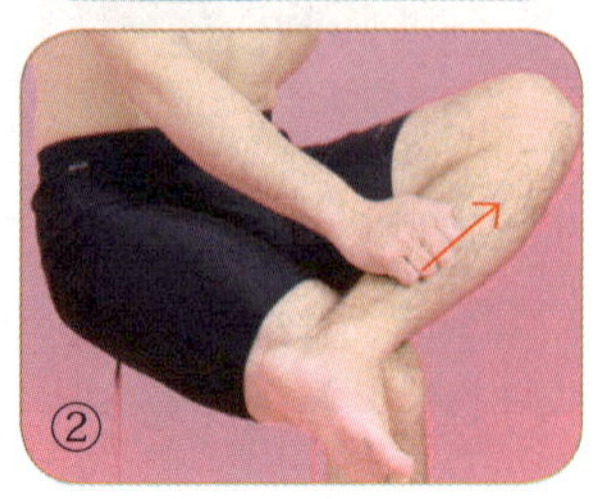

饮食养脾

巳时对应的脏腑是脾，脾的主要功能是主运化、造血、滤血和制造免疫球蛋白等。因此，脾脏出现问题，人体的代谢、免疫等功能也会受到影响。换句话说，脾为后天之本，气血生化之源。在日常饮食中尤其要注意保护脾胃的运化功能。首先，要注意饮食卫生，防止饮食不洁，不要吃污染或腐败变质食物。其次，提倡饮食有节，要定时定量，防止饥饱失常，养成良好的饮食习惯，以免暴饮暴食损伤脾胃。再次，不要偏食，饮食不要过热过凉，以免损伤脾胃的运化功能。

目前国际上流行的吃素、吃粗、吃杂，以及吃野、饮食回归自然，适量多吃膳食纤维等做法，对脾胃消化功能的保健均有益，而且也易于被机体接纳、消化和吸收。另外，平时可以多吃一些具有补脾作用的中药方剂，对调养脾胃，治疗脾胃疾病效果较佳。

养脾要点大总结

◎ 巳时是脾脏养生的最佳时刻。

◎ 苦味食物益于脾。

◎ 脾喜燥恶湿，潮湿环境最不利于脾，故应注意生活环境的选择。

◎ 脾在志为思，思虑过度有害脾脏。

◎ 长夏季节要照顾好脾。

◎ 养脾可以推脾经。

◎ 饮食保健是养脾的关键。

◎ 运动养脾效果佳。

● 适当多食用一些绿色蔬菜等素食对脾胃的保健有一定益处。

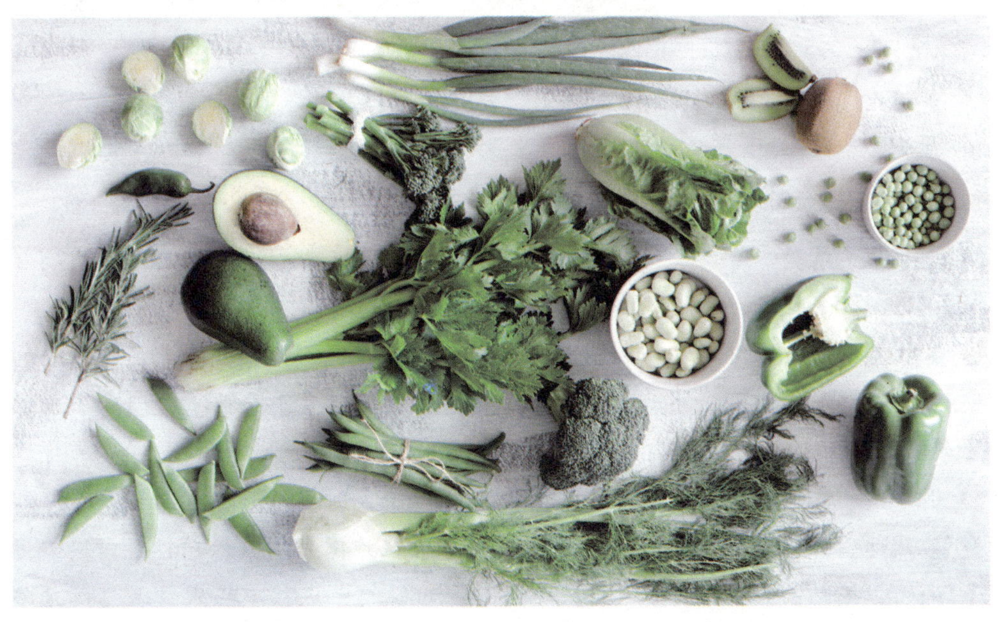

午时养生，心经当令

心手少阴之脉，起于心中，出属心系，下膈络小肠；其支者，从心系，上挟咽，系目系；其直者，复从心系却上肺，下出腋下，下循臑内后廉，行太阴心主之后，下肘内，循臂内后廉，抵掌后锐骨之端，入掌内后廉，循小指之内出其端。

——《灵枢·经脉》

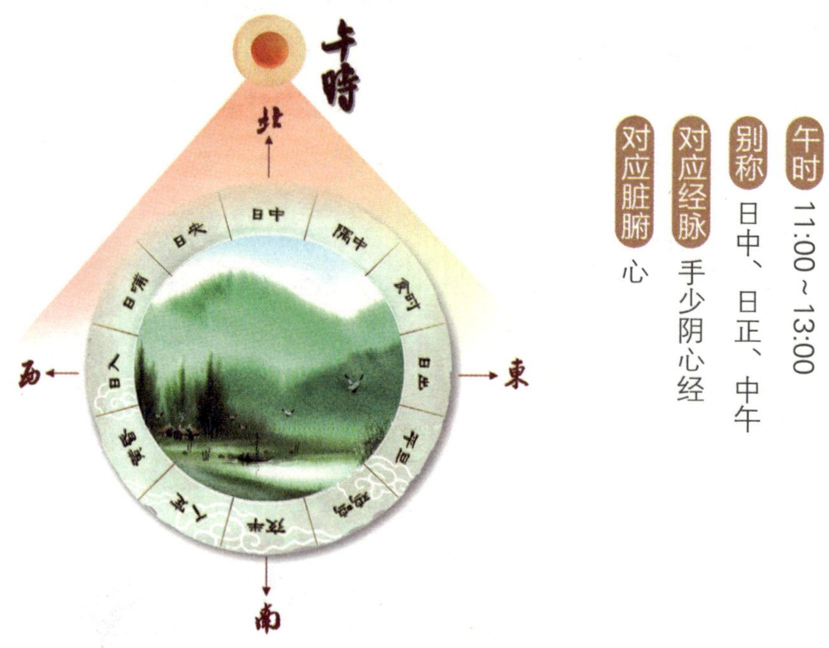

调养心经按摩法

穴位 极泉、青灵、少海、灵道、通里、阴郄、神门。

操作 ❶站位或坐位，左肘弯曲约成90°，手心朝向内置于右侧腰部（图①）。

❷右手从左臂外绕到左臂外上侧，半握左臂，自上到下捻压；随着右手位置的移动，左手逐渐向下、向身体前移动，直到右手握到左手手腕（神门穴）穴位处点压（图②、图③）。

❸交换手臂，同样姿势、手法操作。重复操作4次，时间约5分钟。

功效 疏通心经，缓解紧张情绪。经常对心经循经按揉可以放松精神，保持心情平静；同时还能够放松上臂肌肉，疏通心经的经气；点揉重点穴位还可以预防

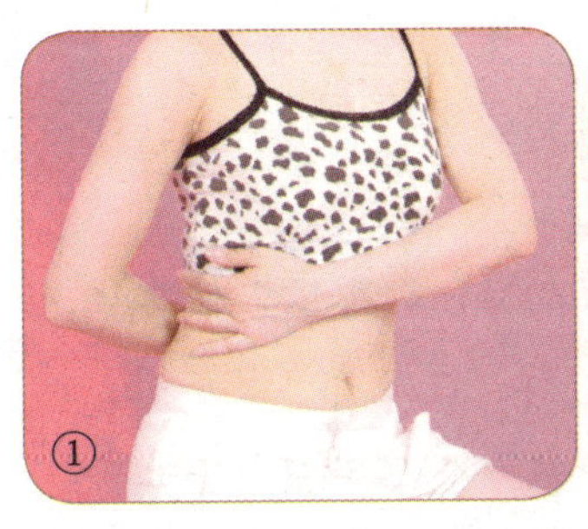

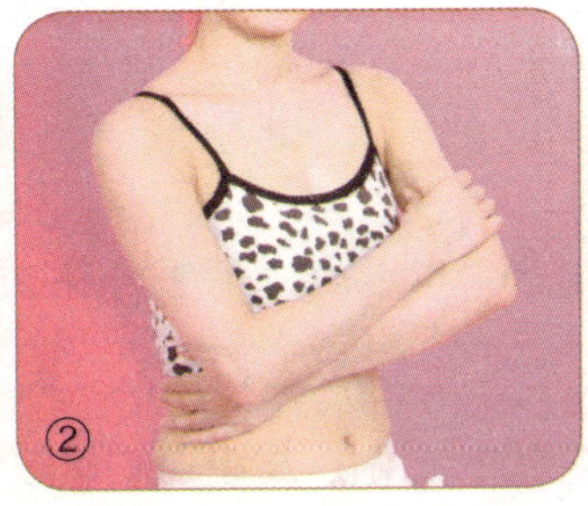

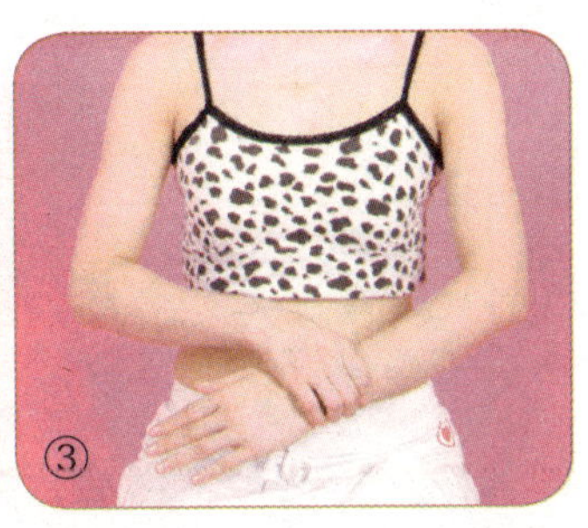

冠心病、肺心病以及改善颈椎病压迫神经所导致的上肢麻木等；此外对改善失眠的效果也非常明显。

饮食养心

心脏饮食养生保健的基本原则就是以清淡饮食为主，忌食肥腻厚味或暴饮暴食。尽量减少脂肪的摄入量尤其是动物性脂肪的摄入。合理的饮食结构不但能够预防冠心病、心绞痛和心肌梗死等疾病的发病率，还能预防肥胖和高脂血症。

中医认为，心在五行属火，“心苦缓，急食酸以收之”。因此，饮食养生方面，要少吃热性的食物，多吃酸味食物。酸味的食物尤其有助于养心，不仅可以助消化，还有防癌、抗衰老、降血压、软化血管等功效。心对应的季节为夏天，多吃些清凉类食物可以清热消暑，增加体内水分，以补充出汗的消耗，既有营养价值，又有养生作用。

另外，平时亦可服用一些具有活血作用的药物，如丹参、三七等，对心脏养护也很有效。

养心要点大总结

◎心主神志，养心最易清心寡欲。 ◎养心宜按劳宫。

◎午时属心，此时可静坐一刻钟，闭目养神，则心气强。

◎“喜伤心”，乐极也会生悲。 ◎午时要进餐。

◎按摩心经有助于疏通心经气血。 ◎养心关键在调神。

夏季如何养心

夏季属火，对应的脏腑为“心”。从具体内容来说，夏养心的“心”并非完全是现代医学里“心脏”的概念，而是包括心脏在内“主神”的整个神经系统甚至精神心理因素。所以，夏季养心首先要做到让心静下来，即是俗话说的“心静自然凉”。如听悠扬的音乐、看优美的图画，或钓鱼、打太极拳等缓慢运动，都有利于调节精神、保持心情舒畅。

未时养生，小肠经当令

小肠手太阳之脉，起于小指之端，循手外侧，上腕，出踝中，直上循臂骨下廉，出肘内侧两筋之间，上循臑外后廉，出肩解，绕肩胛，交肩上，入缺盆，络心，循咽，下膈，抵胃，属小肠；其支者，从缺盆循颈上颊，至目锐眦，却入耳中；其支者，别颊上颇，抵鼻，至目内眦，斜络于颧。

——《灵枢·经脉》

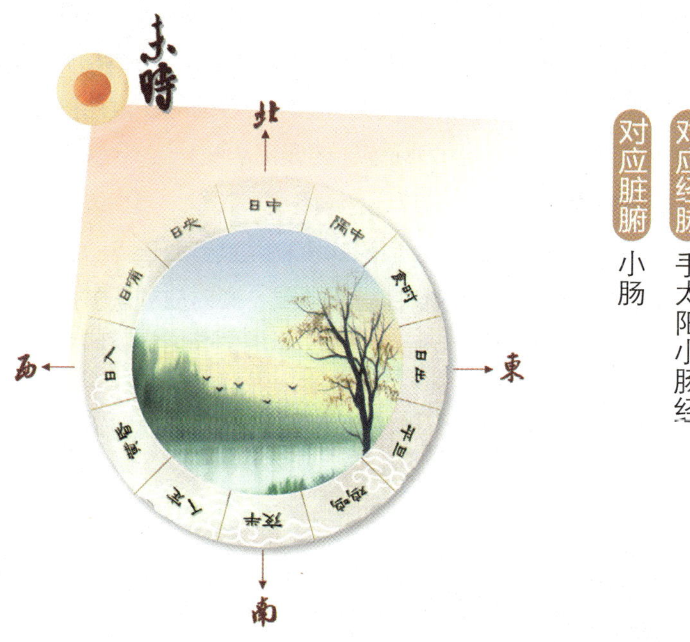

未时 13:00～15:00

别称 日跌、日央

对应经脉 手太阳小肠经

对应脏腑 小肠

按摩小肠经

位置 肩部、手臂部小肠经。

穴位 支正、小海、肩贞、臑俞、天宗、秉风、肩外俞、肩中俞。

操作 ❶坐位，右肩前倾，右臂伸向左侧，右手放在左侧大腿膝盖上方（图①）。

❷用左手轻轻按摩右手臂，从手腕开始，沿着小肠经的行经路线从下往上按摩，一直到肩部。穴位或压痛点处，用力揉按或点压

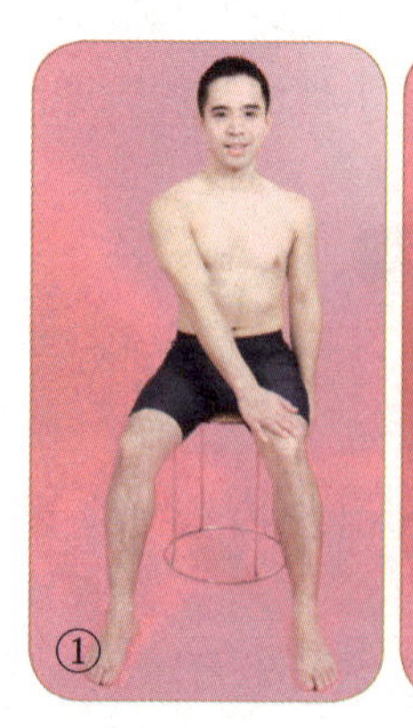

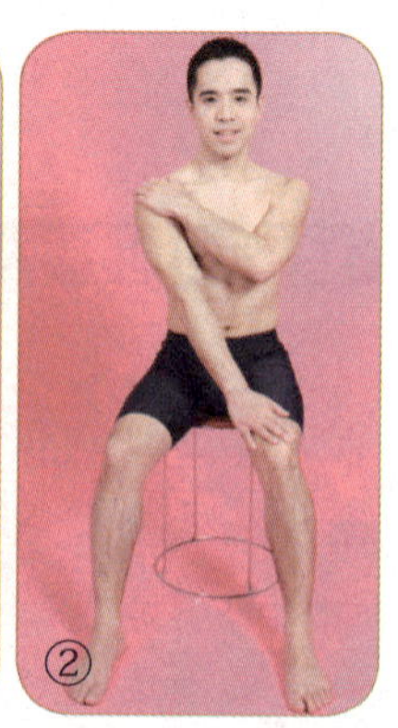

（图②）。

❸ 同样的方法，用右手去按摩左臂、肩。每天坚持按摩1次，每侧5分钟即可。

功效 保持小肠经气血的旺盛通畅，改善便秘及腹泻症状。疏通手臂气血，让手臂、肩部得到放松，可以预防手臂酸胀疼痛以及肩部疼痛等病症。

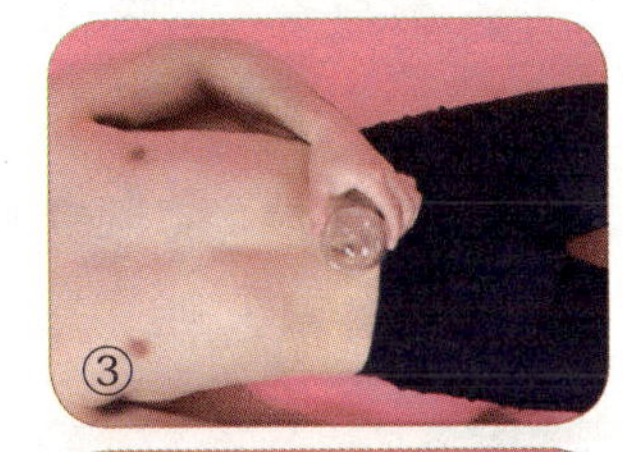
③

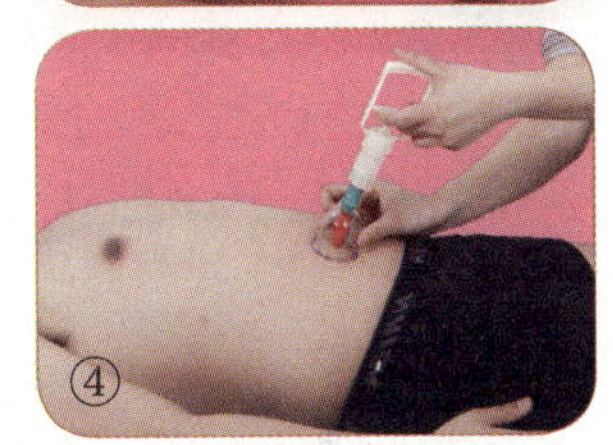
④

拔罐缓解便秘

穴位 双侧天枢穴、关元穴、双侧大肠俞穴。

操作 采用单纯拔罐法，留罐15～20分钟。虚寒型便秘，于拔罐后加用艾灸。每日1次（图③、图④）。

功效 ◎缓解便秘或习惯性便秘。◎缓解胃肠炎引起的腹泻、腹痛、痢疾、腹胀等病症。◎增强胃动力。

饮食养小肠

小肠的主要功能是消化吸收，人体对营养的吸收离不开小肠。因此，小肠病变最直接的后果是营养吸收障碍。胃肠道病变和营养不良也是互为因果的，长期营养不良，特别是蛋白质摄入不足，会出现小肠黏膜萎缩，绒毛变短、变宽，伴随而来的是继发性吸收功能降低，对全身营养吸收更有不良影响。因此，要保证营养的全面、均衡、充足。

小肠的饮食养生方面主要是保证三餐的定时定量。人体是一个自主功能很强的机体，有自己特定的生理特点，对六腑而言，主要是按照既定的节律消化吸收营养。三餐定时定量，才能形成自己的生物钟，到时候小肠自然会活跃起来，准备工作。反之，三餐无规律，则会打乱小肠的节律，出现肠道功能紊乱。

平时一些常用中药对小肠的吸收功能也有一定的促进作用。

养小肠要点大总结

◎三餐有规律，肠道少生病。

◎油炸、腌制和冷食，养生保健要少吃。

◎保持乐观情绪。

◎营养全面均衡利肠道。

◎不烫不凉，有益健康。

◎细嚼和慢咽，可以减轻胃肠负担。

◎小肠养生忌烟戒酒。

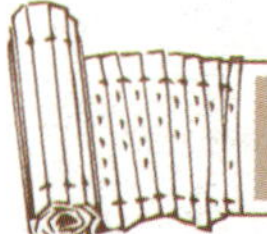

申时养生，膀胱经当令

膀胱足太阳之脉，起于目内眦，上额，交巅；其支者，从巅至耳上角；其直者，从巅入络脑，还出别下项，循肩髆内，挟脊，抵腰中，入循膂，络肾，属膀胱；其支者，从腰中下挟脊，贯臀，入腘中……以下贯腨内，出外踝之后，循京骨，至小趾外侧。

——《灵枢·经脉》

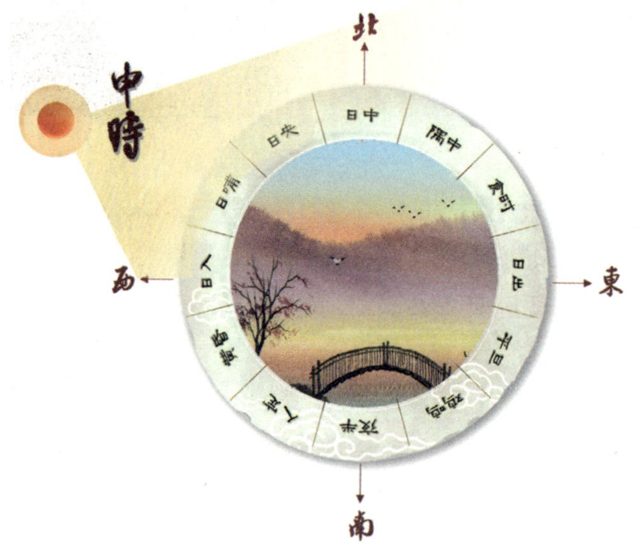

申时 15:00～17:00

别称 晡时、日晡、夕食

对应经脉 足太阳膀胱经

对应脏腑 膀胱

刮痧疗法调养膀胱

穴位 大椎、大杼、膏肓、神堂、肾俞、关元、气海、足三里、太溪、三阴交。

操作 ❶ 背部：刮大椎、大杼、膏肓、神堂、肾俞，至出现痧痕为止（图①、图②）。

❷ 腹部：刮关元、气海穴，至出现痧痕为止。

❸ 下肢部：刮足三里、太溪、三阴交穴（图③）。

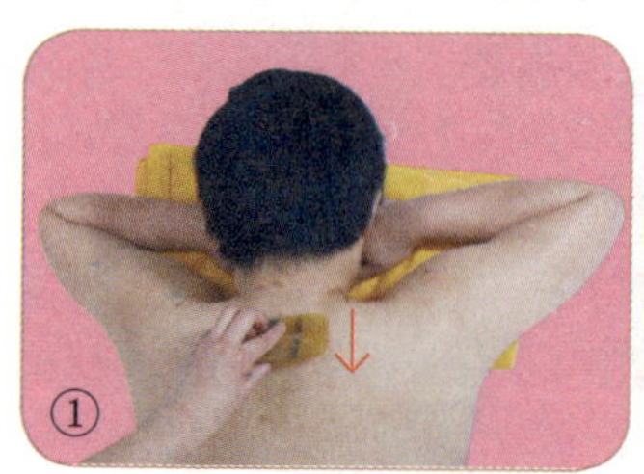
①

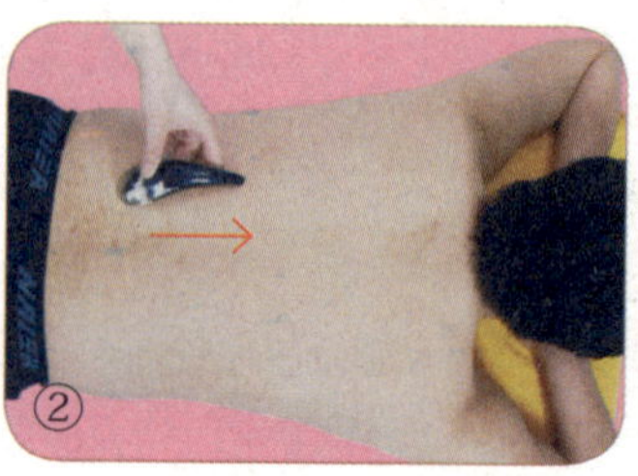
②

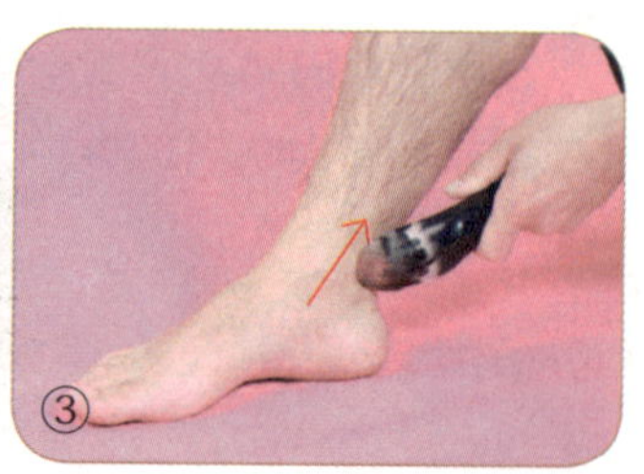
③

功效 补肾、益气、利尿。

 喝水的学问

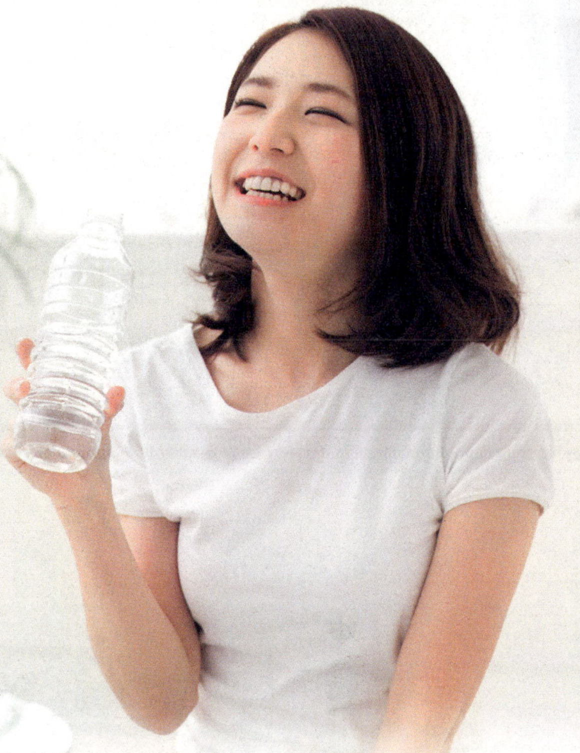

快节奏的生活常常让我们忽视了诸如喝水之类的基本需求，很多人往往是等到口渴了才想到要喝水。其实，喝水也有许多学问。

下面是营养专家推荐的“喝水日程表”，提供给您以作参考。

◎6：30：经过一整夜的睡眠，身体开始缺水，起床之后先喝250毫升的水，可帮助肾脏及肝脏解毒。

◎8：30：清晨从起床到办公室的过程，时间总是特别紧凑，情绪也较紧张，身体无形中会出现脱水现象，所以到了办公室后，别急着泡咖啡，请先给自己一杯至少250毫升的水。

◎11：00：在空调房间工作一段时间后，一定要趁起身活动的时候，再给自己倒一天里的第三杯水，以补充流失的水分。喝水时还有助于放松紧张的工作情绪。

◎12：50：用完午餐半小时后，喝一些水，可以增强身体的消化功能。不仅对健康有益，也能助你保持身材。

◎15：00：以一杯健康矿泉水代替下午茶与咖啡等提神饮料。再喝上一大杯白开水，除了补充在空调房间里流失的水分之外，还能帮助头脑清醒，也有利于膀胱排出体内代谢的产物。

◎17：30：下班离开办公室前，再喝一杯水，可以增加饱足感，等到吃晚餐时，自然不会暴饮暴食。

◎22：00：睡前1小时左右再喝上一杯水。至此，今天已摄取2000毫升水量了。不过，别一口气喝水太多，以免夜里频频上洗手间影响睡眠质量。

养膀胱要点大总结

◎敲打膀胱经，利尿又强身。	◎腰背部疼痛，速去寻委中。
◎中时多喝水，饮食要清淡。	◎利湿果蔬宜多食。
◎辛辣刺激少沾碰。	◎注意饮水卫生。

酉时养生，肾经当令

肾足少阴之脉，起于小趾之下，邪走足心，出于然骨之下，循内踝之后，别入跟中，以上腨内，出腘内廉，上股内后廉，贯脊，属肾，络膀胱；其直者，从肾上贯肝膈，入肺中，循喉咙，挟舌本；其支者，从肺出络心，注胸中。

——《灵枢·经脉》

北
東
南
西
酉时 17:00～19:00
别称 日入、日落、日沉
对应经脉 足少阴肾经
对应脏腑 肾

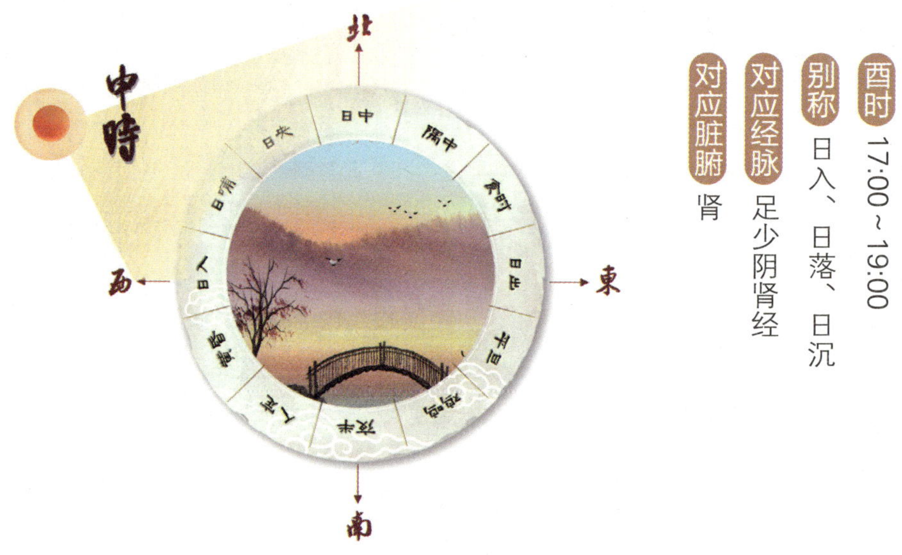

捶打肾经，延缓衰老

位置 腿部、足部肾经。

穴位 涌泉、然谷、太溪、大钟、水泉、照海、复溜、交信、筑宾等穴。

操作 ❶坐位，左腿翘于右腿之上（图①）。

❷右手握空拳，用适当力度从下向上捶打腿部肾经。在小腿部用拳面捶打，在

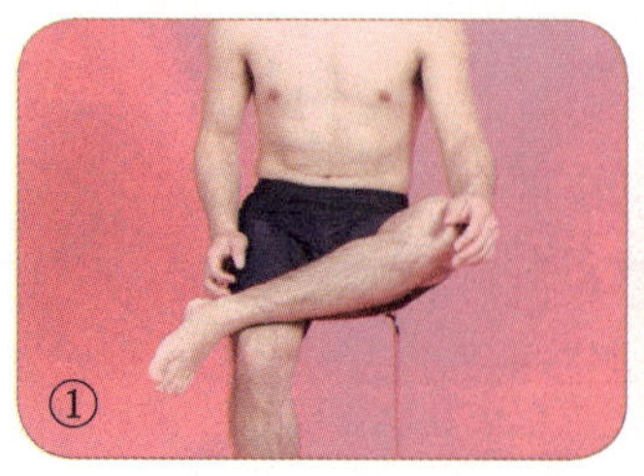

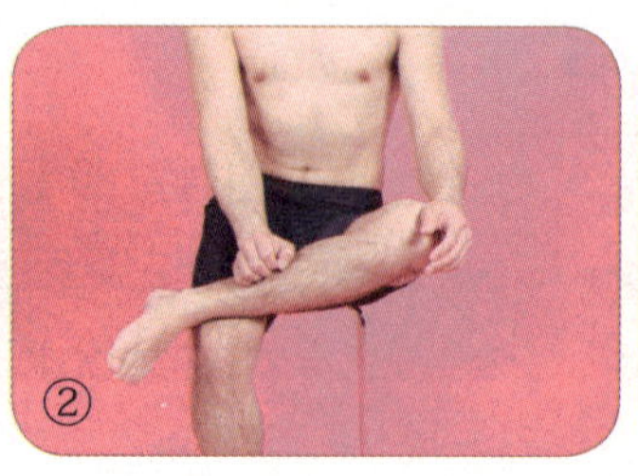

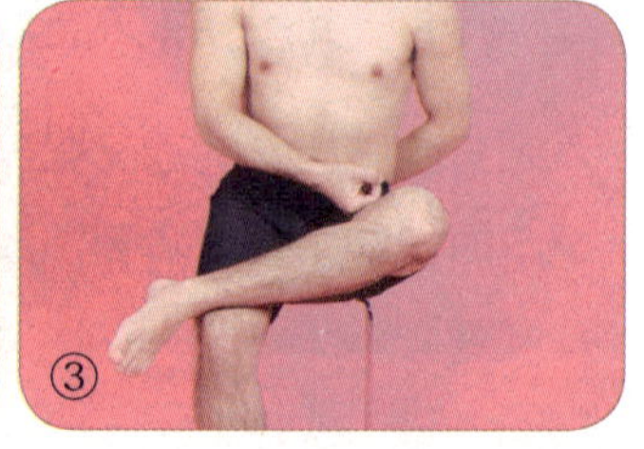

大腿部用拳背部捶打，右腿以同样方式捶打。每侧捶打3～5遍或每侧5分钟（图②、图③）。

❸ 在穴位处重点捶打。

功效 疏通经络，补肾强身，长期坚持可以延缓衰老。

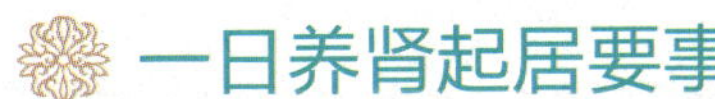

一日养肾起居要事

晨起喝一杯淡盐水

每天早晨起床后喝一杯约250毫升的温水，在里边放上0.5克盐，空腹喝下。中医认为，酸、苦、甘、辛、咸五味与五脏是一一对应的，味道不同，起到的作用也就不一样。而理论上讲“咸味入肾”，晨起喝一杯淡淡的盐水，能起到很好的补肾作用。但是，切记这杯淡盐水不要放太多盐。

三餐少不了黑色食品

中医认为，黑色的食品多有补肾的作用。多吃些黑色食品及其制品，如栗子、乌骨鸡、黑木耳、黑小麦、黑芝麻油、黑豆等，都能起到相当不错的补肾效果。

酉时锻炼腰部

“腰为肾之府”，所以运动以健腰为先。每天做几个仰卧起坐，能达到锻炼腰部的目的。按摩腰部肾区也是不错的办法。

睡前按摩脚心的涌泉穴

中医认为，涌泉穴直通肾经，脚心的涌泉穴是浊气下降的地方。经常按摩涌泉穴，可益精补肾、强身健体、防止早衰、并能疏肝明目、促进睡眠，对肾亏引起的眩晕、失眠、耳鸣、头痛等有一定的疗效。

脚心按摩的方法是：每日临睡前用温水泡脚，两手互相擦热后，用左手心按摩右脚心，右手心按摩左脚心，每次100次左右，以搓热双脚为宜。搓脚心能激发肾气，有强肾滋阴降火之功效，对中老年人常见的虚热证效果甚佳。

养肾要点大总结

◎若要年轻，腰部多动。

◎豆类可补肾，多吃一些豆类。

◎心情舒畅有助于预防肾病。

◎肾为先天之本，也要靠后天来养护。

◎冬季是养肾的最佳时节。

◎充足的睡眠是恢复精气的重要保障。

◎肾病患者可以多吃海带。

◎黑色的食物是补肾的佳品。

◎节欲保精是肾脏养生的重要途径。

戌时养生，心包经当令

心主手厥阴心包络之脉，起于胸中，出属心包络，下膈，历络三焦；其支者，循胸出胁，下腋三寸，上抵腋下，循臑内，行太阴、少阴之间，入肘中，下臂，行两筋之间，入掌中，循中指，出其端；其支者，别掌中，循小指次指，出其端。

——《灵枢·经脉》

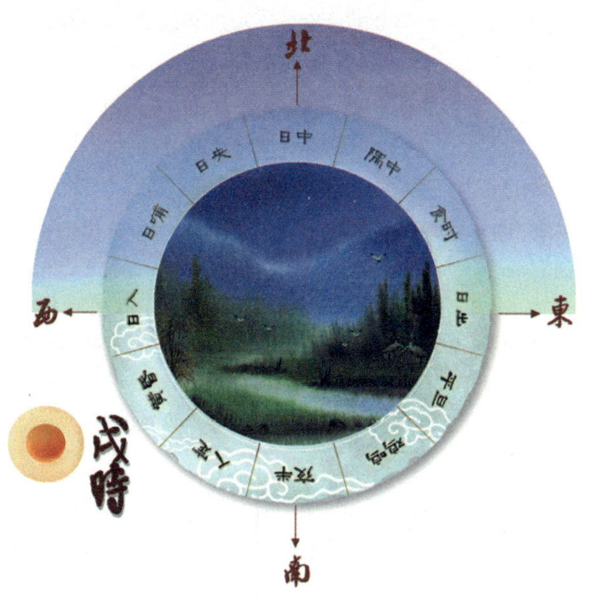

戌时 19:00～21:00

别称 黄昏、日夕、日暮、日晚

对应经脉 手厥阴心包经

对应脏腑 心包

心包经按摩法

位置 上肢内侧心包经。

穴位 天泉、曲泽、郄门、间使、内关。

操作 ❶坐位，左肩前倾，左臂弯曲伸向右侧，可以两腿叠放，将左手手背置于膝盖之上。

❷右手拇指用力，从上至下揉按心包经，穴位处或压痛点重点按压，每侧约5分钟（如图①）。

❸交换手臂，以同法按摩对侧心包经。

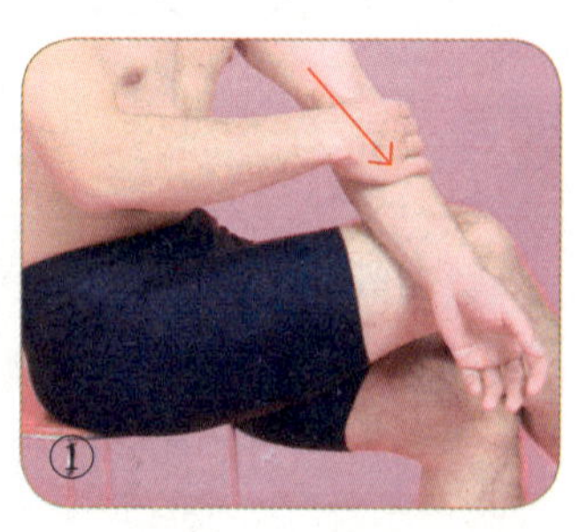

功效 经常按摩可以疏通心包经气血，延缓衰老，预

防与缓解心脏方面的疾患。对心脑血管病人最适宜。

心绞痛的刮痧疗法

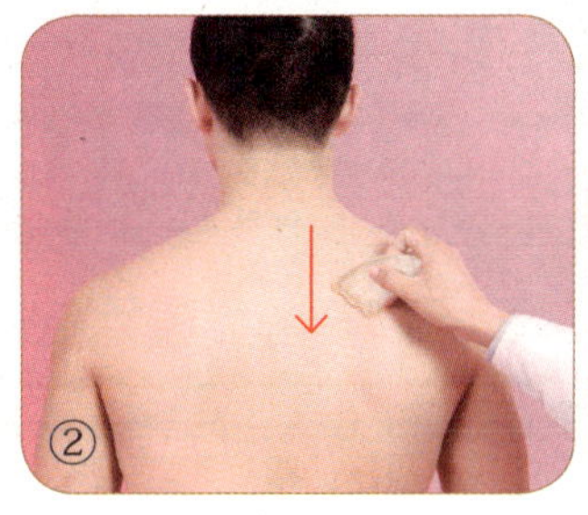

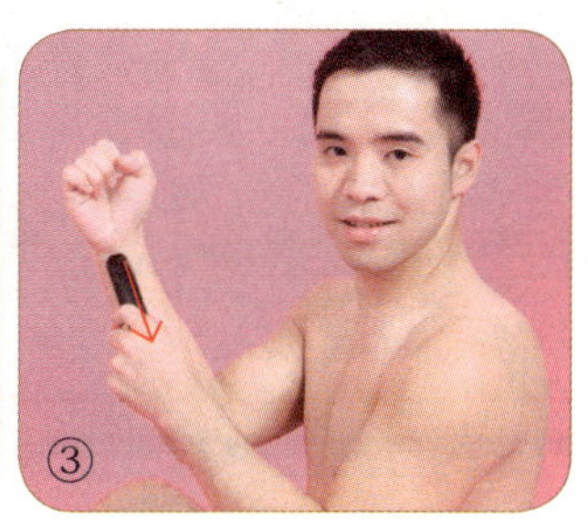

穴位 心俞、肺俞、膈俞、膻中、乳根、内关、通里、神门。

操作 从上到下刮肺俞、神门等穴，力度由轻到重，急性力度较重，慢性力度适中，均刮至皮肤出现痧痕为止（图②、图③）。

功效 活血通络，有助于缓解心绞痛。

饮食养心包

戌时对应的时间是晚上7：00～9：00点，此时，相当一部分人正在和家人共进晚餐。饮食上，一方面要注意对心包的养护，另一方面还要考虑人体的特点。

进食宜清淡，注意选择脂肪少、易消化的食物，且注意不应吃得过饱。晚餐营养过剩，消耗不掉的脂肪就会在体内堆积，造成肥胖，影响健康。晚餐最好选择：面条、米粥、鲜玉米、豆类、素馅包子、小菜、水果拼盘等。偶尔在进餐的同时饮用一小杯啤酒或红酒也很好。如果晚餐菜肴丰盛，且多是高蛋白、高脂肪、高能量的食物，会严重损害人们的身心健康。如危害中老年人健康的心绞痛、心肌梗死、糖尿病，就与长期进食丰盛的晚餐有十分密切的关系。

戌时的饮食养生，其实就是晚餐养生。晚餐营养要均衡，要适当地补充一些含有多种矿物质、维生素和膳食纤维的食物，如蔬菜、水果等。另外，还要多吃有助于心脏的食物，如苦菜、赤小豆等。除此之外，用一些中药材制成各种方剂、药膳也能达到养心目的。

养心包要点大总结

◎ 晚餐要少吃甜食。

◎ 晚餐太丰盛，易患心脏病。

◎ 晚餐宜清淡，注意选择脂肪少、易消化的食物。

◎ 每晚都应洗个温水澡。

◎ 胸部保健护心阳。

◎ 养心安神白醋蛋。

◎ 卧室里摆花有益养心。

亥时养生，三焦经当令

三焦手少阳之脉，起于小指次指之端，上出两指之间，循手表腕，出臂外两骨之间，上贯肘，循臑外，上肩，而交出足少阳之后，入缺盆，布膻中，散落心包，下膈，循属三焦……其支者，从耳后入耳中，出走耳前，过客主人，前交颊，至目锐眦。

——《灵枢·经脉》

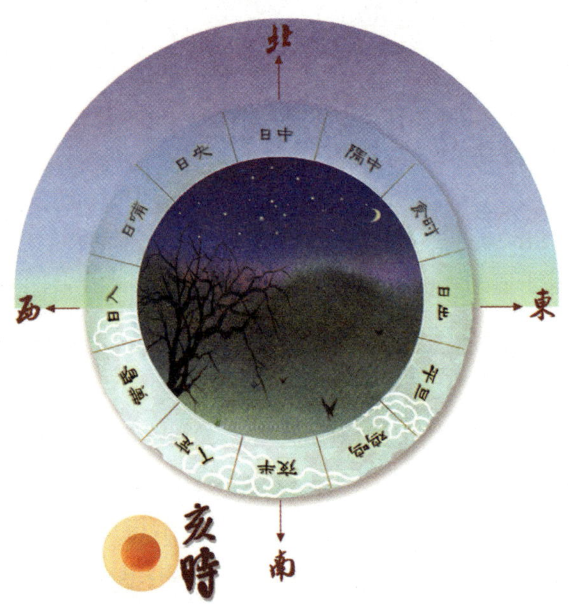

亥时 21:00~23:00

别称 人定、定昏、破晓、旭日

对应经脉 手少阳三焦经

对应脏腑 三焦

按摩三焦经可消痤疮

操作 用手指从腕至指端、沿手大肠经、手三焦经、手小肠经的循行路线作按揉摩擦5~10遍。用毛刷垂直地刷腕外侧5遍（图①）。

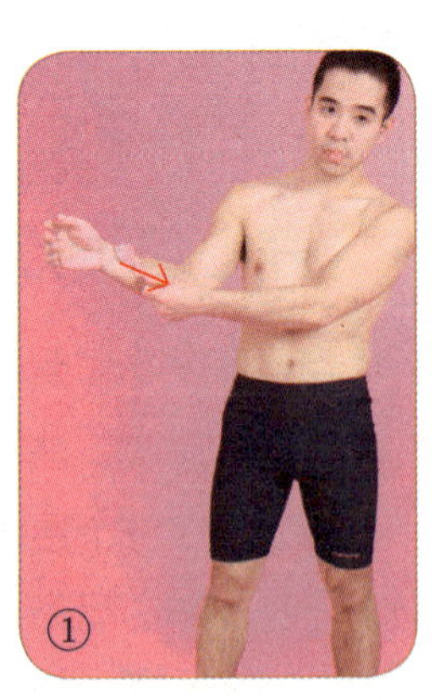
①

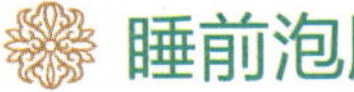

睡前泡脚好处多

调脏腑，舒经络

三焦经连系全身各个脏腑，而脚上有60多个穴位与五脏六腑有着十分密切的联系。若能养成每天睡觉前用温水（40~50℃）洗脚、并按摩脚心和脚趾，则可起到促进全身气血运行、舒筋活络、阴阳恢复平衡状态的作用，具有保养三焦经、祛病健身的功效。

促进血液循环

睡前用热水洗脚，能使脚掌上的神经末梢兴奋，通过神经反射，使脚掌皮肤下的血管扩张，血流量增加，改善局部的营养状态和离心脏较远的脚掌的血液循环，也增加了全身血管内壁的弹性，对大脑会产生一种良性刺激，对于因神经衰弱引起的头晕、头痛、失眠、多梦、记忆力减退等症状，有很好的疗效。

注意事项

泡脚水中可酌情加入红花、生姜、艾叶、夏枯草、花椒、盐、醋等中药，以提高泡脚的效果。红花适用于心脑血管疾病、肢体麻木、女性闭经或痛经等；生姜适用于风湿、类风湿、脚凉、风寒感冒等；艾叶适用于气管炎、支气管炎、哮喘、肺气肿等；夏枯草适用于高血压头痛眩晕等；花椒适用于脚汗、脚臭、脚气、湿疹等；盐适用于高血压、腿脚肿胀等；醋适用于足跟骨刺、骨质增生、脚气等。

养三焦要点大总结

◎ 三焦养生亥时佳。
◎ 亥时入睡最能养阴。
◎ 拍打三焦经络，疏通三焦气血。
◎ 晚餐不宜过饱，对睡眠最有利。
◎ 八段锦最适合疏通三焦经。
◎ 睡前泡脚，胜吃补药。
◎ 八段锦是调理三焦的“法宝”。

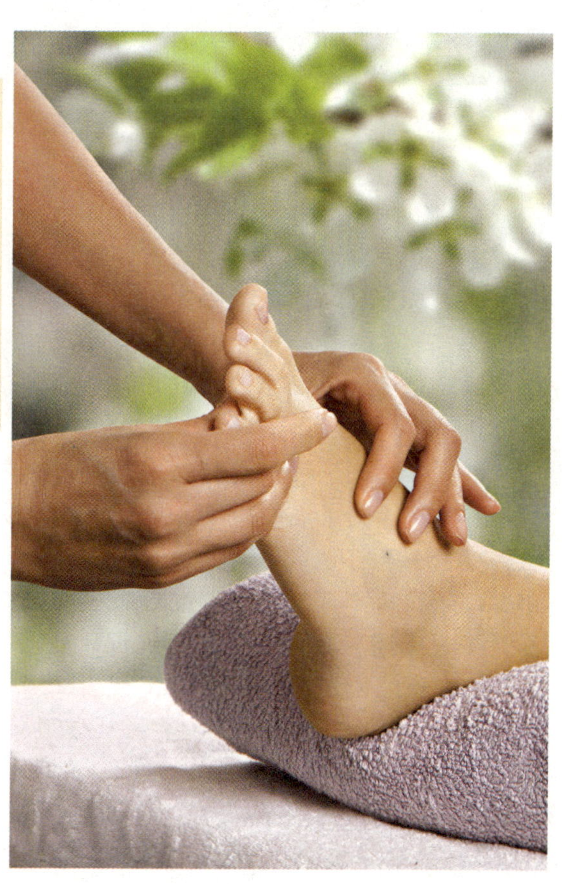

撒开两手，鱼跃鸢飞。打破桶底，中流自在。此是转身，向上一路。还从法外，护持所以。饥食困眠，假借四大。行住坐卧，不离色身。但令二六时中，随方作课，使生气流行，身无奇病。只此着衣吃饭，家风便是空假。中观正局。

辰：夙兴，整衣襟，坐明窗中，调息受天气，进白汤一瓯，勿饮茶，栉发百余遍，使疏风、清火、明目、去脑中热。盥漱毕，早餐宜粥，宜淡素饱，徐行百步，以手摩腹，令速下食。天气者，亥子以来真气也。静而清，喧而浊，故天气至巳午而微矣。

巳：读书或《楞严》，或《南华》，或《易》一卦，循序勿泛滥。勿妄想，勿聚谈，了大义，知止勿积疑。倦即闭目，咽津数十口。见宾客，寡言以养气。

午：坐香一线毕，经行使神气安顿。始饭，用素汤。当饥而食，未饱先止。茶涤口腻，漱去乃饮。多行步少坐勿伛。胸中闷则默呵气二三口。凡饮食之节，减满受虚，故当饥节其满，未饱留其虚。

未：猎史看古人，大局穷事理。流览时勿务。事来须应遇，物来须识破。勿昼卧，无事无物，不妨事物之来，涉猎流览，都是妙门生趣，读书人日用不知。

申：朗诵古人得意文一二篇。引满数酌，勿多饮，令昏志。或吟名人诗数首，弄笔仿古帖，倦即止。吟诵浮白，以主真气，亦是张颠草书，被酒入圣时也。

酉：坐香一线，动静如意。晚餐宜早，课儿子一日程，如法即止。小饮勿沉醉陶然。热水濯足，降火除湿，暮漱涤一日饮食之毒。

戌：灯夜默坐，勿多思多阅，多思伤心，多阅伤目。坐勿过二更，须安睡，以培元气。卧必侧身，屈上一足。先睡心，后睡眼。睡心是正法，睡眼是观法。

亥子：亥末子初，婴始孩也，一身元气于焉。发陈当机候，起坐拥衾，虚心静宁，无为而行，约香一线，固其命门，精神日余，元气大盈，醒而行之，难老而长存也。

丑寅：丑寅间，精气发生时也。勿酣睡，静守令精住其宅，或转侧卧如弓，气亦周流不漏泄。如句萌不折，迎生气也。

卯：醒见晨光，披衣坐床，叩齿三百转，动两肩调其筋骨，以和阴阳，披衣下榻，俾勿滥觞。

——（明）石室道人撰

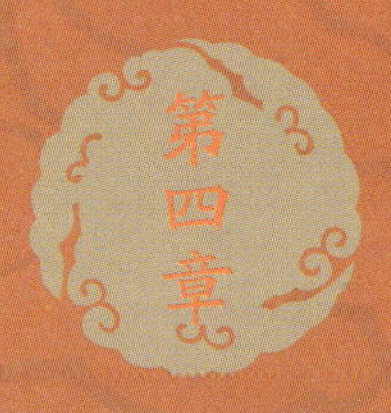

第四章

二十四节气及四季养生法

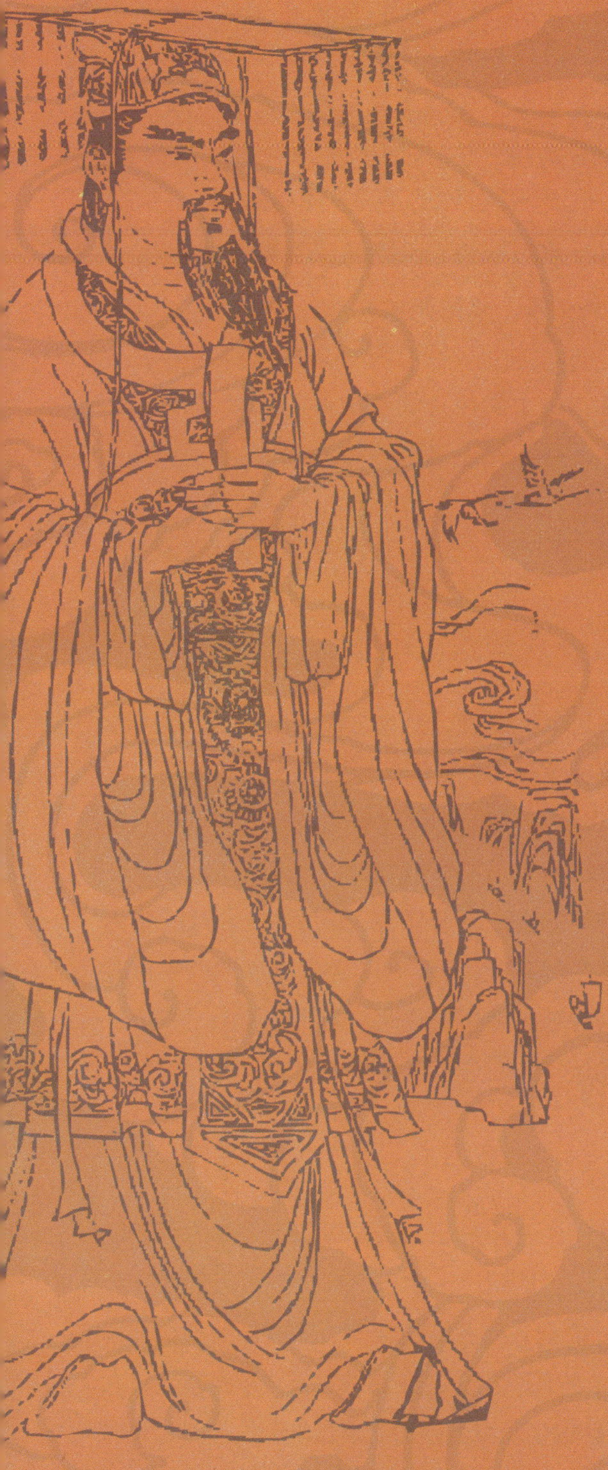

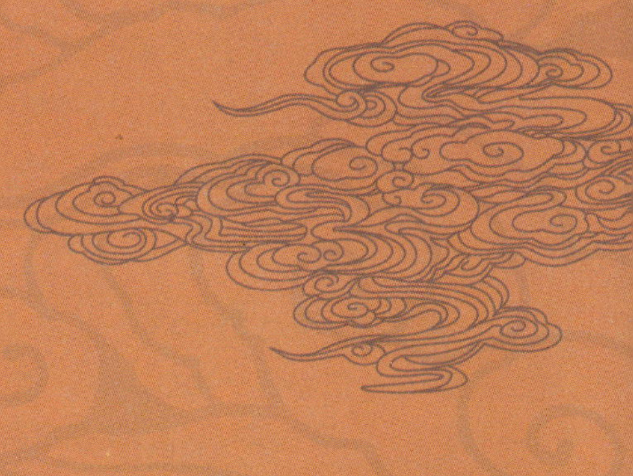

顺应天时，四时养生

万物之外，六合之内，天地之变，阴阳之应，彼春之暖，为夏之暑，彼秋之忿，为冬之怒，四变之动，脉与之上下，以春应中规，夏应中矩，秋应中衡，冬应中权。

——《素问·脉要精微论》

四时之变，寒暑之胜，重阴必阳，重阳必阴；故阴主寒，阳主热，故寒甚则热，热甚则寒，故曰寒生热，热生寒，此阴阳之变也。

——《灵枢·论疾诊尺》

中古之时，有至人者，淳德全道，和于阴阳，调于四时，去世离俗，积精全神，游行天地之间，视听八达之外，此盖益其寿命而强者也，亦归于真人。

——《素问·上古天真论》

春夏养阳，秋冬养阴

《素问·四气调神大论篇》中说："夫四时阴阳者，万物之根本也，所以圣人春夏养阳，秋冬养阴，以从其根，故与万物沉浮于生长之门。"对于"春夏养阳，秋冬养阴"，现代人会有一些错误的理解，认为春夏养阳就是春夏要吃一些热性的食物或者补药，秋冬要吃一些寒凉的食物或者补药。这样理解就太片面了。

从春夏秋冬的演变我们可以知道，万物的生长衰老都是随阳气生长收藏的变化而变化的。天之阳气的生长收藏决定自然气候有春、夏、秋、冬，中医的养生之道讲究天人合一，所以人的阳气应当适应春夏秋冬而生长收藏。由此可见，"养阳，养阴"的实质就是人们主动地调整阳气的运行，以适应自然界的春夏秋冬。那么，四季养阳滋阴之道是什么呢?

冬吃萝卜，夏吃姜

俗话说："冬吃萝卜，夏吃姜，不请医生开药方。"春夏季节，人体的运动量相对增加，此时的自然界，阳气处于极为旺盛的状态。由于气候渐热，人们往往会出汗，许多人为了避热而吃了很多寒凉的食物，或者露宿乘凉，这些都易导致阳气不足。故可以吃生姜一类的食物或药物，补充阳气以促其正常的生长。秋冬季节，人体的运动量相对减少，这时人体阳气的消耗也相对减少，加之嗜食羊肉、狗肉、火锅等温热之品，易导致阳气内敛过度而致收藏不足，故可以吃萝卜一类淡寒之品以清郁火。

春夏喝凉茶，秋冬进温补

春夏温度渐高，外界对人体的热辐射加大，易出现“上火”的症状。可喝一些凉茶，清泻多余的阳热；秋冬温度渐低，人体对外界的热辐射加大，加之素体阳虚，易出现怕冷的症状，可服一些温补的食物，促进阳气正常的收藏。

二十四节气的由来

二十四节气是根据一年内太阳在黄道（地球绕太阳的轨道）上的位置变化和引起地面气候的演变次序，将全年平分为二十四等份，并给每个等份起名，这就是二十四节气的由来。当太阳垂直照射赤道时定为“黄经零度”，即春分点。从这里出发，每前进15° 就为一个节气，从春分往下依次顺延，清明、谷雨、立夏等。待运行一周后就又回到春分点，此为一回归年，合360° ，因此分为二十四个节气。每个节气约间隔半个月的时间，分列在十二个月里面。

古代为了让农民们能通过寒暑气候变化而决定农事进展或作为生活起居的参考，古代历法学家规定：将每年冬至到次年冬至的一回归年时间平分为十二等分，称为中气，再将二个中气等分称为节气，此为二十四节气的来源。然而由于地球绕太阳运行的轨道为椭圆形，某些节气无法反映出中原地区真实的气候状况。所以从清代开始，才另定以春分点为0° ，太阳在黄道上每运行15° 订为一个节气或中气，现在的中气和节气统称为“节气”。

二十四节气与季节、温度、降水及物候有密切的联系，是我国劳动人民长期对天文、气象、物候进行观测、探索、总结的结果。它起源于我国的黄河流域，远在春秋战国时代，中国就已经能用土圭（在平面上竖一根杆子）来测量正午太阳影子的长短，并且通过长短来确定冬至、夏至、春分、秋分四个节气。以后经不断地改进与完善，到秦汉年间，二十四节气已完全确立。公元前104年，由邓平等制定的《太初历》，正式把二十四节气订于历法，明确了二十四节气的天文位置。

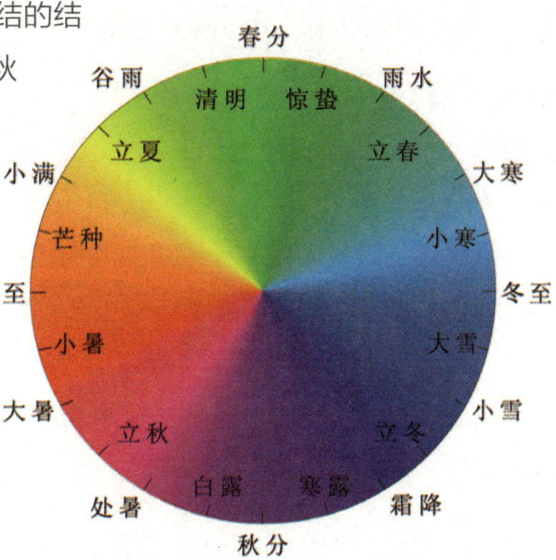

春季养生，扶正护阳

春三月，此为发陈。天地俱生，万物以荣，夜卧早起，广步于庭，被发缓形，以使志生，生而勿杀，予而勿夺，赏而勿罚，此春气之应，养生之道也；逆之则伤肝，夏为寒变，奉长者少。

——《素问·四气调神大论》

春季养生原则

调养心目，保护肝脏

中医认为，春天是肝气生发的季节，因此要注意养肝。这个时候精神要畅快，这样才有利于肝气的舒展。肝气的特征就像春天一样，要求调达、舒发，如果肝的气机不调达，人就容易因郁闷而生病，所以春天最怕肝气抑郁。这就要求我们每个人要注意调节情志，调护肝脏，强健体魄。

扶正气护阳气

春天人的代谢渐渐旺盛，各组织器官功能活跃，需要大量的营养物质供给。除此之外，随着春天的来临，细菌和病毒等一些微生物也日渐猖獗，很容易发生流行性疾病，所以，这个时候人们要保护正气，以抵御外来邪气的侵袭。适当吃一些补益的食物、药物来扶助正气是非常有必要的，尤其是老年人、体弱多病者和大病初愈者。

春季常见病的预防与治疗

预防感冒

◎ **搓手**：对搓两手大鱼际，1～2分钟，搓至整个手掌发热（图①）。

◎ **按摩鼻翼**：两手微握拳，以屈曲的拇指背面上下往返按摩鼻翼两侧。每日上下午各按摩15～30次（图②）。

◎ **穴位按摩**：每天坚持按摩迎香穴，揉搓鼻腔两侧由迎香穴至印堂穴的感冒敏感区。然后按摩涌泉穴和足心，直至发热。

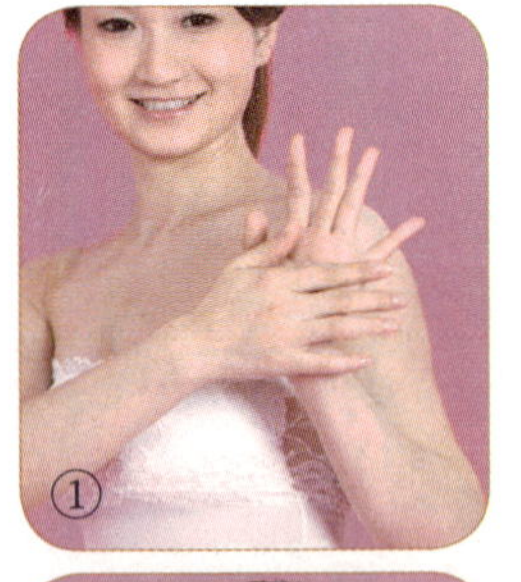
①

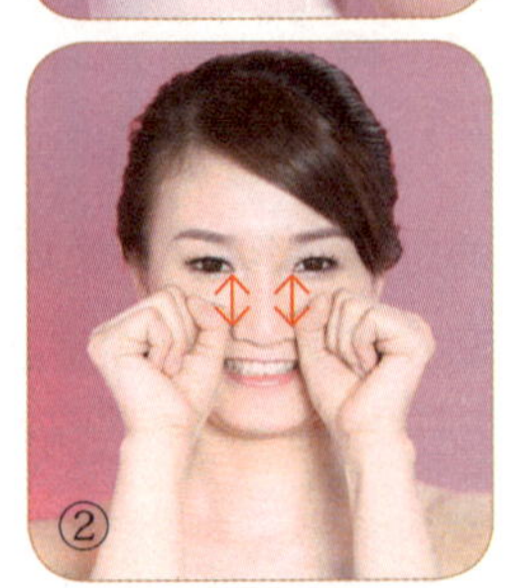
②

治疗感冒

◎ **中成药**：一般春季感冒多为风热型，选用辛凉解表药，如香雪抗病毒口服液、桑菊感冒片或银翘解毒丸、羚羊感冒片、羚翘解毒丸等。

◎ **拔罐法**：选大椎、风门、身柱、肺俞，加火罐于穴位上，留罐10分钟后起罐，最后清洁局部。

◎ **外治法**：取葱白、生姜各30克，盐5克，共捣成糊状，加入适量白酒调匀，用纱布包好，涂擦胸背、肘窝及手足心。

预防流脑

◎ **接种流脑疫苗**：15岁以下儿童必须接种流脑多糖体菌苗。

◎ **适量吃些大蒜**：在每顿进餐时，吃上几瓣生大蒜，可以杀死口腔中的病菌。

治疗流脑

◎ **桑叶石膏汤**：霜桑叶、生石膏各12克，煎汤分2次服。每日1剂，连服5天。

◎ **青蓝花合剂**：大青叶、板蓝根、金银花、野菊花、贯众各10克，水煎服。每日1剂，连服5 ~ 7天。

养肝护肝的方法

春与肝气相通，所以肝病易在春天发生。肝病表现为风的特点，容易引起血压不稳、脑卒中、皮肤瘙痒等症。所以，春季养生必须注意对肝经的保养。

在春季万物生发的季节，好好调养就是积蓄力量和健康，为一年的精、气、神打下良好的基础，逆之则伤肝。肝病会导致高血压、低血压和动脉粥样硬化，对中老年人不利。

春天，有人眼胀头痛、眩晕耳鸣，其实就是肝火旺而无处宣泄所致，要想减轻此症状，需及时打开宣泄肝火的通道。具体方法如下：

1.敲打胆经、三焦经以通肝气；刮痧并按摩心包经以行肝血（图③～图⑤）。

2.刮痧背部膀胱经，以散表邪，从而借自然之力祛机体之病邪（图⑥）。

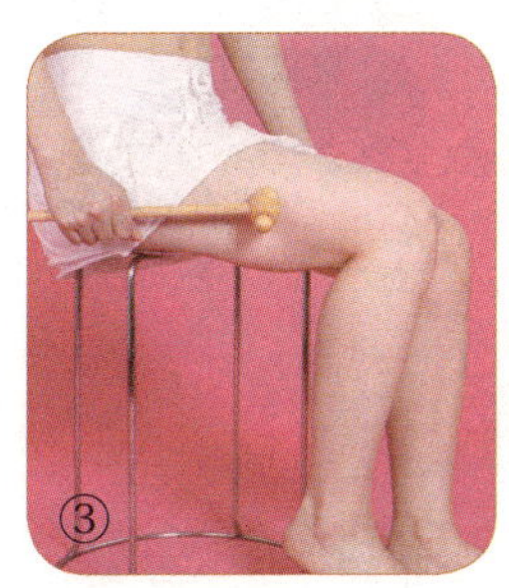
③

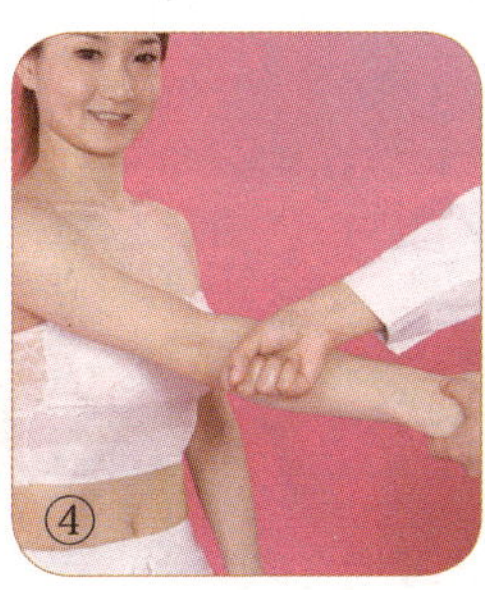
④

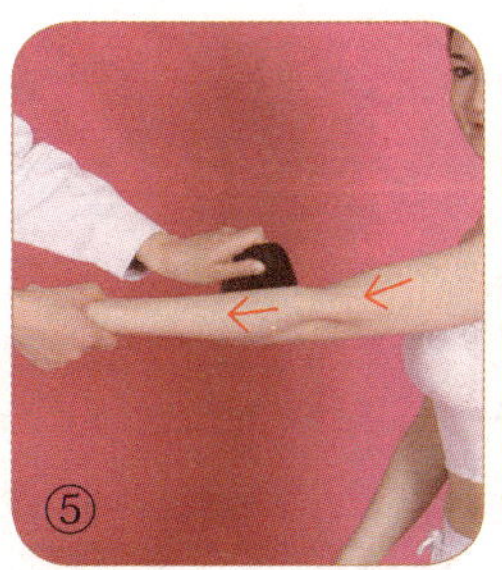
⑤

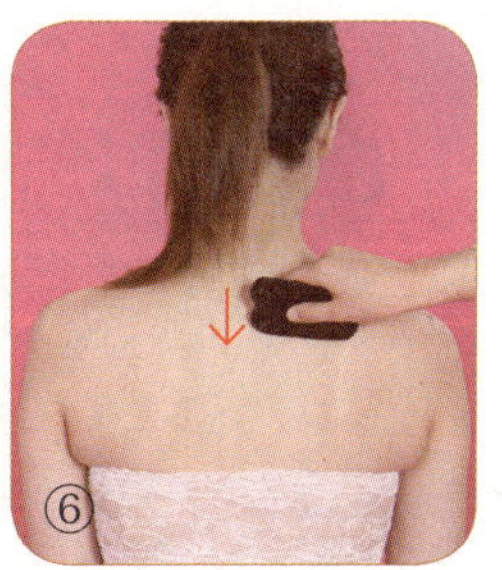
⑥

3.养肝护肝，肝经上的穴位首当其冲，经常按摩这些穴位可起到预防、保健的作用。肝经上的穴位主要包括以下几个。

◎ **大敦穴**：大敦穴位于足大趾外侧，趾甲角旁开0.1寸。大敦穴是肝经的井穴，肝主藏血，若情志抑郁，久积化火，血液妄行会导致各种出血疾病，可配合隐白穴治出血症。因肝经绕阴器而行，所以治疗男女生殖器疾病和瘙痒症时，刺大敦穴效果甚佳。

◎ **太冲穴**：太冲穴在足背部，第一跖骨间隙的后方凹陷处。太冲穴是肝经的原穴，有疏肝解郁、平息肝风、调和经血的功效。凡太冲穴处感觉酸痛或有结节时，一定有血压不稳或周身痹痛症状，疏通太冲穴，对降血压有非常好的疗效。

◎ **章门穴**：章门位于第11肋游离端的下方。章门穴是肝经、胆经的会穴，又是脾经的募穴，主要用于改善脾的虚证和肝的情志抑郁、气血瘀滞、不思饮食、食难消化、肝脾肿大和糖尿病等。

◎ **期门穴**：期门位于乳头下二肋，是人体一个十分重要的穴位。十二经气血运行，肺经的云门穴主开，期门穴主关，因此早上刺激云门穴，晚上刺激期门穴，可调节全身气血运行不畅。

益肝明目的方法

春天宜养肝，肝开窍于目，肝胆经脉上联于目系，目视物有赖于肝气的疏泄和肝血之营养，以下方法具有补益肝肾，益精明目的作用，对于青少年近视、老年人视力减退、视神经萎缩等症有预防和缓解作用。具体做法如下：

1.仰卧或坐位，左右手的食指曲成弓状，以第二节的内侧面紧贴眼眶，自内向外，先上后下刮眼眶，重复20～30次，以出现酸胀感为宜。操作时应闭目（图⑦）。

2.体位同上，按揉睛明、攒竹、太阳、四白穴，每穴各1分钟（图⑧）；按揉足三里、光明、三阴交、太溪、太冲，每穴各1分钟；以小鱼际擦涌泉30次，擦至发热为止（图⑨）。

3.俯卧或坐位，按揉肝俞、肾俞，每穴各1分钟（图⑩）。

4.坐位，拿颈项1分钟，拿风池3～5次（图⑪）。

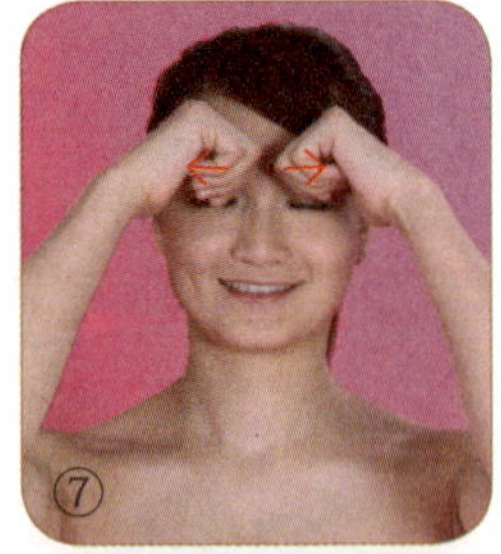
⑦

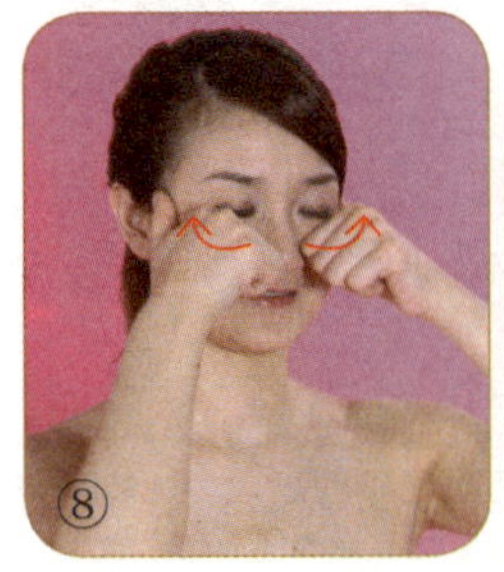
⑧

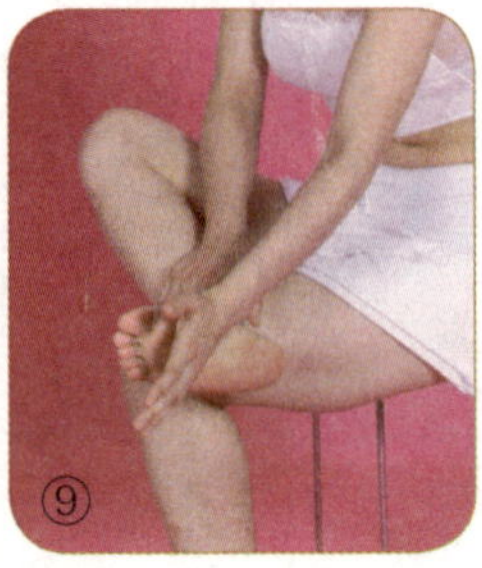
⑨

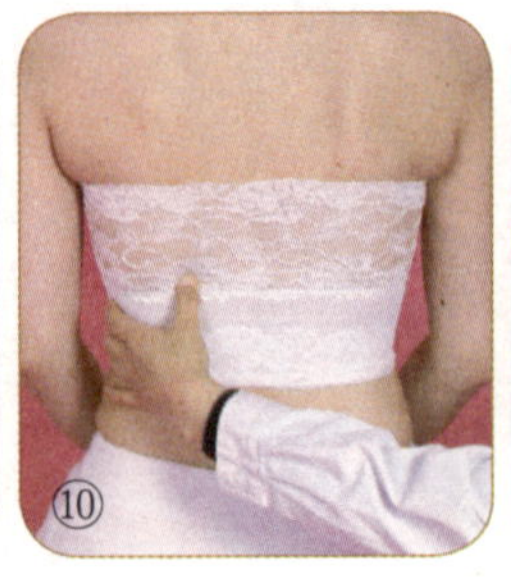
⑩

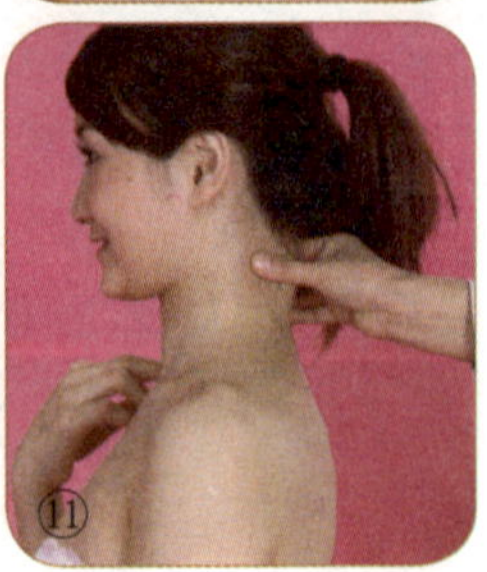
⑪

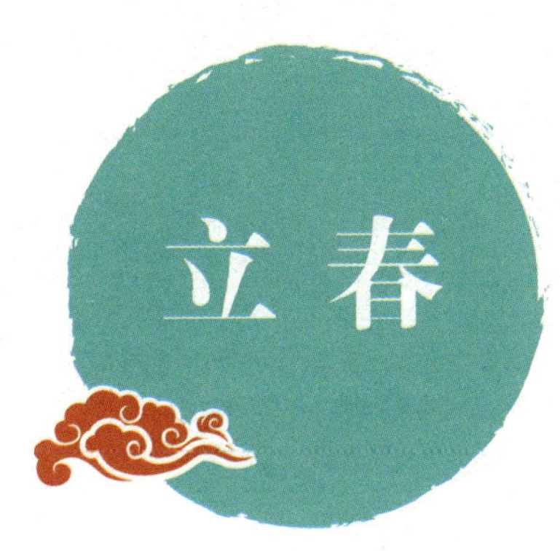

助阳护肝

立春晴，一春晴；立春下，一春下；立春寒，一春暖。

立春养生注意事项

立春穿衣注意事项

春季气候变化较大，天气乍寒乍暖，不宜立即脱掉棉服，年老体弱者换装尤要谨慎，不可骤减。《千金要方》主张立春时衣着宜“下厚上薄”，《老老恒言》亦云：“春冻半泮，下体宁过于暖，上体无妨略减，所以养阳之生气”。也就是说，立春时候的穿衣上身可以比冬天穿的略少，可以起到“养阳”的作用。

立春作息注意事项

早春时候，睡眠应该遵循“晚睡早起，与日俱兴”的规则，即人的起居作息应与日起日落相吻合。睡觉头部向东，睡前用热水洗脚，并用双手按摩双足尤其是涌泉穴，这样有利于睡眠。早晨先使头脑清醒，再睁开眼睛，然后闭眼将双手搓热，熨眼几十遍，接着眼睛左右各旋转9遍后，紧闭一会儿，然后猛然睁开。

节令饮食养生

养生食材：胡萝卜、虾、菠菜、韭菜、大蒜、猪肝、鸡肉、荸荠、芹菜、山药、香椿、葱。

饮食养生宜忌：

◎孕妇忌吃韭菜：立春时的韭菜有营养，但孕妇应忌吃，因为韭菜对子宫有明显的兴奋作用，会加强子宫收缩，导致胎动不安，甚至流产。

◎尿路结石患者忌吃菠菜：因为尿路结石患者尿中的草酸钙本身已处于饱和状态，若再食，就可能加重病情。如果尿路结石病人通过手术已除去了结石，忌吃菠菜就可预防复发。

常见病中药配方

急性扁桃体炎方：蒲公英30克，大青叶30克，射干10克，金银花15克，炙甘草6克，玄参15克，水煎服。本方疏风清热、利咽消肿，可辅助治疗急性扁桃体炎。

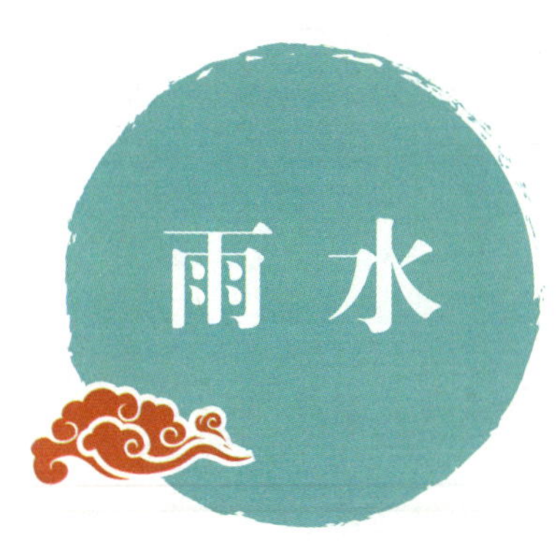

调养脾胃

雨水草萌动，嫩芽往上拱，大雁往北飞，农夫备春耕。

雨水养生注意事项

重视脾胃的调理

中医认为，脾胃为“后天之本”，“气血生化之源”，脾胃的强弱是决定人之寿夭的重要因素，是人们健康长寿的基础。现代医学证明，调理脾胃能有效地提高机体的免疫功能，预防衰老。调养脾胃的方法可以根据自身情况有选择地进行饮食调养、药物调养和起居劳逸调摄等，以养元气。

注意调养身心

雨水季节，天气变化不定，很容易引起人的情绪波动，对高血压、心脏病、哮喘患者更是不利。所以要采取积极的精神调摄养生锻炼，以保持情绪的稳定。第一，在春季，肝旺而脾弱，所以要时常保持心平气和，使肝气不横逆，脾胃安宁，让脾胃的运作功能正常。第二，静心养气，既不会扰乱心血，也不会损耗心气，心气旺则血旺，进而滋养脾胃。

节令饮食养生

养生食材：小米、薏米、山药、红枣、木瓜、鱼、牛肉、芹菜、春笋、莴笋、糯米、香菜。

饮食养生宜忌：春季应该忌吃刺激性及不易消化的食物，如糯米、面团等，会加重胃肠积滞，酿生痰湿，出现胸闷、痰涎的现象。糯米吃得过多不利健康，老人、小孩或病人更应慎食。

常见病中药配方

◎ **改善月经不调方**：丹参12克，五灵脂9克，水煎服。丹参活血调经、祛瘀止痛；五灵脂活血散瘀。此方用于辅助治疗血瘀型月经不调。

◎ **痔疮方**：荸荠500克，红糖适量，加水煮1小时，日食1次，荸荠性寒，有清热生津、凉血解毒的功效。故此方对痔疮有一定的辅助食疗作用。

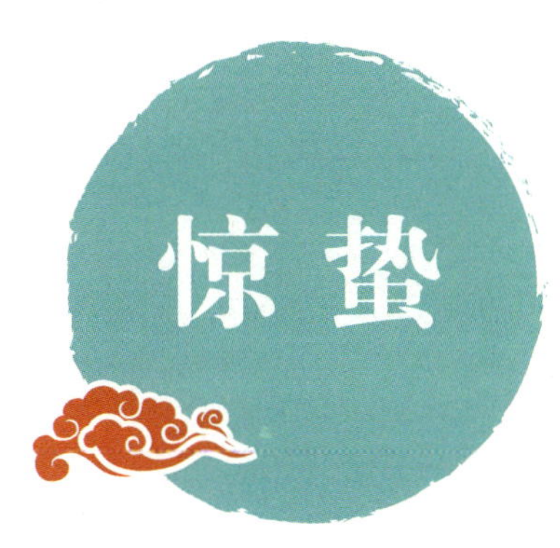

养肝养脾

惊蛰过后雷声响，蒜苗谷苗迎风长。

惊蛰养生注意事项

有效防“春困”

惊蛰过后，气温逐渐升高，气候变暖，常说的“春困”现象在此节气中比较普遍。昏昏欲睡的状态不利于人们的工作和生活，只有保证良好的睡眠，才有利于身体健康和正常的生活。此时人们要加强自身体育锻炼，使身体舒展和放松，提高睡眠质量。

预防“倒春寒”

此节气冷暖变幻无常，惊蛰过后会出现“倒春寒”，此时“春捂”很重要，不宜过早脱去御寒的衣物。因为感冒不只是在寒冷时才容易染上，气温上升或出汗时脱去过多的衣服，突然着凉时也容易感冒，所以要留神“倒春寒”，以免引起身体不适。

节令饮食养生

养生食材：黑芝麻、泥鳅、枸杞子、蜂蜜、鸡心、扁豆、香菇、紫菜、银耳、红枣、糯米、冰糖。

饮食养生宜忌：枸杞子忌与绿茶同饮。绿茶和枸杞子都很有营养：绿茶具有清除自由基、延缓衰老、预防癌症等多项功效；枸杞子具有养肝明目、润肺止咳的功效。但绿茶里所含的大量鞣酸会吸附枸杞子中的微量元素，生成人体难以吸收的物质。

常见病中药配方

◎ **透疹解毒汤：**金银花、板蓝根、桑白皮各10克，连翘、炒牛蒡子、蝉蜕、薄荷各6克。 每日1剂，水煎2次，分2次温服。本方具有透疹解毒、凉血之功，适用于麻疹各期。

◎ **病毒性肝炎单方：**马齿苋150克。水煎服，每日1剂。

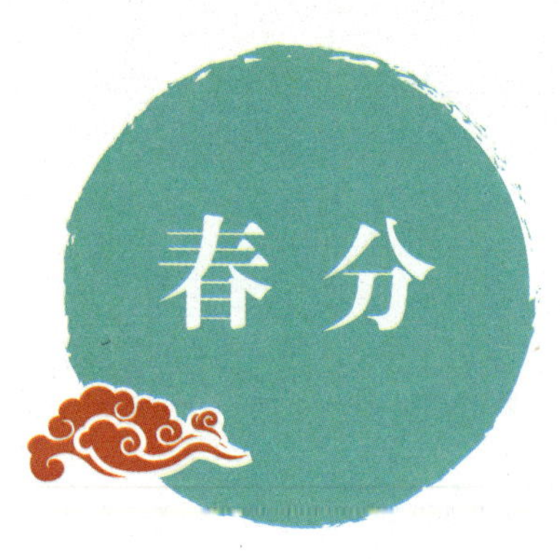

调理阴阳

春分前好布田，春分后好种豆。

春分养生注意事项

阴平阳秘，精神乃治

春分节气平分了昼夜，平分了春季，所以人们在保健养生时也应注意保持人体的阴阳平衡状态。《黄帝内经》上讲“阴平阳秘，精神乃治”。可见达到阴阳平衡是人体健康的最高境界。所以保持人体的阴阳平衡就成为养生的一条重要法则，这一法则无论在精神、饮食、起居等方面的调摄上都是至关重要的。

春分穿衣的特点

由于春分天气日渐暖和，但日夜温差较大，而且仍不时会有寒流侵袭，天气变化较大，雨水较多，甚至阴雨连绵。此时，要注意添减衣被，“勿极寒，勿太热”，穿衣可以下厚上薄，注意下肢及脚部保暖，最好能够微微汗出，以散去冬天潜伏的寒邪。尤其是老人及小孩，抵抗力差，容易患感冒或风疹等传染病，更应注意适时添减衣被，多晒太阳，以利祛散寒邪。

节令饮食养生

养生食材：鸡肉、生姜、豆腐、茄子、牛奶、蒜。

饮食养生宜忌：

◎食用豆腐须知：豆腐中含有极为丰富的蛋白质，一次食用过多不仅阻碍人体对铁的吸收，而且容易引起蛋白质消化不良，出现腹胀、腹泻等不适症状。

◎饮用牛奶需谨慎：牛奶不宜与果汁、醋、白酒、米汤、韭菜、菜花一起食用；在喝牛奶前后1小时之间，不宜吃橘子；牛奶与生鱼同食会中毒。

常见病中药配方

猩红热方：大青叶、板蓝根、土牛膝根各15克。每日1剂，水煎服。本方辛凉透表、清热解毒，可辅助治疗猩红热。

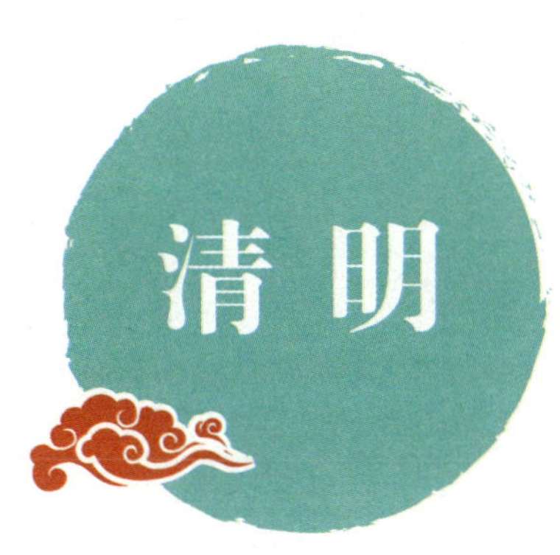

清明 疏肝调肾

清明雨星星，一棵高粱打一升。

清明养生注意事项

清明注意及时增减衣物

清明时节开始除去冬装，轻装外出。不过，此时穿衣不能太过单薄，遇上阴雨绵绵的天气，就应及时添衣，防止受寒、淋雨而感冒；晴天外出和运动又易于出汗，出汗后要及时减衣，以防体内积火。注意，外出要携带雨具，不能淋雨，防感受寒湿而致病。

清明勿熬夜

清明时节要早睡早起，切忌熬夜。熬夜会扰乱人的生物钟造成神经功能紊乱，所以工作最好不要安排在后半夜。

节令饮食养生

养生食材：香菇、西蓝花、西红柿、冬瓜、油菜、蜂蜜。

饮食养生宜忌：

◎香菇忌与河蟹同吃：因为香菇含有维生素D，河蟹也富含维生素D，两者一起食用，会使人体中的维生素D含量过高，造成钙质增加，长期食用易引起结石症状。

◎宜多喝白开水：现代医学研究认为，烧开后自然冷却的温和白开水，具有独特的生物活性，很容易透过细胞膜，促进新陈代谢，增加血液中血红蛋白的含量，有利于改善人体的免疫功能。春季养成喝白开水的习惯，有利于人体健康。

常见病中药配方

◎**荆芥石膏饮：**荆芥穗、知母、山药、金银花各9克，生石膏30克，芦根24克，甘草3克。药品放入砂锅内，加水1000毫升煎沸20分钟，然后取汁倒入茶杯，待温后代茶饮用。每日1剂，连服3～7日，适于冬、春季小儿病毒性上呼吸道感染等症状。

◎**生姜汤：**生姜3片，红枣5颗，红糖适量，煎汤频饮。用于辅助治疗上呼吸道感染。

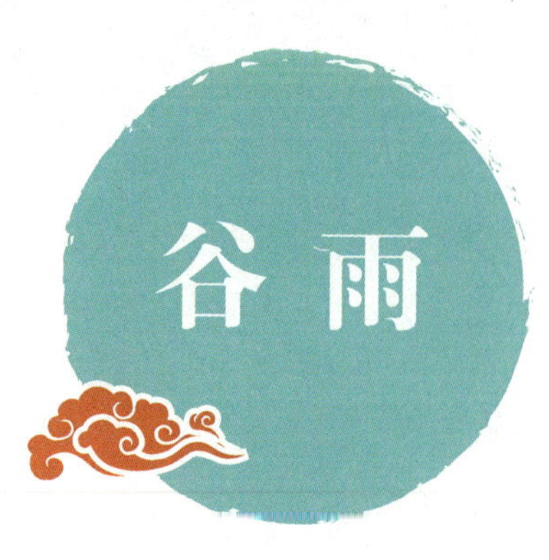

防湿防邪

谷雨前，清明后，种花正是好时候。

谷雨养生注意事项

谷雨穿衣要点

谷雨到来，暮春到了，万物生长渐旺，天气也渐热。此时中午气温较高，但早晚气温仍较低，因此早晚时要适当加穿衣服，以防感冒。

谷雨起居要点

当进入谷雨节气，自然界万物生长时，人们应该做到早睡早起，在春光中舒展四肢，呼吸新鲜空气，舒展阳气，以顺应春阳萌生的自然规律。睡好才能精神好，可以通过睡前保健提高睡眠质量。睡前保健的重点是调摄心神，要做到“先睡心，后睡眼”，即在睡前保持心情平静，这是一；第二，要稍事活动身体；第三，睡前要洗面、洗脚，按摩面部和搓脚心。脚上有几条阴阳经络经过，用热水洗脚，能推动血气运行，温补脏腑，安神宁心，缓解一天的疲劳，利于入睡。

节令饮食养生

养生食材：赤小豆、莲子、黄豆芽、红辣椒、绿茶、生姜。

饮食养生宜忌：正确食用银耳：银耳是滋补佳品，但是食用不当会引起中毒。因为银耳本质上是一种菌类，它们在种植的过程中，很有可能会被一种致病菌污染。如果不小心吃了这种银耳，就会中毒，严重者可导致死亡。另外，还有一种情况也会使得银耳变成“毒药”，那就是食用过夜的银耳汤（羹）。因为在细菌的分解作用下，熟银耳中所含的硝酸盐会还原成亚硝酸盐，对人体造成严重危害。

常见病中药配方

独活乌豆汤：独活9～12克，乌豆100克，米酒适量。将独活、乌豆放入清水（约2000毫升）中，小火煎至500毫升，取汁，去渣，兑入米酒，一日内分2次温服。本方具有祛风胜湿，通络止痛的作用。用于辅助治疗风寒湿痹，腰膝疼痛和脑卒中半身不遂。

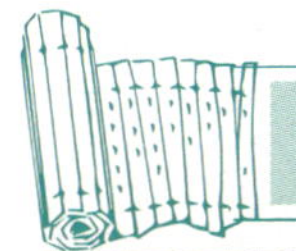

夏季养生，重在养心

夏三月，此为蕃秀。天地气交，万物华实，夜卧早起，无厌于日，使志勿怒，使华英成秀，使气得泄，若所爱在外，此夏气之应，养长之道也；逆之则伤心，秋为痎疟，奉收者少，冬至重病。

——《素问·四气调神大论》

夏季养生原则

夏季重养阳

夏季气候炎热，人体阳气外发，皮肤腠理开泄，加上乘凉饮冷，会损伤人体的阳气，所以夏季宜养阳。

夏季宜养脾

夏季人体消耗较大，需要加强脾的运转，从食物中吸收营养，而且湿邪容易伤脾，所以夏季要养脾，有助于健脾益气，开胃增食。

夏季常见病的预防与治疗

预防中暑

◎ **出行躲避烈日**：夏日出门记得要备好防晒用具，如打遮阳伞、戴遮阳帽、戴太阳镜等。最好不要在10~16点时在烈日下行走，因为这个时间段的阳光最强烈。

◎ **别等口渴了才喝水**：因为口渴表示身体已经缺水了。夏季应根据气温的高低，每天喝1.5~2升水。出汗较多时可适当补充一些盐水，弥补人体因出汗而失去的盐分。另外，夏季人体容易缺钾，缺钾易使人感到倦怠疲乏，饮用含钾的茶水既止渴又消暑。

◎ **保持充足睡眠**：夏天人体新陈代谢旺盛，消耗也大，易疲劳。充足的睡眠，既可使大脑和身体各系统都得到放松，又可预防中暑。夏天睡眠要注意，不要躺在空调的出风口和电风扇下，以免患上空调病和热伤风。

◎ **谨防情绪中暑**：夏季除了要做好防高温中暑的准备，还要注意调节心理，使自己保持良好的精神状态。日常生活应劳逸结合，饮食宜清淡，多饮水以调节体温，多吃降火的瓜果蔬菜等，给心情也降降温。

治疗中暑

急救：脱离高温环境，迅速将中暑者转移至阴凉通风处休息。使其平卧，头部抬高，松解衣扣，头部冷敷或冷水擦澡，也可饮用含盐的清凉饮料、茶水、绿豆汤等，以起到降温、补充血容量的作用。若病情无好转则应送医院抢救。

治疗痢疾

◎ **中成药**：泻痢灵片，每次1片，每日4次；加味香连丸，每次6克，每日3次，这两种方法用于辅助治疗湿热痢。芩连片，每次4片，每日3次；三黄丸，每次6 ~ 9克，每日3次，这两种药可用于辅助治疗热毒痢。

◎ **外治法**：苦参100克，苍术30克，共研为末，拌匀，治疗时取适量药粉加鸡蛋清调成膏状，敷于肚脐，外盖纱布，用胶布固定，每日换药1次。

◎ **拔罐疗法**：用火罐在肚脐两侧天枢穴的部位拔一罐，一般隔1天或隔4天1次（图①）。

扶正助阳法

冬季常发慢性病，特别是阳虚阴盛的疾患，如慢性支气管炎、支气管哮喘等病症，此类疾患往往在寒冷的刺激下反复发作。在夏季三伏天进行治疗，可以减少冬季病情的复发，使疾病趋于好转，甚至痊愈，此即所谓的“冬病夏治”。此时给予推拿，能有效地刺激经络，调理气血，使患者阳气充实，抗病能力增强，体内寒凝之气易解，为秋冬储备阳气。具体操作如下：

1.以轻柔缓和的掌揉法作用于背部脊柱两侧膀胱经，操作5~6分钟（图②）。

2.按揉肺俞（图③）、膏肓俞，每穴1分钟。前者能增强肺脏的生理功能，调整机体的内环境，并能提高免疫力，后者可理肺气，补虚损。

3.以手掌摩腹部，逆时针操作，时间为5 ~ 6分钟。

4.按揉关元、气海、神阙穴，每穴各1分钟。具有壮阳补肾、补气助阳、健脾强壮之功效。

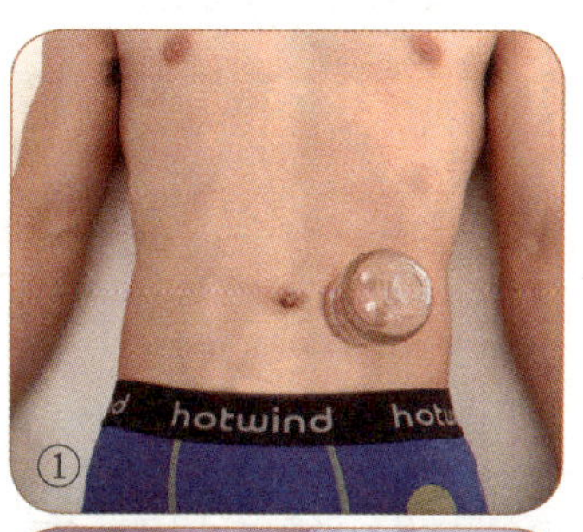

①

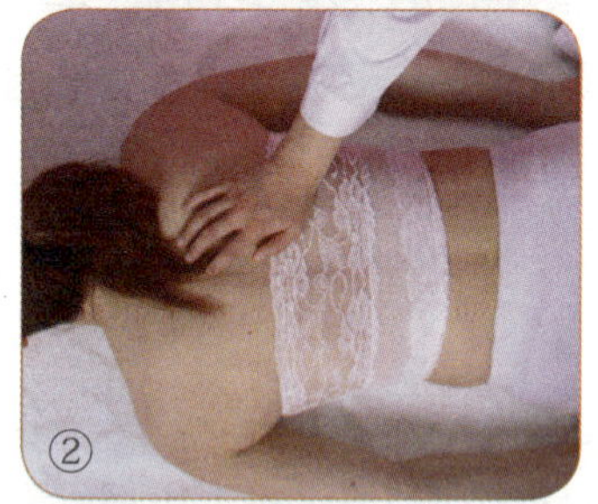
②

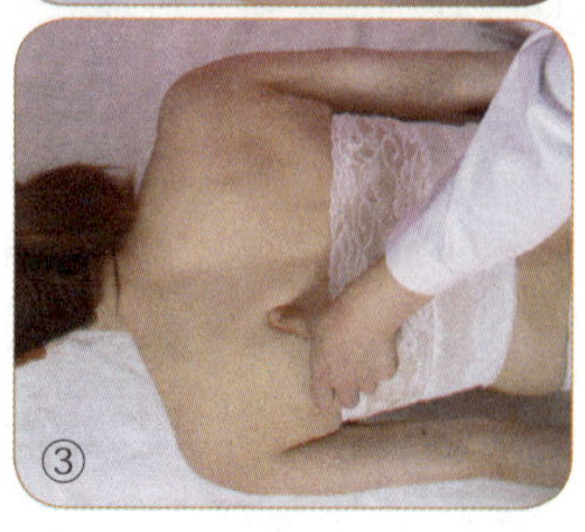
③

推拿养心法

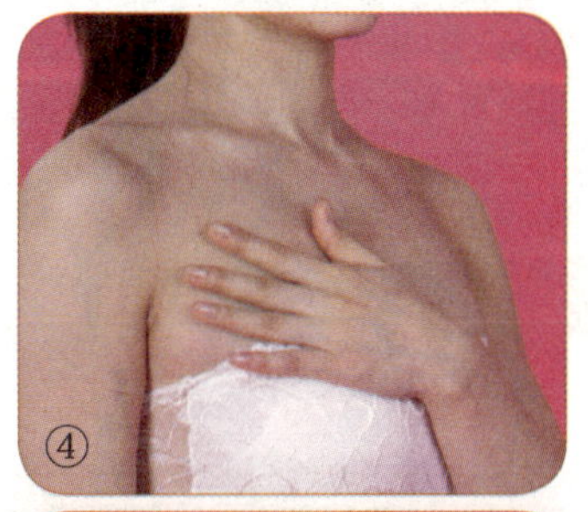

④

在夏三月中，人体的新陈代谢显得非常旺盛，这是好事，但要是忽略了夏季养生要领，就可能变成坏事了。夏季患病，大都当即发作，故有“六月债，还得快”之说。但有一种病有潜伏期，到秋季才发作，若延至冬季就会很严重，这就是“心病”。这里说的“心病”是包括心脏在内的整个循环系统甚至精神心理因素。五行中，夏季属火，心在五行中也属火。所以夏天对于心要重点养护。

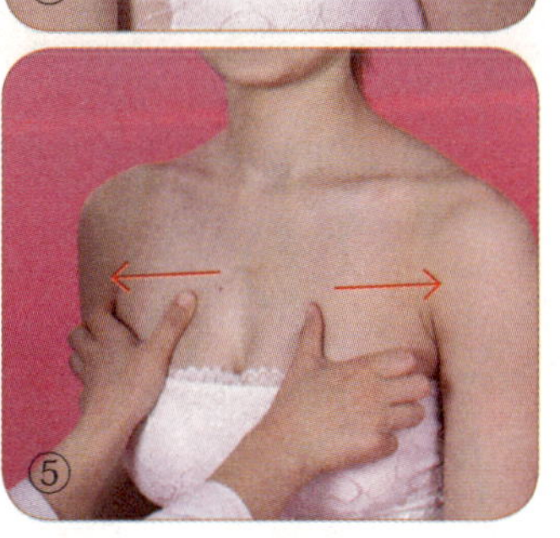

⑤

1.掌摩胸前（心前区），操作3~5分钟（图④）。

2.分推八道（自第一至第四肋间隙做分推法）（图⑤）。

3.搓摩胁肋5～6遍（图⑥）。

4.擦胸前，透热为度（图⑦）。

5.掌揉背部两侧膀胱经3～5分钟（图⑧）。

6.直推背部膀胱经及督脉，分推背部，操作3～5遍（图⑨）。

7.拿揉上肢尺侧（手三阴经循行部位），往返3分钟（图⑩）。

8.擦上肢内侧，皮肤发热为宜（图⑪）。

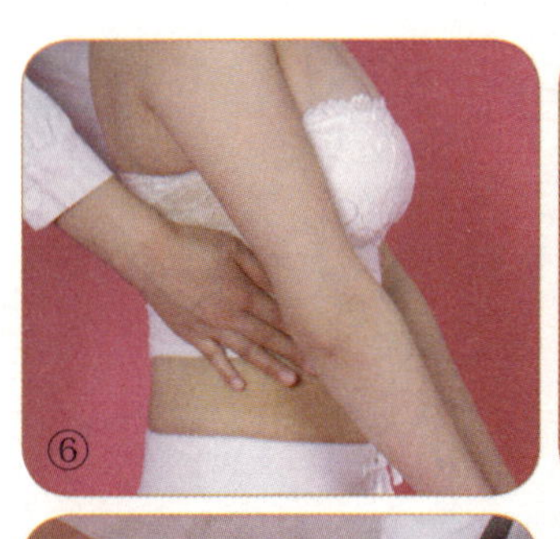

⑥

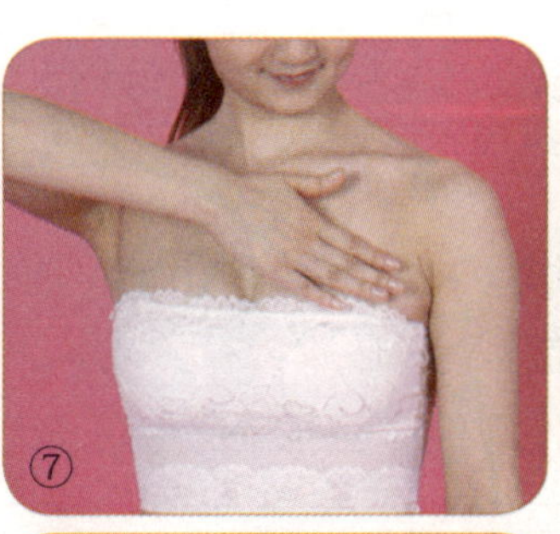

⑦

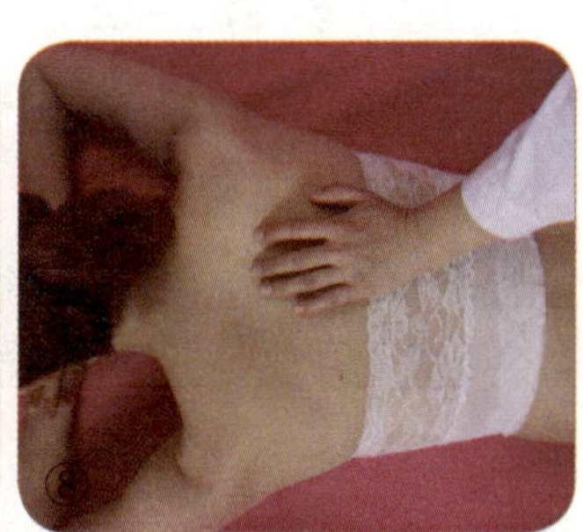

⑧

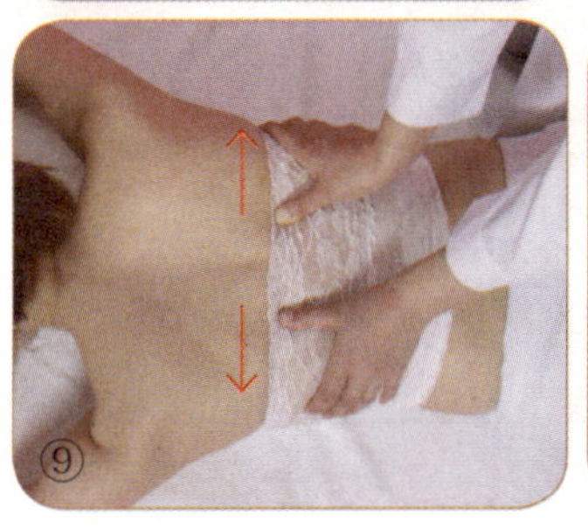

⑨

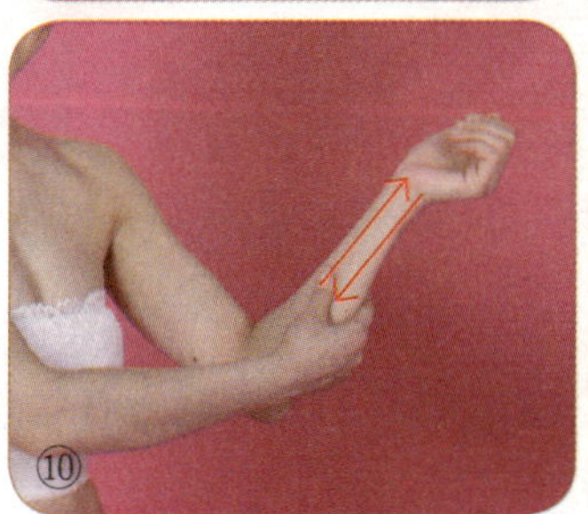

⑩

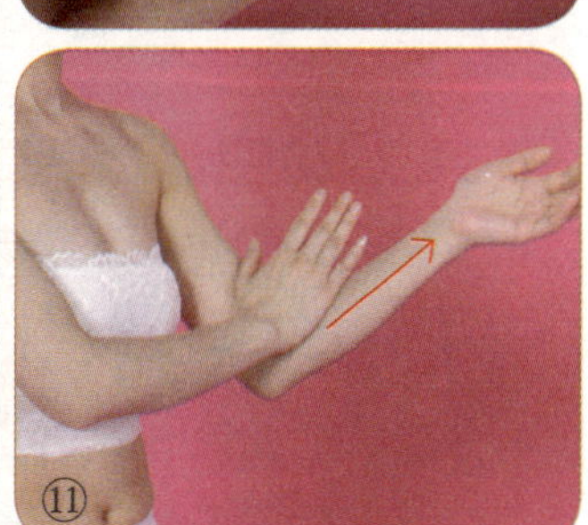

⑪

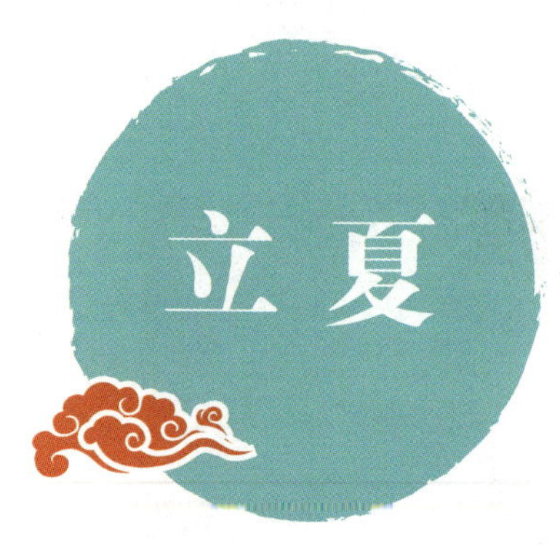

养心护心

立夏蚯蚓出，麦子麦芒生，昼夜灌浆忙，又是好收成。

立夏养生注意事项

重视对心脏的养护

一年四季都应养心，但夏天尤其要注重养心，因为夏天出汗多，是伤心阴、耗心阳最多的时候，所以要重点养护。

保证充足睡眠

立夏代表着夏季的开始，此节气以后，日长夜短，气温高，人体新陈代谢旺盛，消耗也大，容易疲劳。因此，夏季保持充足的睡眠对于促进身体健康，提高工作、学习效率具有重要的意义。为了保证充足的睡眠，首先应做到起居有节；其次应注意卧室空气清新；第三要保持平静的心境，力求“心静自然凉”；第四要有适当的午睡时间，夏季午睡可使大脑和身体各系统都得到放松，有利于下午的工作和学习，也可预防中暑。

节令饮食养生

养生食材：香菇、甜杏仁、粳米、莲子、木瓜、西红柿。

饮食养生宜忌：

◎ 豆浆忌与红糖、蜂蜜同食用：因为蜂蜜与红糖一样含有有机酸，有机酸与蛋白质结合后，产生变性沉淀，不能被人体吸收。

◎ 不宜空腹饮豆浆：空腹喝豆浆后，豆浆里的蛋白质大都会在人体内转化为热量而被消耗掉，不能充分起到补益作用。

常见病中药配方

茯苓郁金汤：茯苓、郁金、白术、当归各10克，甘草6克。将上述所有中药放入砂锅中加水浸泡30分钟，以小火煎煮30分钟，倒出药汁，继续在锅中加入温水，煎煮40分钟后滤渣取汁，将2次煎得的药汁混合。每日1剂，分2次服用，15日为1个疗程。可用于黄褐斑的辅助治疗。

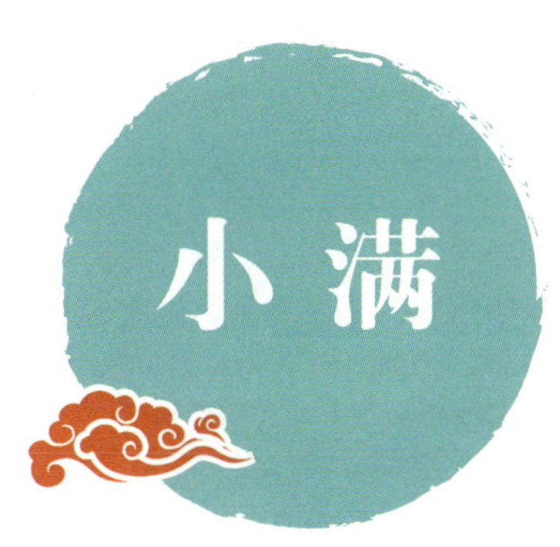

防湿热

小满有雨豌豆收，小满无雨豌豆丢。

小满养生注意事项

内外调养防湿热

小满时节高温多雨，在这种高温、湿热的环境下，人体感觉湿热难耐，却又无法通过水分蒸发来保持热量的平衡。这种体温调节上的障碍，会导致机体出现胸闷、心悸、全身乏力等症状。所以小满时节应加强内外调养。

小满作息有讲究

小满之后，天气变得昼长夜短，如果睡眠不好，白天身体容易困倦疲乏，所以要做到起居有规律，即早睡早起，按时入睡。坐卧时应注意：不要贪图凉快，在潮湿的木板上睡卧，因为这样会导致头重身痛或患各种风湿性疾病；另一方面，不要在晒热的椅凳及砖石上坐卧，以防热毒侵入皮肤，生疮或毒疖。

节令饮食养生

养生食材：苦瓜、燕麦、南瓜、百合、绿豆芽、鸭肉。

饮食养生宜忌：白果营养丰富，但不可过多食用。因为白果中含有白果苷，可以分解出有毒的氰氢酸，食用过量会引起中毒。在食用白果前可把毒素较集中的果仁芯摘除，或去壳煮熟，可减小其毒性。

常见病中药配方

◎ **脚气方：**红花、皂角、白芍各40克，枯矾、大风子各20克。将上药加开水2500毫升，醋酸250毫升泡脚，每日1次，每次20分钟，10日为1个疗程，一般1个疗程即可痊愈。

◎ **湿疹外洗方：**取苦参60克，蛇床子、百部、益母草各30克，加水煮沸10分钟，待温度适宜时，用药汁擦洗患处，擦洗后不要将药汁洗去。

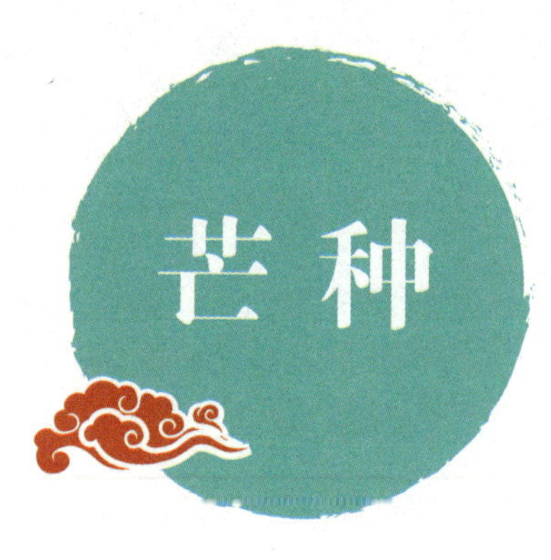

防潮防病

四月芒种如赶仗，误了芒种要上当。

芒种养生注意事项

芒种注意防潮、防病

夏季气温升高，空气中的湿度增加，体内的汗液无法通畅地发散出来，即热蒸湿动，湿热弥漫空气，人体皮肤所接触、呼吸的均是湿热之气，往往使人感到精神困倦，萎靡不振。因此，在芒种节气里不但要注意防晒防潮，更要注意养生保健。

芒种的睡眠、穿衣、洗澡

芒种时节要晚睡早起，适当地接受阳光照射，以顺应阳气的充盛。夏日昼长夜短，中午小憩可助恢复疲劳，有利于健康。芒种过后，午时天热，人易汗出，衣衫要勤洗勤换。此外，为避免中暑，芒种后要常洗澡，这样可使皮肤疏松，“阳热”易于发泄。但须注意在出汗时不要立即洗澡，有句俗话，“汗出不见湿”，若“汗出见湿，乃生痤疮。”

节令饮食养生

养生食材：酸菜、红辣椒、黄瓜、蜂蜜、花生米、西红柿。

饮食养生宜忌：

◎酸菜不宜大量食用：大量食用酸菜，可能引起泌尿系统结石。另外酸菜含过多的亚硝酸盐，会使血液中血蛋白变成失去带氧功能的高铁血红蛋白，令红细胞失去携带氧功能的能力，导致组织缺氧，严重者还能致死。

◎高脂血症患者忌吃花生米：花生米中含有大量脂肪，会使血液中的脂质水平升高。

常见病中药配方

斑秃方：百部、当归各10克，斑蝥2克。将上3味装瓶，加入白酒60毫升浸泡。3日后即可用药棉蘸取外擦，每日1次，连用1月为1疗程。本方主要用来辅助治疗斑秃，有促进毛发再生之功。

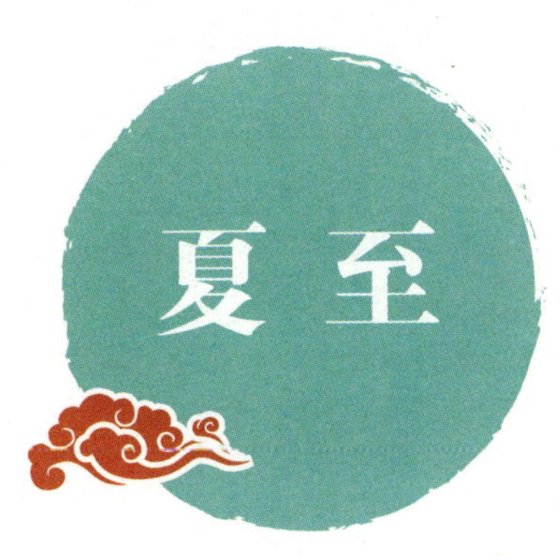

调养精神

夏至落雨十八落，一天要落七八砣。

夏至养生注意事项

夏至精神调养

夏至是一年中阳气最旺的时节，此时天气炎热，精神调养非常重要。要保持神清气和、快乐欢畅、心胸宽阔、精神饱满，这样有利于气机的通畅。与此相反，凡事厌倦懈怠，恼怒忧郁，则有碍气机的通畅，都是不好的生活习性。《养生论》对炎炎夏季有独到见解，认为夏季炎热，“夏宜调息静心，常如冰雪在心，炎热亦于吾心少减，不可以热为热，更生热矣”即“心静自然凉”。

夏至起居

夏至起居应顺应自然界阳盛阴衰的变化，宜晚睡早起，并利用午睡补充夜里的睡眠不足。而老弱者则应早睡早起，尽量保持每天7个小时左右的睡眠时间。

节令饮食养生

养生食材：排骨、扁豆、蛤蜊、紫甘蓝、青椒、薏米。

饮食养生宜忌：

◎不可过食冷饮和饮料：气候炎热时适当吃一些冷饮或饮料，能起到一定的祛暑降温作用。但是不可食之过多，过量则会使胃肠温度下降，引起不规则收缩，诱发腹痛、腹泻等疾患。

◎饮食要注意卫生：膳食最好现做现吃，生吃瓜果要洗净消毒。在做凉拌菜时，应加蒜泥和醋，既可调味，又能杀菌，而且增进食欲。

常见病中药配方

◎**马齿苋椿根皮汤**：鲜马齿苋120克，鲜椿根白皮30克。水煎服。每日1剂，2次分服。具有清热利湿、解毒杀虫的功效。

◎**绿豆酸梅茶**：绿豆200克，酸梅100克，白糖适量。将绿豆、酸梅洗净，加水煮熟，滤取汤汁，调入白糖，代茶饮用，每日1剂。具有清热解毒、祛暑生津的功效。

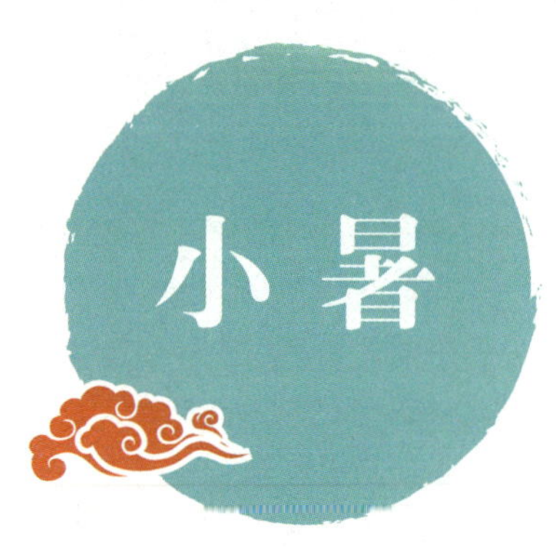

心静养生

云往东，一场空；云往西，淋死鸡；云往南，水漂船；云往北，瓦碴晒成灰。

小暑养生注意事项

心宜静

小暑气候炎热，人易感心烦不安。此时的精神调摄应遵循中医养生主张一个“平”字，心在志为“喜”，如过喜则伤心，心伤则心跳神荡，精神涣散，思想不能集中，甚则精神失常。故此节气养生重点突出“心静”二字。

多饮水

小暑时节天气炎热，人体自身调节体温的方法主要表现为排汗，从而使机体容易缺水。多饮水是消除疲劳、缓解体内代谢的好办法。水是人体内不可缺少的重要之物。俗话说：“宁可日无食，不可日无水”，水约占人体重量的70%，传统的养生办法十分推崇饮用凉开水。日本科学家曾经对460名65岁以上的老人做过调查统计，5年内坚持每天清晨喝一杯凉开水的人中，有82%的老人面色红润、精神饱满。

节令饮食养生

养生食材：木瓜、苹果、苦瓜、豆芽、白菜、西瓜。

饮食养生宜忌：

◎宜多吃杀菌蔬菜：夏季是肠道传染病多发季节，宜多吃“杀菌蔬菜”，如大葱、洋葱、香葱、青葱、蒜苗等，能较好地预防疾病。

◎烹调宜加胡椒粉：现代医学研究表明，胡椒含有一种能扩张毛细血管和促进汗腺分泌的物质。因此，暑热的夏季，在炒菜、做汤时宜加5～10克的胡椒粉，有利于促进汗腺“排涝”。

常见病中药配方

消化不良方：香薷、厚朴、甘草各3克，扁豆6克，葛根、木瓜各9克。水煎服。此方为解暑化湿、调和胃肠之剂，对暑天湿热壅滞引起的腹胀、呕吐、泻泄有较好的调理作用。

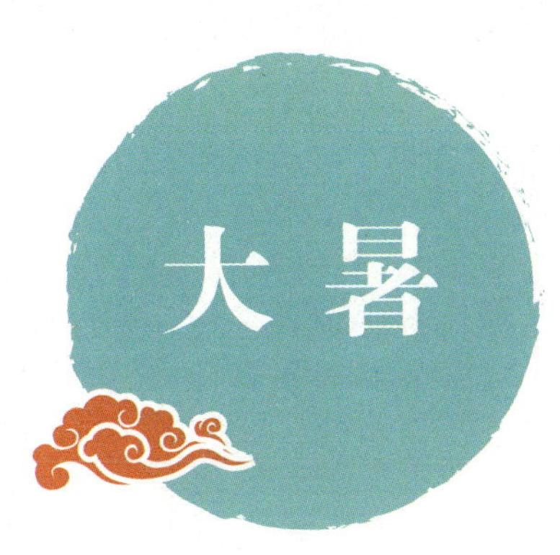

冬病夏治

小暑不算热，大暑正伏天。

大暑养生注意事项

冬病夏治

大暑是全年温度最高，阳气最盛的时节，在养生保健中常有“冬病夏治”的说法，所以对于那些每逢冬季发作的慢性疾病，如慢性支气管炎、肺气肿、支气管哮喘、腹泻、风湿痹证等阳虚证来说，是最佳的治疗时机。

阴暑伤人

由于酷暑难当，人们常常喜欢晚上到庭院或溪流、河边纳凉休息，或当劳动运动出汗后立刻用凉水洗澡、大量喝冷饮，更有甚者干脆室外铺上凉席睡觉。一觉醒来后便出现恶寒头痛，或伴鼻塞、流涕、喉痛、咽干等症状，这便是伤暑症中暑的一种，即中医学所称的阴暑。

节令饮食养生

养生食材：南瓜、菠萝、豆腐、豆角、绿豆、薏米。

饮食养生宜忌：南瓜忌与羊肉同食：因南瓜补中益气，羊肉大热补形，两补同进，令人肠胃气壅。同食久食，会导致胸闷腹胀，壅塞不舒。

常见病中药配方

◎ **阴暑症方：**荆芥、紫苏、前胡、藿香各9克，甘草、生姜各3克，香薷45克，水煎服，每日2次。本方辛凉解表、清热燥湿，可辅助治疗阴暑症。

◎ **重度中暑方：**生石膏30克，西瓜翠衣20克，知母、麦冬、竹叶、荷梗、甘草各10克，沙参24克，水煎服。同时用紫雪丹2克或新雪丹（成药）3克，冷开水灌服。

◎ **轻度中暑方：**香薷、薷香、银花、连翘各10克，六一散30克，水煎放冷频服。

秋季养生，滋阴润肺

秋三月，此谓容平。天气以急，地气以明，早卧早起，与鸡俱兴，使志安宁，以缓秋刑，收敛神气，使秋气平，无外其志，使肺气清，此秋气之应，养收之道也；逆之则伤肺，冬为飧泄，奉藏者少。

——《素问·四气调神大论》

逆秋气，则太阴不收，肺气焦满。

——《素问·四气调神大论》

秋季养生原则

秋季宜养阴

中医强调，秋季养生宜养阴。自然界万物因成熟而阳承收敛，阴精内蓄，及至严冬，天寒地冻，万物蛰伏，阳气潜藏。所以人体要顺应四时阴阳的变化规律，在秋冬之际顾护阴气，使其收敛潜藏，以为来年生发奠定物质基础。

秋季宜养肺

肺为“娇脏”，性喜润而恶燥，故当秋季空气中湿度下降时，肺首当其冲。燥邪伤肺，最易伤阴液，轻者干咳少痰、痰黏难咳；重则肺络受伤而出血，见痰中带血。故中医学认为，秋季养生重点在肺。

秋季宜养胃

秋季，气温渐渐转凉，而胃肠道对寒冷的刺激非常敏感，如果防护不当，就会引发胃肠道疾病或使原有的胃病加重。因此，秋季养生宜养护胃，注意胃部的保暖、调养。这就是《黄帝内经》“秋冬养阴”的真谛所在。

秋季常见病的预防与治疗

预防疟疾

◎ **灭蚊与防蚊叮咬**：挂蚊帐、安装纱门、纱窗，防止蚊子进入室内。野外露天为防蚊子，可在身体外露部分涂擦清凉油、花露水，一般可维持2小时左右。平时口服复方B族维生素，每次1片，每天3次，也可以起到减少蚊子叮咬的作用。

◎ **早发现、早隔离、早治疗**：疟疾的传染源主要是患疟疾和携带疟原虫的人，携带者没有症状时不容易被发现，往往在普查中才能发现。因此要注意疟疾的早发现、早隔离、早治疗。

治疗疟疾

◎ **中药治疗**：①鲜水蜈蚣草30克（干品6～9克），洗净，加水400毫升透煎，于发作前1小时与发作时2次服，每日1剂，连服3日。②常山8克，柴胡5克，半夏6克，水煎服每日1剂。③单用青蒿叶30克，晒后研末，疟疾发作前3小时开水泡服。

◎ **穴位敷药**：①甘草、甘遂各10克。上药研末，取0.5～1克，用棉花包裹成球，于发作前3小时置肚脐窝中，外用胶布固定，四周贴紧勿泄气，每次贴药1～2天（图①）。②马齿苋含苞枝头7枝，红糖25克。上药一同捣烂，敷于内关穴上，用敷料或手帕固定24小时后去之（图②）。如无马齿苋，可用独蒜头代替，用法同。③取大椎穴，发作前2小时，用胡椒或朝天椒1～2个捣烂，外敷3～4小时（图③）。

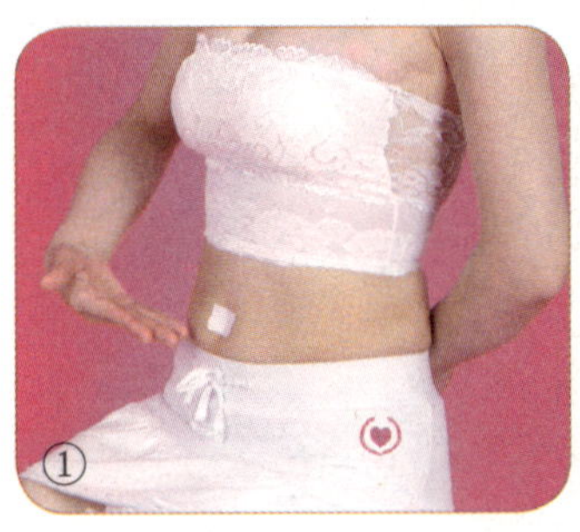
①

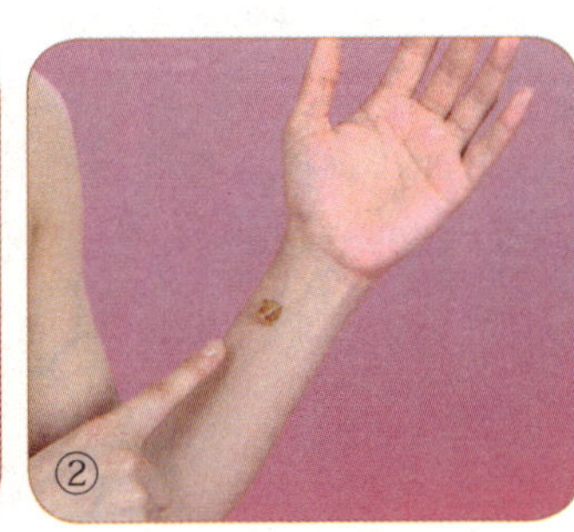
②

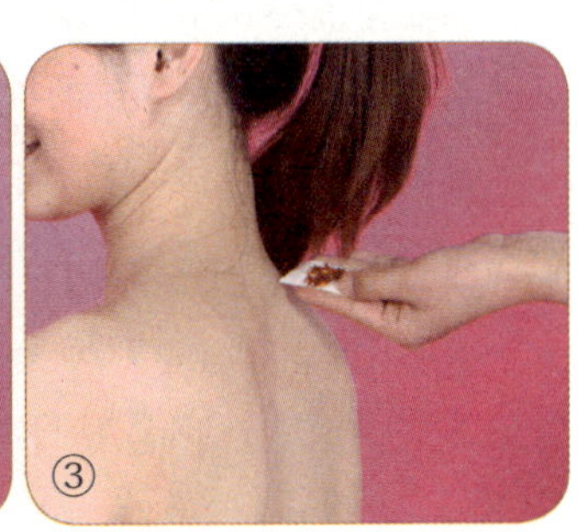
③

预防慢性咽炎

◎ **保持室内合适的温度和湿度，空气新鲜**：居室空气干燥及过冷、过热、过湿都可影响咽部黏膜的防御机能，造成功能障碍，咽部感觉异常，日久而成慢性咽炎。

◎ **防治口鼻炎症**：慢性咽炎多由急性咽炎迁延而致，因此，要预防慢性咽炎，必须要彻底治愈急性咽炎。另外，防治口鼻疾病，消除炎症病灶，对防治咽炎也不容忽视。

◎ **减少咽部刺激**：要严禁烟、酒、辛辣等物对咽部的刺激。

治疗慢性咽炎

◎ **中药治疗**：①生地6克，麦冬、生甘草、玄参各5克，贝母、丹皮、薄荷、炒白芍各3克。上药加水煎服，用于辅助治疗慢性咽炎阴虚火炎型。②人参10克，麦冬15克，五味子5克。水煎服，用于辅助治疗慢性咽炎阴虚津枯型者。

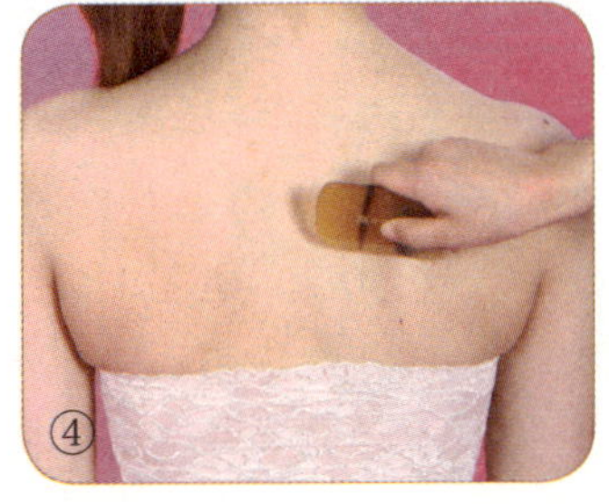
④

◎ **刮痧治疗**：取天窗、天容、扶突、大椎穴、膀胱经进行刮拭，行平补、平泻法，每穴刮3分钟，刮至皮肤潮红略出痧（图④），肺阴虚者加刮鱼际，肾阴虚者加刮肾俞、太溪。然后在大椎、肺俞、肾俞拔罐10分钟。5天1次，4次为1疗程。

推拿养肺法

中医认为，秋季为肺所主季节，肺主气，主宣发、肃降。按摩肺区肺经的穴位，可增强肺的呼吸运动，增强肺气，使肺主宣发生理功能得到加强，全身气机协调通畅，以达到防病目的。

具体做法如下：

1.沿任脉自天突至剑突以手掌做环形摩擦3～5遍，然后自任脉向两旁沿肋间隙分别做环形摩擦3～5遍（图⑤）。

2.按揉膻中穴，以得气为宜（图⑥）。

3.自上而下直推前胸部，然后分推前胸部（图⑦）。

4.拿揉上肢桡侧手太阴肺经及手阳明大肠经循行路线，操作3～5遍（图⑧）。

5.按揉太渊、鱼际穴，以得气为宜，每穴各揉1分钟。

6.掌根按揉或滚法于背部两侧膀胱经，操作3～5分钟（图⑨）。

7.按揉肺俞、膏肓俞，以得气为宜，每穴各揉1分钟。

8.横擦背部，以透热为度（图⑩）。

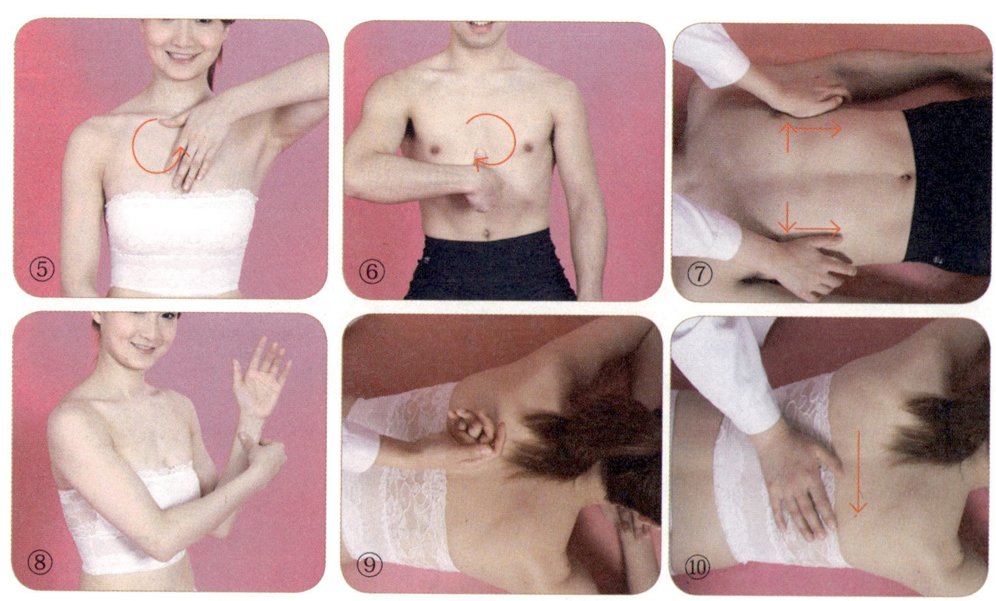

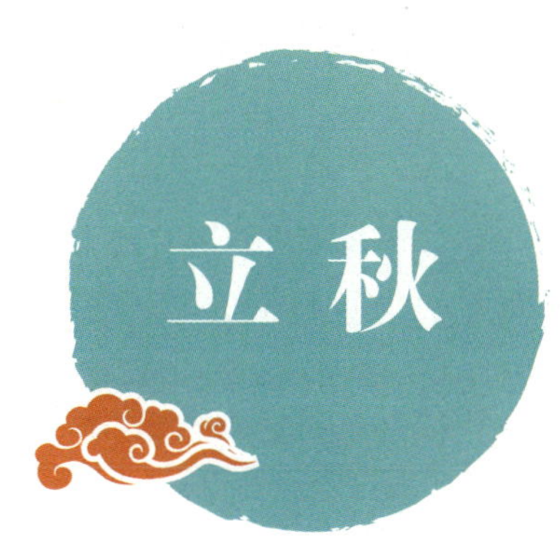

注意养收

早立秋，冷飕飕；晚立秋，热死牛。

立秋养生注意事项

注重秋季养收之道

立秋是进入秋季的初始，《管子》记载："秋者阴气始下，故万物收。"在秋季养生中《素问·四气调神大论》指出："夫四时阴阳者，万物之根本也，所以圣人春夏养阳，秋冬养阴，以从其根，故与万物沉浮于生长之门，逆其根，则伐其本，坏其真矣。"此乃古人对四时调摄之宗旨，告诫人们，顺应四时养生要知道春生、夏长、秋收、冬藏的自然规律。

立秋起居

立秋之节已是天高气爽之时，应开始"早卧早起，与鸡俱兴"。现代医学表明，秋季适当早起，可以减少血栓形成，对于预防缺血性疾病有一定意义。一般来说，秋季以晚9：00～10：00入睡，早晨5：00～6：00起床比较合适。

节令饮食养生

养生食材：苹果、梨、白萝卜、杨梅、荸荠、柠檬。

饮食养生宜忌：

◎胃寒者忌多吃荸荠：荸荠甘寒资助胃寒，如果胃寒患者多食或生食荸荠，就会加重虚寒性消化系统慢性疾病的病情。

◎龋齿患者忌多吃石榴：中医学认为石榴甘酸，"多食损齿令黑。"特别是龋齿患者多食石榴，更容易加重龋齿的疼痛。

常见病中药配方

小儿消化不良方：取鸡内金2个，用镊子或筷子夹住，直接伸进木炭火、柴草火中或酒精灯上烤至鸡内金变成焦黑色（勿使变成灰白色)，然后用一张白纸托住放于地上冷却去火毒。几分钟后，将烧焦的鸡内金研成粉末，然后倒1～2小匙熟蜂蜜，搅拌均匀后给患儿服下。

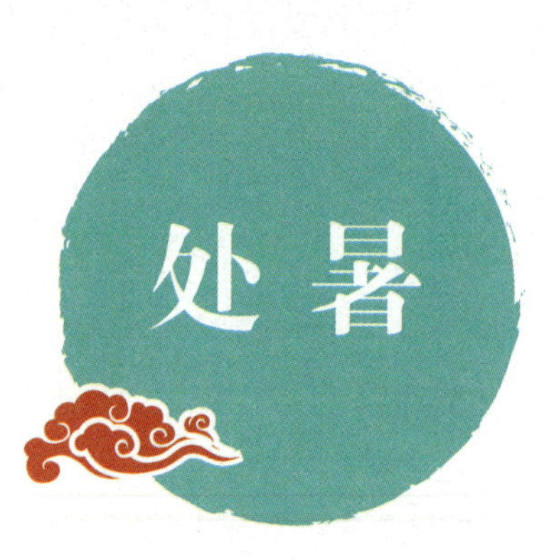

处暑 补水防燥

处暑有雨十八江，处暑无雨干断江。

处暑养生注意事项

防秋燥

处暑后，天气往往较为干燥、少雨，人体皮肤可能会因此而变得紧绷，甚至起皮脱屑、毛发枯燥无光泽、头皮屑变多、嘴唇干燥或裂口，或者产生大便干结等症状，这种现象就是所谓的“秋燥”。多喝些滋阴润燥的汤水是十分有益的。

保睡眠

预防秋燥和感冒的最好方法是增强体质，尤其注重保持充足的睡眠。睡眠可消除疲劳，并使大脑及身体得到充分的休息，所以睡眠是养生的重要方法之一，应充分利用睡眠来调养身体。古人在睡眠养生法中还强调了子午觉的重要性，即每天于子时、午时入睡，以候气复。

节令饮食养生

养生食材：芦笋、鱿鱼、青椒、鹌鹑蛋、鸡胸肉、火腿、豆腐、香菜、白萝卜、鸡蛋、糯米、蜂蜜。

饮食养生宜忌：

◎ 低血糖患者不能多吃柚子：柚子甘酸，消食化积，含有能降低血糖的成分，如果低血糖患者多食柚子，病情会加重。

◎ 慢性胃炎患者忌多吃柚子：食柚子过量易伤胃，多吃柚子可积湿生痰，如果慢性胃炎患者多吃柚子，会加重病情。

常见病中药配方

◎ **三白散：**白及、百部、百合各250克，共研极细末，如痰多加川贝母120克。每次6克，每日2次，温开水送下。适用于肺结核的调养。

◎ **肺结核咳血方：**川贝母9克，紫菀、核桃仁各12克。共研细粉，装入藕内，用荞麦面封切口，烧熟后，藕、药一起分2次吃完。

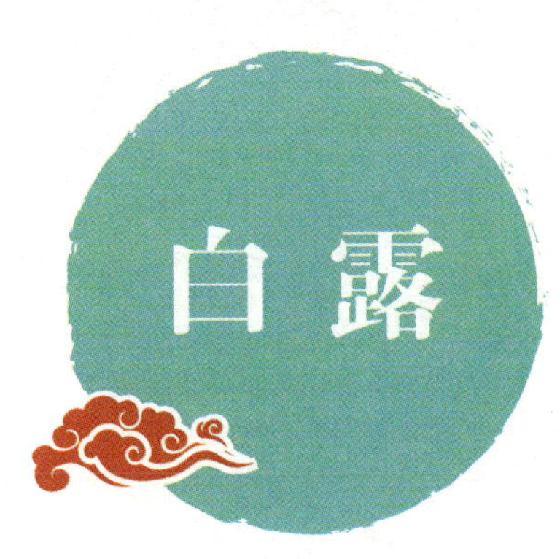

养阴补虚

白露日东北风，十个铃子（棉桃）九个脓；白露日西北风，十个铃子九个空。

白露养生注意事项

白露穿衣注意事项

白露时节早晚气温低，正午时天气热，是秋天日夜温差最大的时候。俗语云："处暑十八盆，白露勿露身"，意思是说，处暑仍热，每天须用一盆水洗澡，过了十八天，到了白露，就不要赤膊裸体了，以免着凉。因此，白露时节要注意保暖，尤其是早晚要多添衣服。

白露起居注意事项

白露时节夜间已明显偏凉，因此要注意保暖。竹席、藤席等要及时撤换掉，并盖好被子。但是又不可过暖，以免出现秋燥症状，导致发烧、伤风等病痛。

节令饮食养生

养生食材：白菜心、鲫鱼、柿子、猕猴桃、柑橘、柚子。

饮食养生宜忌：

◎红枣忌与黄瓜、胡萝卜一起食用：因为胡萝卜和黄瓜中含有破坏红枣中的维生素C的成分。

◎柑橘一次不能食用过多：秋季是吃柑橘的好时节，但不能过多食用。若食用过多，则会造成体内代谢的草酸增多，易引起肾结石，而且对口腔和牙齿有害。

常见病中药配方

◎**鼻血方：**蒲公英15克，白茅根、芦根各20克。将上述药物同放入砂锅，加水足量，浸泡透后，煎煮30分钟，滤去药渣即成。代替茶水饮用，每日早晚2次分服。服药期间要注意忌食辛辣食物，忌饮酒。

◎**四鲜凉血饮：**取鲜莲藕500克，鲜鸭梨、鲜荸荠（去皮）、鲜生地各250克。一同榨出汁液，每次饮100毫升，每日3次，空腹饮用。具有凉血、滋阴、清热之功效，可用于辅助治疗流鼻血。

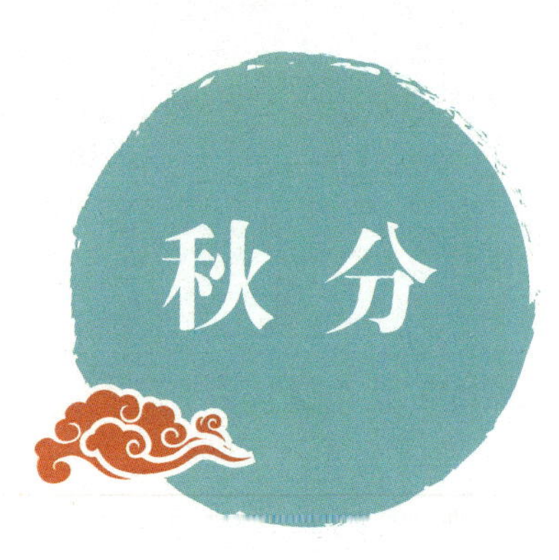

防寒防燥

秋分节日后，青蛙仍在叫，秋末还有大雨到。

秋分养生注意事项

秋分防胃受寒

秋分以后，气候渐凉，是胃病的多发与复发季节。医学上认为，胃肠道对寒冷的刺激非常敏感，如果不注意饮食和生活规律，就会引发胃肠道疾病，出现反酸、腹胀、腹泻、腹痛等症，或使原来的胃病加重。所以患有慢性胃炎的人，此时要特别注意胃部的保暖，适时增添衣服，夜晚睡觉盖好被褥，以防腹部着凉而引发胃痛或加重旧病。

秋分防凉燥

从秋分节气开始，人们的秋燥症状一般属于凉燥。凉燥侵犯人体多由于体弱，不胜凉劲肃杀之秋气的侵侮所致。要防止秋燥症，就得坚持锻炼身体，增强体质，提高抗病能力，适应气候变化。锻炼身体要重在益肺润燥，如练吐纳功、叩齿咽津润燥功；饮食调养方面，应多吃清润、温润的食物，如糯米、蜂蜜、乳品、梨等。

节令饮食养生

养生食材：莲子、桂圆、红枣、菠菜、猪血、南瓜。

饮食养生宜忌：

◎忌山楂与猪肝合食：山楂为秋季时令佳果，含有丰富的维生素C；猪肝中含有铜、铁、锌等金属微量元素。如果山楂与猪肝合食，山楂所含的维生素C遇到猪肝中的金属离子会加速氧化，大大降低食物的营养价值。

◎秋季忌生吃莲子：秋季是莲子收获的季节。但是，莲子性涩滞，可影响脾胃的正常运作，如《本草纲目拾遗》说“生则胀人腹”。

常见病中药配方

利咽饮：麦冬10克，桔梗、射干各6克。每日1剂，水煎服，连续服药1个月为1个疗程，治疗期间停用其他药物。本方对慢性咽炎有一定疗效。

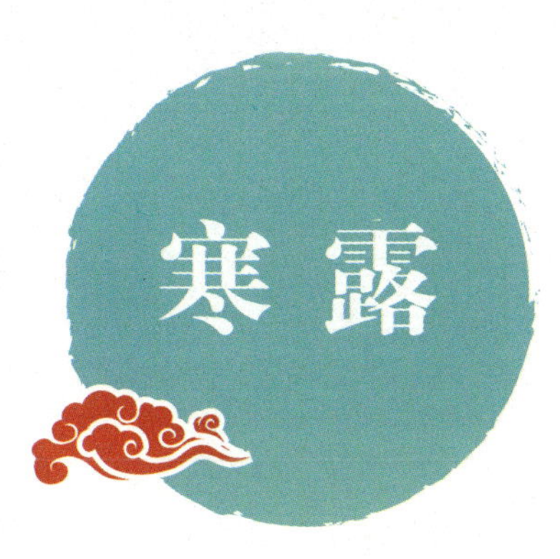

寒露 适度秋冻

寒露若逢天下雨，正月二月雨水多；寒露若逢下雨天，正二月里雨涟涟。

寒露养生注意事项

寒露起居要点

秋季宜早睡早起，保证睡眠充足。注意劳逸结合，防止过度疲劳。寒露白天气温可能会比较高，电扇不宜久吹。深秋早晚寒气袭人，既要防止受寒感冒，又要经常打开门窗，保持室内空气新鲜。条件许可的情况下，居室及其周围可种植一些绿叶花卉让环境充满生机，不仅净化空气，还利于身体健康。此外，居室内放置加湿器保持室内的湿度，也可有效调节秋季干燥。

寒露穿衣要点

寒露时节，气温逐渐下降，所以此时不要经常赤膊露身，以防凉气侵入体内，以致患病。我们要随着天气转凉逐渐增添衣服，但因为此时气温尚不稳定，穿衣太厚，出汗着风，很容易伤风感冒，所以添衣不要太多、太快。适宜的凉爽刺激，有助于锻炼耐寒能力，在逐渐降低温度的环境中，经过一定时间的锻炼，能促进身体的物质代谢，提高对低温的适应力。不过“秋冻”也要适度。

节令饮食养生

养生食材：黑芝麻、苹果、南北杏、黄瓜、冬笋、香菇。

饮食养生宜忌：不要生吃螃蟹。研究发现，活蟹体内的肺吸虫幼虫囊蚴感染率和感染度是很高的。生吃螃蟹，还可能会被副溶血性弧菌感染。所以吃螃蟹一定要加热到熟。

常见病中药配方

肺脓肿方：老韭菜750克，洗净切碎捣取汁，米汤一大碗，上药和匀，隔水蒸45分钟；糯米250克放水煮熟，晒干炒黄研末；白糖150克，糖粉和匀。每日3次，每次1茶匙韭汁（约20毫升），1茶匙米粉。服前韭菜汁隔水蒸5分钟。上药为1周的用量。用于辅助治疗肺脓肿。

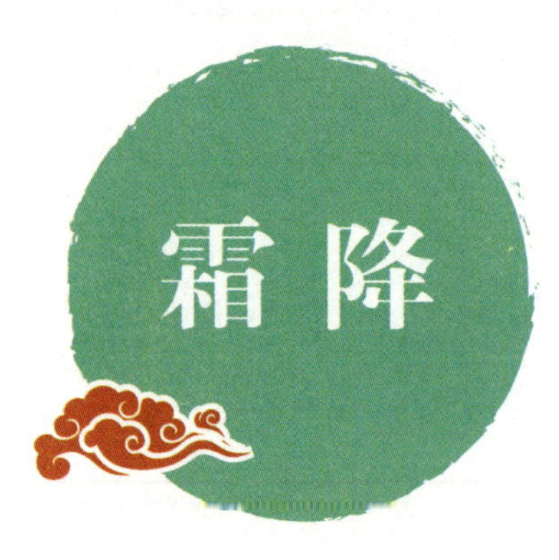

保暖防燥

霜降前降霜，挑米如挑糠；霜降后降霜，稻谷打满仓。

霜降养生注意事项

霜降预防老年忧郁症

霜降时节有的老人会产生孤独凄凉感，从而终日闷闷不乐，情绪忧郁。所以霜降之时要预防老年人忧郁症。宋代养生学家陈直曾经说："秋时凄风残雨，老人多伤感，若颜色不乐，便需多方诱说，使悦其心神，则忘其秋思。"

霜降起居

霜降过后气温下降较为迅速，天气非常干燥，此时呼吸道等疾病容易发作，所以要注意润肺健脾、养心安神；要多饮水，做到临睡前和起床前各饮1杯水；要进行合理的体育锻炼，如打太极拳、慢跑、做各种体操等。

节令饮食养生

养生食材：银鱼、大米、山药、梨、枸杞子、黄瓜。

饮食养生宜忌：

◎兔肉忌与橘子搭配食用：兔肉中富含蛋白质，橘子中含有丰富的果酸，二者同食会影响消化吸收。

◎孕妇忌吃山楂：山楂酸甜可口，健胃消食，很多人都喜欢吃。尤其是怀孕之后的女性，因早孕反应，常有呕吐、恶心和食欲下降现象，更愿意吃一些山楂或者山楂制品，从而调剂口味，促进食欲。但山楂可以兴奋孕妇子宫平滑肌，增进子宫收缩，从而诱发流产，所以孕妇忌食。

常见病中药配方

◎**慢性胃炎方一**：砂仁、木香各3克，红糖6克。将药入锅水煎，每日服用1剂，10天为1个疗程，此方用于脾虚肝郁型慢性胃炎。

◎**慢性胃炎方二**：鸡内金50克，胡椒10克，共研细末，每次3克，每日3次，10天为1个疗程，用于饮食积滞型慢性胃炎。

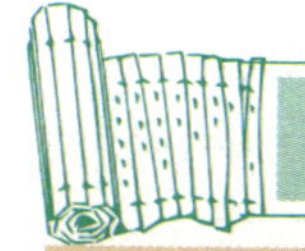

冬季养生，敛阴护阳

冬三月，此为闭藏。水冰地坼，勿扰乎阳，早卧晚起，必待日光，使志若伏若匿，若有私意，若已有得，去寒就温，无泄皮肤，使气亟夺。此冬气之应，养藏之道也；逆之则伤肾，春为痿厥，奉生者少。

——《素问·四气调神大论》

冬季养生原则

冬季宜养藏

冬天天气寒冷，此时应注意保护阳气，做到早睡晚起。注意避寒就温，不让皮肤开泄出汗，以免闭藏的阳气频频耗损。

冬季宜养肾

肾含真阴真阳，五脏之阴非肾阴不能滋，五脏之阳非肾阳不能养；肾阴为生命发育的基本物质，肾阳是活动的基本动力；肾阴是肾阳的物质基础，肾阳是肾阴的功能表现。冬季五脏与肾相对应，因此冬季养生的重点是调摄肾之阴阳。

冬季常见病及预防

预防肺心病

◎ **重视防寒保暖**：要随气候变化而增减衣服，加强防寒保暖，尤其要重视头部、胸背及足部的保暖，避免着凉感冒。

◎ **最好彻底戒烟**：吸烟时产生的烟雾可直接刺激细支气管，使气管黏膜发生炎性水肿，分泌物增多，削弱纤毛的清除功能，使痰潴留在支气管内，造成气道阻塞。

◎ **防止过度劳累**：劳累，一可引起抗病能力下降；二易诱发肺部感染，加重心悸、胸闷症状；三易使耗氧量增加，引起缺氧加重，从而更加影响心肺功能。

◎ **忌进过咸饮食**：过咸饮食可加重高血压。患肺心病的人往往右心房功能不全，高血压会进一步增加右心房负担，使心悸、咳喘等症状加重。此外，宜忌食辛辣刺激性食品。

治疗肺心病

◎ **中药治疗**：当归20克，加水煎沸15分钟，滤出药液，再加水煎20分钟，去渣，两煎所得药液兑匀。早晚分别冲服三七粉6克。

◎ **穴位药物贴敷：**自制硝酸甘油软膏（10%硝酸甘油醉溶液20毫升，羊毛脂30克，凡士林100克）贴敷肺俞穴，每日2次。此法只作为辅助治疗，可有效改善肺部感染和缺氧。

预防冻疮

◎ **增强抗寒能力：**积极参加体育活动，提高皮肤对寒冷的适应能力。同时还要增加营养，保证足够的热量供应，增强身体的耐寒能力。

◎ **做好防寒准备：**外出时注意戴好手套、耳罩，穿厚袜和棉鞋；平时常揉搓脸、耳、鼻和手，以促进局部血液循环。

◎ **预防从夏季开始：**习惯性冻疮患者应从夏季开始预防，逐步养成冷水洗脸、洗手的习惯，以增强耐寒能力。注意不要用碱性太大的肥皂，以免刺激皮肤，洗后可适当搽一些油质护肤品。

◎ **多吃些热性祛寒食品：**对寒冷敏感者可多吃些热性祛寒食品，如羊肉、狗肉、胡椒、生姜、肉桂。

◎ **擦防冻品：**习惯性冻疮患者如需要在寒冷的户外环境中作业或长途旅行，可事先用20%的辣椒油膏（即辣椒细粉2份、凡士林8份，搅匀即得）搽于冻疮易发部位。

治疗冻疮

中成药治疗：①复方云南白药霜每日2～3次涂于患处，按摩至产生发热感，疗程3～5天。②辣椒痛可贴（含辣椒、颠茄等）。用温水洗净直接贴敷于患处，每日更换1次，有灼烧感可耐受，2～3次即可痊愈。③复方盐酸罂粟碱霜。将药物直接涂擦患部部位，每日3次，涂药时轻轻按摩患处2分钟。3天后症状明显缓解，此方适用于未溃破冻疮。

推拿养肾法

《素问·六节藏象论》说："肾者，主蛰，封藏之本，精之处也，其华在发，其充在骨，为阴中之少阴，通于冬气。"说明了肾与冬季的密切关系。明代医家张景岳指出"以冬寒之气养肾"，就是说，冬季在天为寒，在人为肾，肾在五行中属水，冬季气候由凉转寒，人体以肾气转旺相应，冬季肾病较多，肾水多虚。冬季养肾的具体做法有：

1.掌根按揉或滚法于腰骶部，操作3～5分钟，手法宜深沉缓和（图①）。

2.点按肾俞、命门、志室、腰眼（图②）、关元俞，以得气为宜，每穴各1分钟。

3.直推背部两侧膀胱经3遍，掌擦腰部（图③），小鱼际擦腰骶部八穴，搓肾区，以透热为度。

①
②
③
④
⑤
⑥

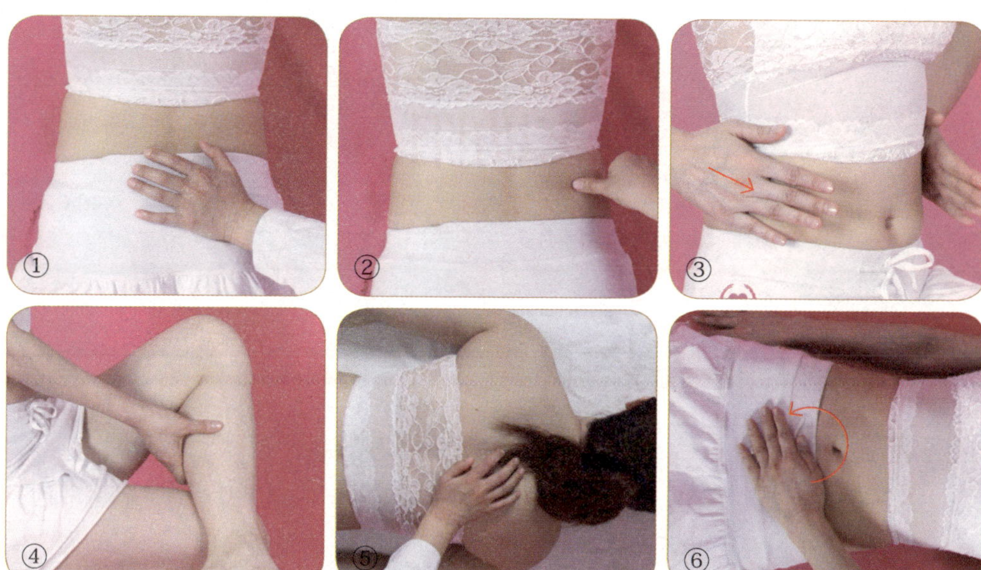

4.拿揉下肢后面（图④），按摩足少阴肾经、足太阳膀胱经循行路线，往返3～5遍（图⑤）。

5.点按水泉、照海、太溪、涌泉穴，以得气为宜，每穴各1分钟。

6.逆时针掌摩小腹部100次（图⑥）。

推拿温阳散寒法

冬季要用温热的方法驱散回避寒冷之邪气。具体做法如下：

1.掌根按摩背腰部脊柱两侧膀胱经，手法轻柔缓和，操作3～5分钟。

2.直擦督脉（图⑦），横擦腰骶部。

3.揉神阙、关元穴，手法宜轻柔，每穴各1分钟。

4.逆时针掌摩腰部100次（图⑧）。

5.搓上肢3～5遍（图⑨）。

6.拿揉下肢3～5遍（图⑩）。

7.擦涌泉，以透热为度。

⑦
⑧
⑨
⑩

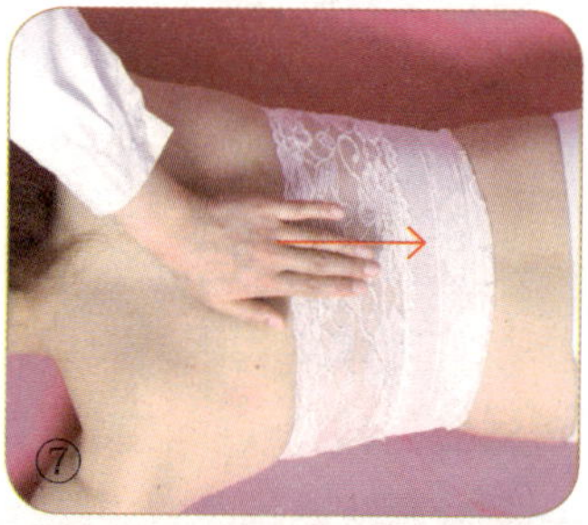

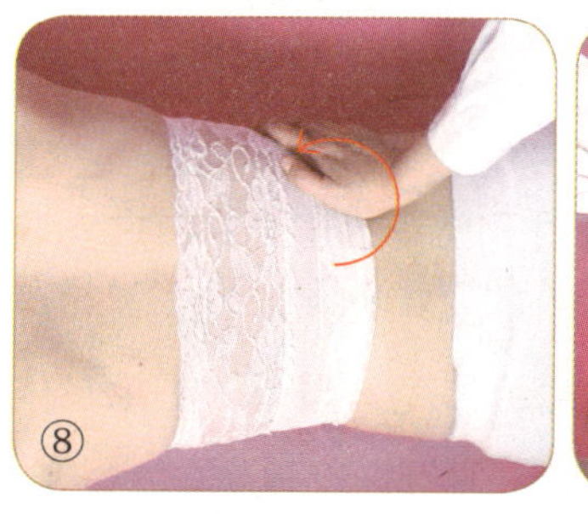

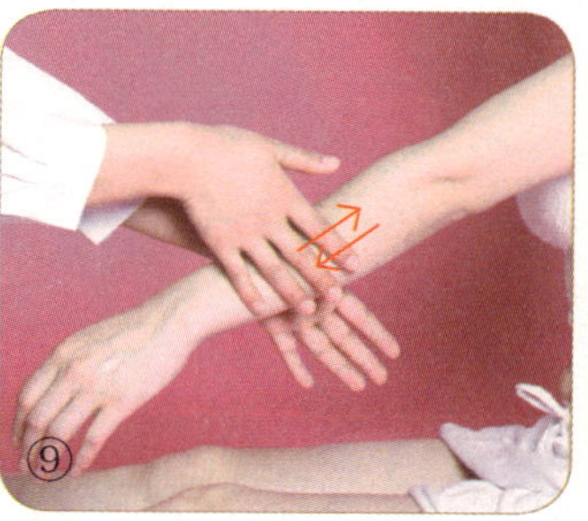

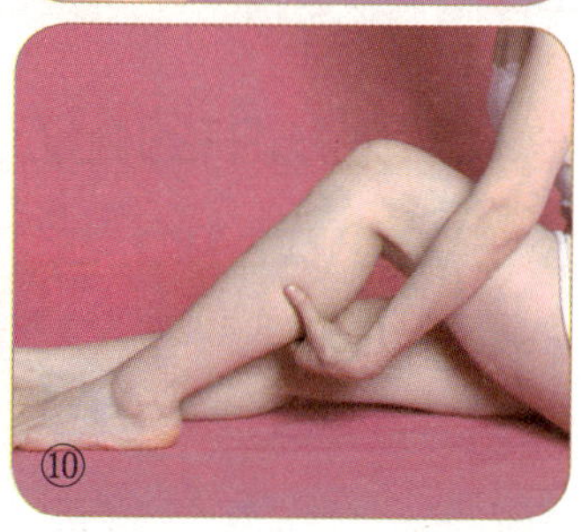

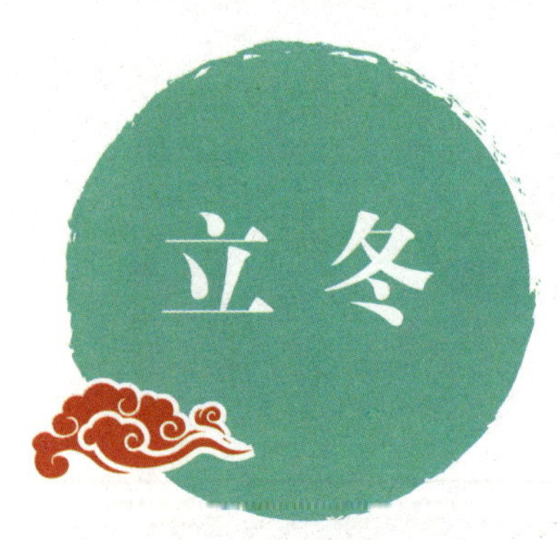

藏志助阳

立冬若遇西北风，定主来年五谷丰。

立冬养生注意事项

立冬起居要点

立冬时节要注意“无扰乎阳，早卧晚起，必待日光”，也就是说，在寒冷的冬季，不要因扰动阳气而破坏人体阴阳转换的生理机能，要早睡晚起，日出而作，保证充足的睡眠，使阳气潜藏，阴精蓄积。

立冬常晒太阳

医学理论十分重视阳光对人体健康的作用，认为常晒太阳能助阳气，特别是冬季。由于此时人与自然一样，处于“阴盛阳衰”状态，故冬天应常晒太阳，以达到壮人阳气、温通经脉的效果。

节令饮食养生

养生食材：胡萝卜、油菜、羊肉、鸡蛋、白萝卜、牛肉、栗子。

饮食养生宜忌：

◎吃涮羊肉忌太嫩：这样做容易感染上旋毛虫病。旋毛虫在猪、羊、狗中广泛寄生，如果人吃了含有活幼虫的病畜肉，会引起一系列如恶心、呕吐、腹泻、高热、头痛、肌肉疼痛的症状，所以吃涮羊肉等切忌太嫩。

◎忌多吃腌菜：因为腌菜含有大量的亚硝酸盐，进入人体后，会将正常的低铁血红蛋白氧化为高铁血红蛋白，使红细胞失去携氧功能，从而导致全身缺氧。此外，亚硝酸胺类化合物还是致癌物质。

常见病中药配方

◎**三红汤**：红枣7枚，红豆50克，花生红衣适量。三味共同熬汤，连汤共食之。适用于一般性贫血或缺铁性贫血。

◎**贫血方**：当归、生地黄、白芍各10克，人参2克，黄芪15克，母鸡（去毛及内脏）1只。加水共炖至鸡熟，加调料，饮其汤，食其肉，隔日1剂。

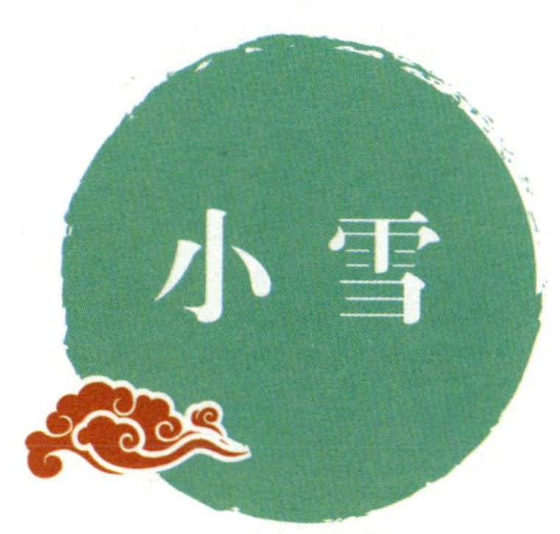

禁欲养神

小雪雪满天，来年必丰年。

小雪养生注意事项

小雪养生先养神

小雪是冬天第二个节气，提示降雪气候的到来，故此节气前后天气多雾阴晦。中医认为天人相应，人的情绪在这种气候影响下会变得郁郁寡欢、失望、悲伤、苦闷。这些不良情志郁积在心中不能充分疏泄就会危害健康，甚至引发疾病。因此，小雪节气养生首先要调养精神。首先，养神要养心神，心为人体主宰，也是精气神的主宰，故心静则神清，心定则神凝，心神清明则血气平和。其次，养神要学会敛思凝神。

小雪保暖须知

小雪时节气候虽冷但还没到严冬，所以此时很多人不太注意戴帽子、围巾。然而头部是所有阳经汇聚的地方，最不能受风寒，所以大家外出一定要保护好头部，注意防寒、保护阳气。

节令饮食养生

养生食材：核桃、莲子、黑木耳、红枣、香蕉、肉蟹。

饮食养生宜忌：

◎ 核桃不宜多食：一般认为每天吃5～6个核桃，20～30克核桃仁为宜；吃得过多，会生痰、恶心，严重者会有严重的腹泻，甚至水样大便，造成身体脱水。

◎ 核桃不宜与酒同食：核桃性热，多食生痰动火，而白酒也属甘辛大热饮品，二者同食，易致血热。特别是有咯血宿疾的人，更应禁忌。

常见病中药配方

心悸方：黄花15克，丹参10克，三七10克，茯神10克，大枣6个。水煎服，每日1剂，早晚分服。本方对气血瘀滞型心律失常有较好的效果。

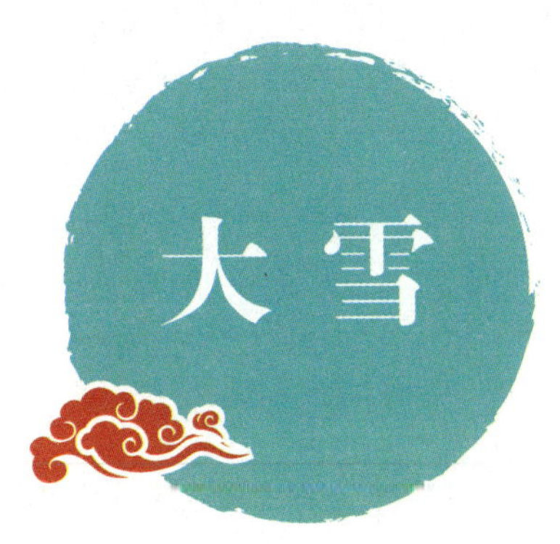

防寒养阴

大雪不冻，惊蛰不开。

大雪养生注意事项

大雪养生有技巧

中医学认为，人的五官、皮肤、毛发的好坏，直接反映了人体内五脏六腑、阴阳气血的健康状况。因此，保健养生只做外在的养护是不够的，需要由内养外。例如，养眼势必要先养肝，想要有丰润的红唇势必要先健脾等。

大雪出行要注意

大雪时节，各地均已出现了降雪。俗话说“风后暖，雪后寒”，伴随着雪花而来的是温度下降、路滑，因此雪后容易出现摔伤等意外伤害。所以下雪后，老年人应减少户外活动，出行时最好由其他人搀扶上街；年轻人出行时则尽量放慢骑车或步行的速度，避免滑倒。

节令饮食养生

养生食材：排骨、红辣椒、茼蒿、核桃仁、胡萝卜、白菜。

饮食养生宜忌：

◎胡萝卜忌生吃：胡萝卜中含丰富的胡萝卜素，它只有溶解在油脂中，才能在人体肝脏、肠壁中所含的胡萝卜素酶的作用下，转变成维生素A为人体吸收。

◎忌白萝卜与胡萝卜合煮：白萝卜与胡萝卜合煮，白萝卜中的维生素C往往会被胡萝卜中的抗血酸酵酶破坏。这样一来，大大地降低了二者的营养价值。

常见病中药配方

◎**鼻窦炎方：**白芷、黄芩、浮萍、蝉蜕、薄荷、川芎各12克，桔梗8克，甘草4克，蒲公英30克，紫花地丁20克。将以上中药全部以水煎服，每日1剂。一般服10剂为1个疗程。

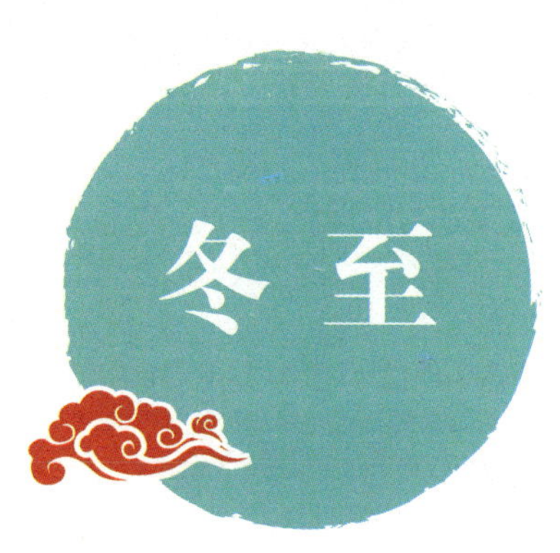

养精蓄锐

冬至晴，新年雨；冬至雨，新年晴。

冬至养生注意事项

冬至宜养阳

冬至在养生学上是个最重要的节气，特别是对中年以后的人们。古人说“冬至一阳生”，指的就是阴气到冬至时盛极而衰，阳气则从此开始生发。古人养生修炼非常重视阳气初生这一时期，认为阳气初生时，就像农民育苗、女人怀孕一样，需小心呵护、精心调养，使其逐渐壮大。所以只有体内阳气充足，才能达到祛病、延年益寿之目的。

冬至养精蓄锐是关键

冬至时节，要根据自身实际情况节制房事，不可因房事不节，劳倦内伤，损伤肾气。肾为先天之本，肾精充足，五脏六腑皆旺，抗病能力强，身体健壮则人能长寿。反之，肾精匮乏，则五脏虚衰，多病早夭。唐代医学家孙思邈说过“男子贵在清心寡欲以养其精，女子应平心定志以养其血”。严格而有规律地节制性生活，是健康长寿的必要保证。

节令饮食养生

养生食材：香菇、猪肝、菜花、花生、松子、鸡肉。

饮食养生宜忌：吃补药忌喝。茶叶中含有大量的鞣酸，它能与补药中含有的皂苷、生物碱结合，产生不能被人体吸收的沉淀物，大大地降低补药的补益作用。所以，冬季在服用补药时，忌同时喝茶，更不能以茶代水送服补剂。

常见病中药配方

◎ **心绞痛方一**：三七粉、沉香粉、血竭粉（按2：1：1比例调匀）温开水送服，每次2克，每日1～2次。

◎ **心绞痛方二**：延胡索、广郁金、檀香各等量，研为细末、混匀。每次2～3克，温开水送服，每日1～2次。

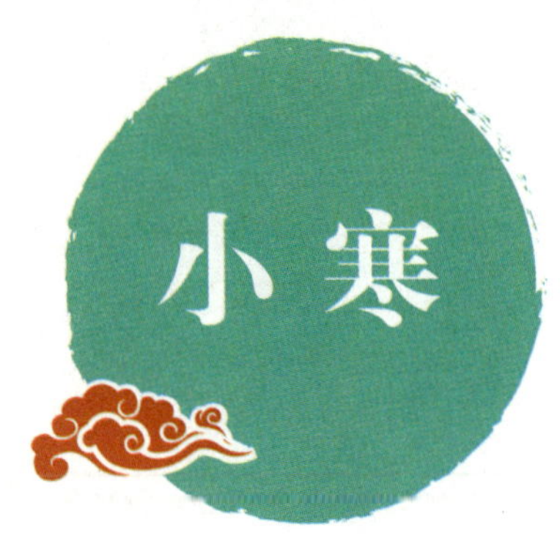

小寒 养阳养肾

小寒大寒，冻成一团。

小寒养生注意事项

小寒重养阳

冬季好发心脑血管疾病。中医认为，心脑血管病的致病因素都属阴的性质，故《金匮要略》说到冠心病（胸痹）时就指出这种病是“阳微阴弦”，“阳微”是指阳气特别是心肾阳气不足，“阴弦”是指瘀血、痰浊较盛。阳气对于人体生命活动非常重要。“冬至一阳生”，冬至到小寒虽然阳气逐渐增长，但与春夏相比仍属微弱。而寒盛可以伤阳气，因此小寒应养阳，以促进血液循环，减少心脑血管病的发作概率。

小寒起居

要早卧晚起，不要熬夜。如果夏天在子时前入睡，冬季应在亥时入睡，也就是说要在21～23点之间上床睡觉，户外活动时间要短，以免阳气受寒气损伤。

节令饮食养生

养生食材：金针菇、鲜虾、栗子、山药、莲子、红枣。

饮食养生宜忌：食用金针菇应避免过度烹煮，以免营养流失。每次食用金针菇不宜太多，30～50克左右为宜，否则可能会导致腹泻。

常见病中药配方

◎**生姜红糖饮：**生姜15克，红糖30克。水煎服。每日1剂。适用于寒湿凝滞型痛经。

◎**双耳粥：**黑木耳、银耳各10克，冰糖30克，粳米6克。将黑木耳、银耳用温水泡发，去杂质洗净，与粳米同煮为粥，加入冰糖即成。每日2剂。适用于气血虚弱型痛经。

◎**姜椒枣汤：**干姜片、去核红枣各30克，花椒10克。将上述药前两味加水600毫升，烧开后，加入花椒10克，小火再煮20分钟，去渣。分2次服，每天1剂，5天为1个疗程。于月经来潮前3天开始服。适用于女性寒湿凝滞、经期小腹冷痛、畏寒。

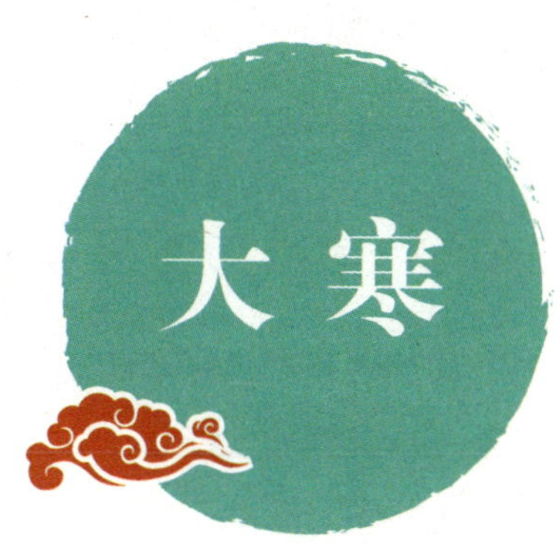

大寒 补养肾气

大寒不寒，春分不暖。

大寒养生注意事项

大寒要着眼于“藏”

人们在此期间要保持精神安静，把神藏于内不要暴露于外，这样才有利于安度冬季。冬三月人体阳气蛰伏，此时应该早睡晚起，避免急躁发怒，不要轻易扰动阳气。古谚有“大寒大寒，防风御寒，早喝参芪酒，晚服地黄丸”。说明了在此节气补养人体肾气的重要性。

大寒防燥

此节气，除了天气寒冷外，空气也很干燥，再加上室内采暖，空气相对湿度会更低。这种干燥的天气无疑会加重呼吸系统疾病的症状。因为空气干燥，易使痰液黏稠甚至结成干痂而不易排出。不仅如此，宿留的痰液还会成为病菌的滋生地，从而进一步加重感染。结成干痂的痰液还会影响气管黏膜上纤毛的正常运动，不利于排痰。所以常会听说一些人有咳痰不尽的感觉，就是这个道理。因此，要采取一些加湿措施，如地上洒水，放置加湿器等等。

节令饮食养生

养生食材：牛肉、南瓜、红薯、冬笋、枸杞子、牡蛎。

饮食养生宜忌：忌喝酒抗寒。虽然人喝了酒后会全身出现温暖、发热的感觉，但这仅仅是暂时的。从长时间看，喝酒后会使血管扩张，体内的热量会散发得更多、更快，等酒劲一过，身体会感到更加寒冷，使身体抗寒能力减弱，甚至还会出现头痛、感冒或冻伤等症状。

常见病中药配方

◎ **甘桂升压饮**：甘草20克、桂枝、肉桂各40克。上述各药混合水煎，分3天当茶饮服。

◎ **低血压方**：白参、莲子肉各10克，冰糖30克。水煎后吃莲子肉饮汤，每日1次，连服3天。

四季养生与体育锻炼

中医认为，春三月，天气由寒转暖，东风解冻，春阳上升，自然界各种生物萌生发青，弃故从新。这种环境最有利于生精血化津气，充实人体的组织器官。此时，可以采用运动养生法。清晨，到河边、公园等空气新鲜，环境优美的地方散步、打太极、慢跑、做体操、练气功，年轻人可进行一些球类活动，或在假日、周末去春游、放风筝等。中老年人的体育锻炼应选择轻柔、缓慢、平衡的运动项目。

夏天天气炎热，人们进行体育锻炼时，要注意预防中暑。锻炼最好安排在清晨或傍晚较凉爽时进行，场地宜选择公园、湖边等空气新鲜的地方，锻炼项目以散步、慢跑、太极拳、气功、广播操为好。切忌夏天做过分剧烈的运动，因为剧烈运动可致大汗淋漓，汗泄太多，不仅伤阴，也伤损阳气。

金秋时节，天高气爽，是运动锻炼的好时期。年老体弱者可进行慢跑、打太极拳、散步、做早操等项目；年轻人则可选择爬山、打球、游泳、跑步、健美操及自己喜欢的体育项目，以提高身体机能和抗病、耐寒能力。冷水浴、冷空气浴及冬泳等耐寒体育项目，也应在秋天开始，循序渐进，使身体逐渐适应寒冷刺激。此外，可组织秋游，既锻炼身体，又陶冶情操。

在冬季进行体育锻炼时，老年人应以室内为主，室内的温度要恒定适当，可选择散步、跳舞、打太极拳、做操等运动项目。年轻人则可多到户外活动，呼吸新鲜空气，促进防寒调节功能，增进骨骼生长发育，但运动时应注意防寒保暖，防止冻伤。

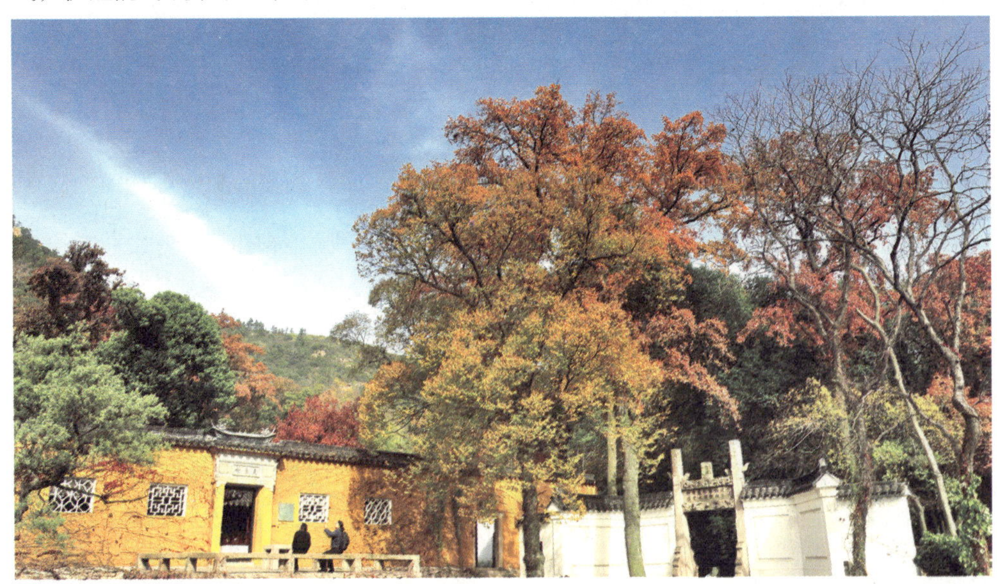

第五章

《黄帝内经》以食为养的养生技巧

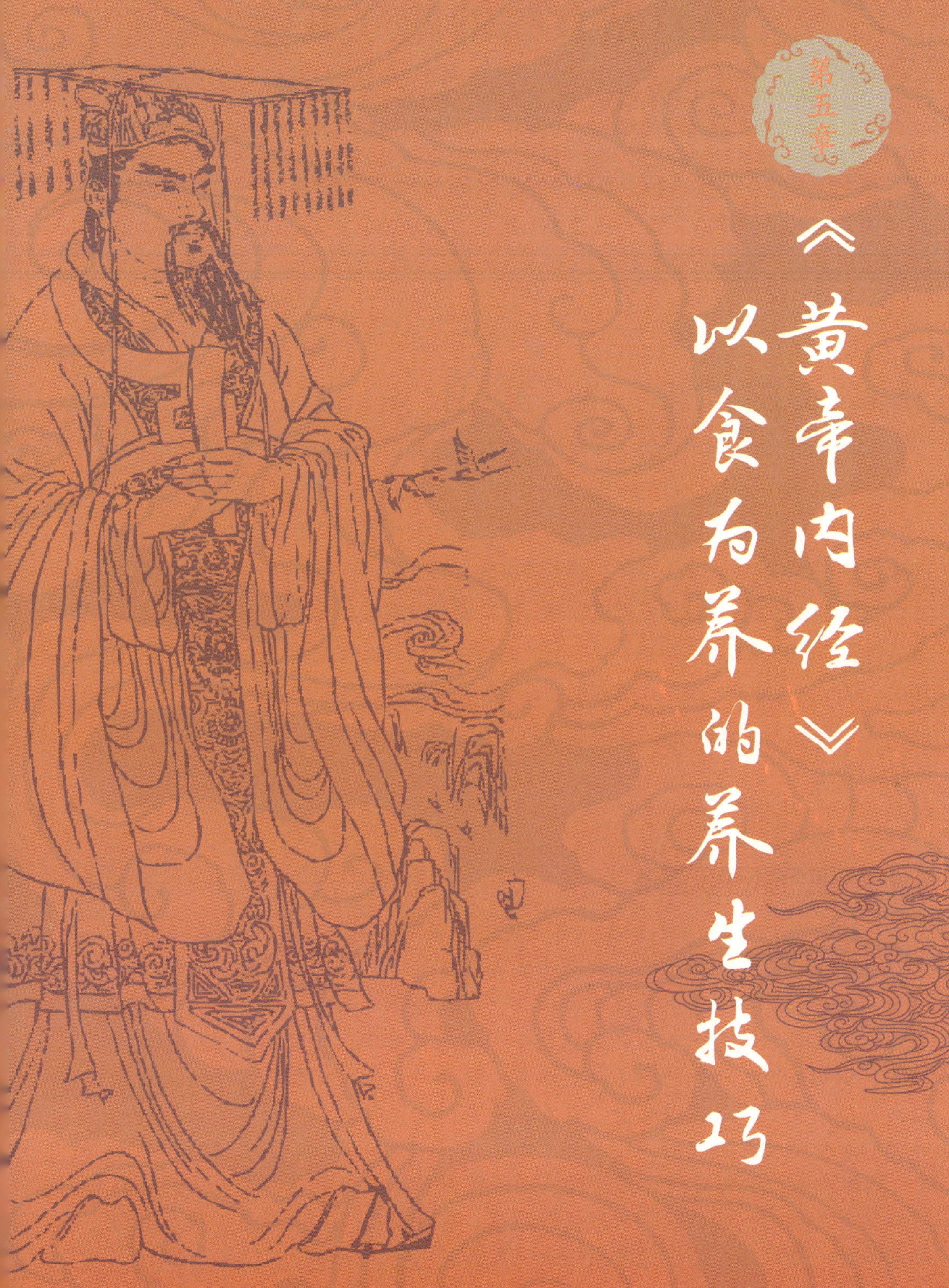

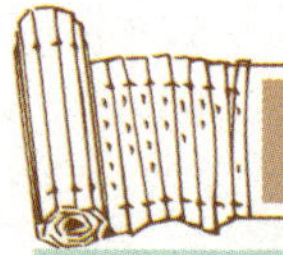

日常食物的四气五味

水谷皆入于口，其味有五，各注其海。

——《灵枢·五癃津液别》

五谷为养。五果为助。五畜为益。五菜为充。气味合而服之，以补精益气。此五者，有辛、酸、甘、苦、咸，各有所利，或散，或收，或缓，或急，或坚，或软。

——《素问·藏气法时论》

食物的五种滋味——酸、苦、甘、辛、咸

在我们的日常生活中，每一种食物都有五味特性。在《黄帝内经》中，几千年以前，我们的祖先对食物的五味及五味的功效就有了较为全面的阐述。

五味的本义是指药物和食物的真实滋味，是人们通过口尝而获得的不同感知，即酸、苦、甘（甜）、辛（辣）、咸五种滋味。如柠檬、乌梅味酸；苦瓜、咖啡味苦；饴糖、西瓜味甘；辣椒、芥末味辛；盐、海藻味咸等。酸、苦、甘、辛、咸这五味各有独特的功效。酸味具有收敛固涩的作用；苦味具有清热泄火、固守阴液的作用；甘味具有补益、缓急止痛的作用；辛味具有发散、散郁和润燥的作用；咸味具有软坚散结、泻下的作用。知道食物的五味之性，也就可以了解食物对我们人体的具体作用。

五味是如何品尝出来的

人们品尝食物时，只要嚼一嚼，或用舌头舔一舔，就可以分辨出酸、苦、甘、辛、咸。这是由于在人的舌头表面有许多突出的小疙瘩，生物学上称其为乳头。乳头分为丝状乳头、菌状乳头和轮廓乳头。这些乳头遍布在舌尖、舌面及舌侧缘上。其中在菌状乳头和轮廓乳头中，还隐藏着一些奇特的结构，由明细胞、暗细胞和基细胞组成，这就是味蕾，味蕾是人体的味觉器官。入口的食物一旦通过味蕾，就能立即分辨出是什么味道。不同的部位对味觉的感受程度也不相同。

整体看来，舌尖对甜味最为敏感；舌根对苦味最为敏感；舌尖及其两侧对咸味最为敏感；舌的两侧对酸味最敏感。辣味特殊，主要是使舌头产生灼热的感觉，再结合人的嗅觉才能够分辨出来。

食物的四种特性——寒、热、温、凉

《黄帝内经》中关于食物的性能特点还包含了四气学说，但是并没有在原文中有明确的论述，而是在论述治则等方面有所体现，而逐渐被医家总结归纳出来。

四气是指食物的寒、热、温、凉四种特性，寒凉和温热是两种对立的关系，而寒与凉、热与温之间只是程度的不同。另外，还有平性，即平和之意。一般寒凉的食物具有清热、解毒、泻火、凉血、滋阴等作用。温热的食物具有温中、散寒、助阳、补火等作用。现代中医理论中已经将五味与四气两个方面的内容合二为一，称之为《黄帝内经》的气味学说。

温热类食物

温热类食物主要具有温中散寒、补火助阳、健脾补肾、益气补中等功效。适用于阳虚阴盛、体质偏寒的人，或患有寒性疾病及偏于气虚、阳虚的患者。性温的食物夏季应适当少食。

寒凉类食物

寒凉类食物具有清热泻火、清热解毒、清热通便、清热燥湿等功效。适用于阴虚阳盛、体质偏热的人，或患有热性疾病及偏于阴虚的患者。性凉的食物夏季可经常食用，其他季节需配合性温的食物一起食用。性寒的食物应尽量少吃，需适当配佐温热食物。

平和类食物

平和类食物既不寒凉也不温热，适合于经常食用，具有营养和滋补作用，能够维持机体的健康、增强体质、预防疾病。性平的食物一年四季都可食用。

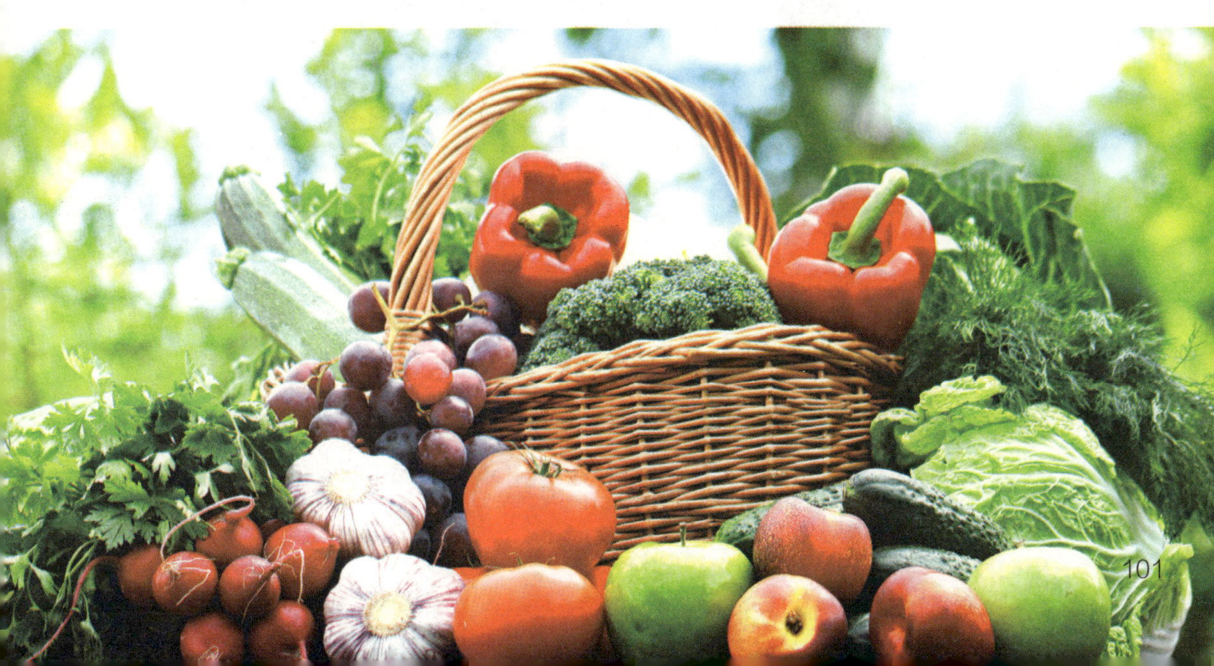

四气		食物
温热类	性温	糯米、西米、高粱、燕麦、谷芽、稻芽、刀豆、桃子、橘子、椰子、杏、大枣、荔枝、龙眼肉、佛手柑、柠檬、杨梅、石榴、木瓜、槟榔、松子仁、栗子、核桃仁、樱桃、葱、大蒜、韭菜、香椿、香菜、雪菜、洋葱、南瓜、生姜、砂仁、花椒、紫苏、小茴香、丁香、八角、茴香、酒、醋、红茶、咖啡、菜油、香油、花生油、豆油、红糖、饴糖、麦芽糖、桂花、松花粉、虾、海参、鸡肉
	性热	辣椒、胡椒、肉桂、芥末、白酒、牛肉、羊肉、狗肉
寒凉类	性寒	猕猴桃、西瓜、香蕉、柿子、柚子、桑葚、杨桃、无花果、甘蔗、甜瓜、苦瓜、荸荠、慈菇、马齿苋、空心菜、木耳菜、莼菜、竹笋、瓠子、菜瓜、海带、紫菜、海藻、草菇、酱油、酱、盐、金银花、苦丁茶、芦荟、冰棍、冰激凌
	性凉	小米、小麦、大麦、荞麦、薏米、绿豆、梨、芦柑、橙子、草莓（性微凉）、芒果、枇杷、罗汉果、莲子心、百合、西红柿、旱芹、水芹菜、茄子、油菜、菠菜、黄花菜、莴笋、花菜、芦蒿、豆腐、豆腐皮、豆腐干、豆腐乳、面筋、藕、冬瓜、红薯、丝瓜、黄瓜、海芹菜、蘑菇、金针菇、绿茶、蜂蜜、蜂王浆、啤酒花、槐花、槐米、菊花、牛奶、兔肉
平和类	性平	大米、玉米、青稞、米糠、芝麻、黄豆、豇豆、豌豆、扁豆、赤小豆、蚕豆、黑豆、苹果、李子、沙果、菠萝、葡萄、橄榄、葵花子、香榧子、南瓜子、芡实、莲子、柏子仁、花生、白果、榛子、山楂、白萝卜、山药、胡萝卜、圆白菜、茼蒿、豆豉、燕窝、土豆、芋头、海蛰、洋生姜、黑木耳、香菇、平菇、猴头菇、葫芦、白糖、冰糖、豆浆、鸡蛋、猪肉、鲫鱼、鸽蛋、枸杞子、灵芝、银耳、玉米须、茯苓、酸枣仁

饮食五味与五脏

《黄帝内经》中将五味与五脏都划归为五行，每一味都有相应的五行属性，也都有相应的五脏归属。五味以五行为中介，与五脏密切地联系在一起。一般习惯上常称五脏各主其味：肝主酸，脾主甘，心主苦，肺主辛，肾主咸。《素问·阴阳应象大论》中有这样的归纳："木生酸，酸生肝""火生苦，苦生心""土生甘，甘生脾""金生辛，辛生肺""水生咸，咸生肾"。

五味对五脏各有偏嗜和喜好，例如，肝血虚者，多食酸味食物，酸能补肝；脾气虚者，多食甘味食物，甘能补脾；心火旺盛者，多食苦味食物，苦能泻火；肺有虚寒者，多食辛味食物，辛能宣肺祛寒；肾虚者，适当增加咸味食物，咸能滋肾。

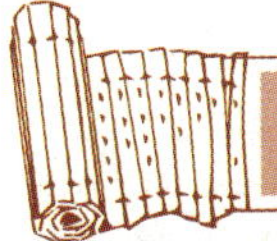

饮食中的五味调和

阴之所生，本在五味；阴之五宫，伤在五味。是故味过于酸，肝气以津，脾气乃绝。味过于咸，大骨气劳，短肌，心气抑。味过于甘，心气喘满，色黑，肾气不衡。味过于苦，脾气不濡，胃气乃厚。味过于辛，筋脉沮弛，精神乃央。是故谨和五味，骨正筋柔，气血以流，腠理以密，如是则骨气以精。谨道如法，长有天命。

——《素问·生气通天论》

多食咸，则脉凝泣而变色；多食苦，则皮槁毛拔；多食辛，则筋急而爪枯；多食酸，则肉胝皱而唇揭；多食甘，则骨痛而发落。此五味之所伤也。

——《素问·四气调神大论》

《内经》释意

《黄帝内经》所阐述的饮食养生包括两个方面：一方面是五味调和，另一方面是食物种类多样化。

◎**五味调和**：苦、甘、辛、咸、酸五味摄入均衡，才能使骨骼正直，筋脉柔和，气血流通，毛孔固密，这样人体的健康才能得到保证，身体才能强壮，才能健康长寿。如果长期偏食某味，就会破坏营养的平衡，造成营养缺乏，引起疾病。

《素问·四气调神大论》中说的就是如果多吃咸味，会使血液凝涩不畅而使肤色发生变化；多吃苦味，会使皮肤变得干枯无光泽，毛发脱落；多吃辣味，会使筋脉拘急，指甲干枯无光；多吃酸味，会使肌肉变厚、皱缩，嘴唇外翻；多吃甘味，会使骨骼疼痛，头发脱落。这些都是是偏嗜某味对人体造成的伤害。

◎**食物多样化**：古人讲究膳食平衡，饮食丰富，即是日常饮食的种类要合理搭配，根据个人的营养需求和生理特点科学地进行多样化饮食。谷肉果菜，均衡地搭配，才能保证营养成分的均衡摄入，促进人体的健康长寿。如果偏食、偏嗜某种食物，就会导致饮食失调。因此，避免偏食偏嗜，才能够防止某些食物食用过多而产生体内堆积，造成营养过剩，或某些物质缺乏。

五味调和的现实应用

五味调和中的“和”字，是中国哲学思想的精髓，有和谐、和平的意思。在饮食上，五味要经过调和才能取长补短、相互作用。

古时提出的五味调和，是指日常饮食五谷、五果、五畜、五菜调和均衡。五谷包括黍、秫、菽、麦、稻；五果包括枣、李、杏、栗、桃；五畜包括牛、犬、羊、猪、鸡；五菜包括葵、韭、薤、藿、葱。可见我们的祖先已经教给我们以谷物、豆类为主食，各种肉类、蔬菜为副食，同时补充瓜果类食品的饮食结构。

这是一个低热量、低动物脂肪、多蔬菜、多水果，以植物淀粉为主的饮食结构，符合低脂、低盐、高钾、高纤维、营养成分均衡的饮食要求，是人体营养需求的基本模式。

现代人的日常生活饮食要比古时更为丰富，有学者研究出了科学饮食结构模型——“中国居民平衡膳食宝塔”。“宝塔”共分五层，包含每天应摄入的主要食物种类。“膳食宝塔”各层位置和面积的不同反映了各类食物在膳食中的地位和应占的比重。宝塔塔基为谷类、薯类及杂豆250 ~ 400克、水1200毫升；第二层为蔬菜类300 ~ 500克、水果类200 ~ 400克；第三层为畜禽肉类50 ~ 75克、鱼虾类50 ~ 100克、蛋类25 ~ 50克；第四层为奶类及奶制品300克、大豆类及坚果30 ~ 50克；塔尖为油25 ~ 30克、盐6克。

“膳食宝塔”建议的各类食物摄入量只是一个平均值。每日膳食中应尽量包含“膳食宝塔”中的各类食物，但无须每日都严格按照其推荐量。但是在一段时间内，如一周，各类食物摄入量的平均值应当符合建议量。

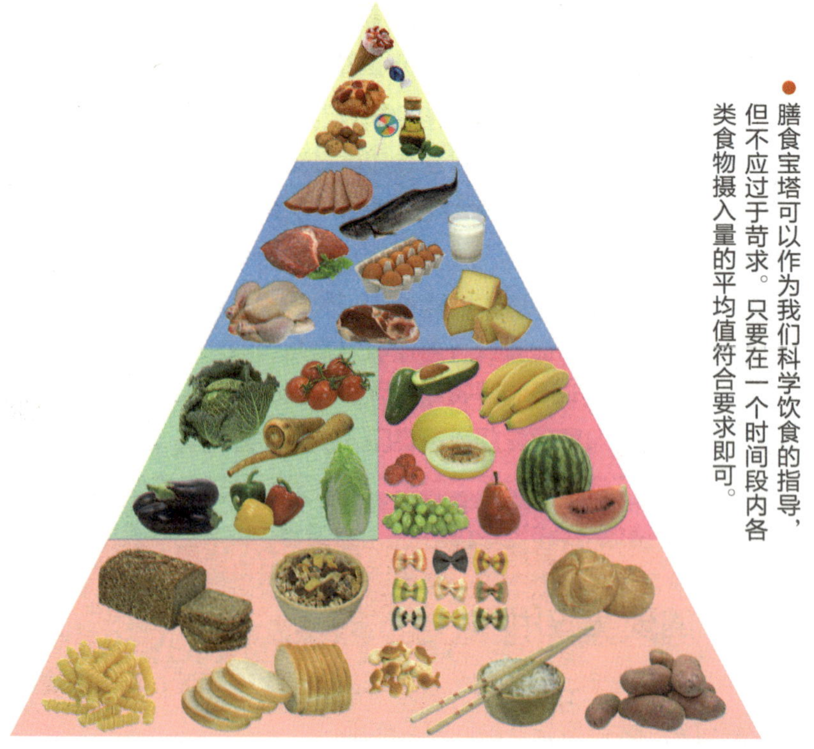

膳食宝塔可以作为我们科学饮食的指导，但不应过于苛求。只要在一个时间段内各类食物摄入量的平均值符合要求即可。

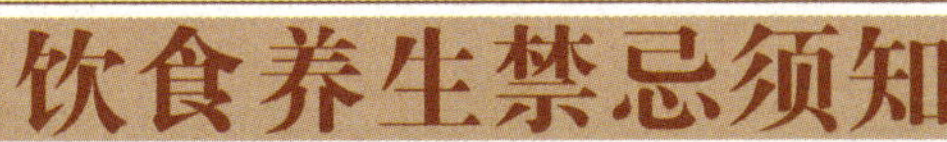

饮食养生禁忌须知

五味入于口也，各有所走，各有所病，酸走筋，多食之，令人癃；咸走血，多食之，令人渴；辛走气，多食之，令人洞心；苦走骨，多食之，令人变呕；甘走肉，多食之，令人挽心。

——《灵枢·五味论》

《内经》释意

饮食养生需要注意一些禁忌，即对机体不相宜的饮食或不合理的饮食搭配不能食用。未患病时要节制饮食，禁食生冷硬食，宜食用寒热适宜的食物；不偏食偏嗜，注意食物四气五味的调和；注重膳食平衡；少食油腻，以低盐、低脂、低糖、低胆固醇和低刺激为宜。

如果已经患病，《黄帝内经》中说脾病禁酸，宜食糠米饭、牛肉、枣、葵菜等；心病禁咸，宜食麦、羊肉、杏等；肾病禁甘，宜食大豆、猪肉、栗子、藿等；肝病禁辛，宜食麻、狗肉、李子、韭菜等；肺病禁苦，宜食黄黍、鸡肉、桃、葱等。

常见食物食用禁忌

蔬菜蛋肉海鲜类

◎ **蔬菜禁忌**：青菜忌久存；蔬菜饺子馅不要挤掉菜汁；豆芽、鲜豆角忌未炒熟；忌吃菜不喝汤；忌吃素不吃荤；忌给孩子过多吃菠菜；水果蔬菜不可相互替代；忌多食苦瓜；忌食发芽土豆；忌食隔夜熟白菜、韭菜；忌吃烂白菜；忌用热水泡发木耳；忌食蓝紫色的紫菜。

◎ **鸡蛋食用禁忌**：忌生吃鸡蛋；鸡蛋不宜吃得太多；煮鸡蛋不宜用凉水冷却。

◎ **食蟹禁忌**：不宜食用死蟹；不宜食用生蟹；不宜食蟹过多；食蟹后不宜饮茶；蟹与柿子不宜同食。

◎ **豆腐食用禁忌**：豆腐不宜多吃；菠菜豆腐汤不宜吃；小葱忌豆腐；臭豆腐忌多吃。

◎ **鱼的食用禁忌**：吃带鱼忌刮鳞；忌吃生鱼；忌吃活鲤鱼；忌食腌鱼；忌滥食鱼胆；冰箱中的鱼忌存放过久；忌吃煎焦的鱼；痛风患者不宜吃鱼；活鱼忌马上烹调。

◎ **海鲜食用禁忌**：关节炎患者忌多吃海鲜；食海鲜不宜饮啤酒；海鲜忌与富含维生素C的水果同食；凉拌海参忌放醋。

◎ **羊肉食用禁忌**：羊肉忌与醋同吃；吃完羊肉不宜立即饮茶；肝炎患者忌吃羊肉；羊肉忌与西瓜同吃；不宜多吃烤羊肉串。

◎ **萝卜食用禁忌**：胡萝卜、白萝卜尽量不要同吃，会破坏营养素的吸收；胡萝卜下酒会引起中毒；女性吃白萝卜应适量。

◎ **几种食物忌吃新鲜**：鲜海蜇；鲜黄花菜；鲜木耳；鲜咸菜。

水果类

水果食用禁忌：吃水果忌不卫生；水果忌用酒精消毒；生吃水果忌不削皮；忌用菜刀削水果；忌饭后立即吃水果；吃水果后忌不漱口；忌食水果过多；忌食烂水果；柿子、香蕉、橘子、山楂、甘蔗和鲜荔枝6种水果忌空腹食；西瓜不宜冷藏后再吃；吃草莓不买畸形莓、不轻信“有机”；洗草莓忌去掉蒂头后浸泡。

饮品类

◎ **饮茶禁忌**：忌用滚水冲茶；不宜多次冲泡；不宜空腹饮茶；发热时不宜饮茶；饮茶忌过量；现炒茶叶（新茶）不宜多饮；时尚花茶不宜多饮；绿茶与枸杞子忌同饮。

◎ **饮酒禁忌**：白酒忌凉饮；忌饮刚酿制的白酒；啤酒、白酒忌同饮；葡萄酒忌久存；饮酒时忌吸烟；忌睡前饮酒；忌喝酒成性；饮啤酒酒温不宜过低；饮酒不宜过量；忌空腹饮酒；酒后不宜大量饮浓茶；酒后不宜饮咖啡。

◎ **饮豆浆禁忌**：豆浆忌未煮沸后饮用；忌冲鸡蛋饮用； 忌与药物同饮； 忌空腹饮；忌用保温瓶贮存；忌代替牛奶喂婴儿；忌加入红糖；忌过量饮用。

◎ **饮牛奶禁忌**：牛奶忌高温久煮；忌用小火煮；热牛奶忌贮在保温瓶里；煮牛奶忌先加糖；酸奶饮用忌过量；酸奶忌加热；夏季忌饮冷牛奶；忌与橘子同食；忌和豆浆同煮；忌和巧克力一起吃。

◎ **其他禁忌**：冰镇饮料忌多饮；忌用饮料代替开水；山楂片泡水忌多喝；鲜橘皮不宜泡茶饮；喝饮料不宜过多。

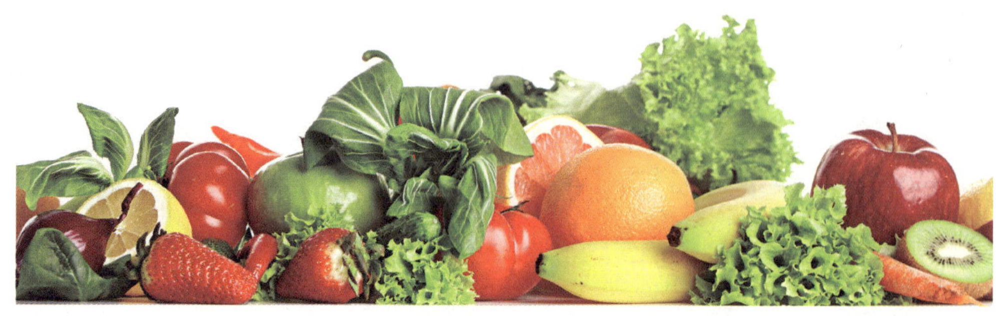

常见的食物搭配禁忌

食物	相克食物	食物	相克食物
柑橘	蛤、螃蟹	羊肉	醋、西瓜、茶、南瓜
醋	海参、牛奶、羊肉、青菜、胡萝卜	黄瓜	柑橘、西红柿、辣椒、花菜、菠菜
虾	含维生素C的水果	萝卜	橘子
柿子	白薯、螃蟹、章鱼、海带、紫菜、酒	山楂	猪肝、富含维牛素C分解酶的果蔬、海鲜
火腿	乳酸饮料	猪肉	牛肉、芫荽
牛奶	巧克力	葱	枣、豆腐
菠菜	豆腐	茄子	螃蟹
海鲜	啤酒	辣椒	胡萝卜
赤小豆	盐	芥菜	鲫鱼
甜瓜	田螺	赤小豆	鲤鱼
白酒	啤酒、韭菜	李子	鸡肉
茶	鸡蛋、酒、羊肉	菠菜	豆腐、鳝鱼、钙片

常见的食物与中药搭配禁忌

食物	相克中药	食物	相克中药
甲鱼	薄荷	猪血	地黄、何首乌
鲤鱼	甘草、天门冬、荆芥、朱砂、麦门冬	猪肉	绿豆、甘草、胡黄连、百合、苍术、黄连、桔梗、乌梅
鲫鱼	厚朴、麦门冬、盖菜、荆芥	桃	白术
蟹	荆芥	李子	白术
羊肉	半夏、菖蒲、丹砂	牛奶	滋补类药物、山楂
狗肉	商陆、杏仁、绿豆	萝卜	人参、地黄、何首乌
兔肉	盖菜	大葱	大枣、地黄、何首乌、蜂蜜
蒜	地黄、何首乌、白术	醋	茯苓
猪心	吴茱萸		

一日三餐的饮食禁忌

◎ **早餐禁忌**：忌只吃干食；忌只吃鸡蛋；早餐忌过“酸”。

◎ **午餐禁忌**：忌吃得太饱；自带午餐忌带绿叶蔬菜；

◎ **晚餐禁忌**：不宜过油腻；忌暴饮暴食；忌吃含糖过多的食物；不宜过晚进食；忌吃饱即睡；忌饭后立刻洗澡；忌边看电视边进食。

◎ **三餐后禁忌**：忌饭后喝汤；忌饭后立即吃水果；忌饭后吸烟、喝茶；忌饭后松裤带；忌饭后剧烈运动。

常见病饮食禁忌

高血压患者饮食禁忌

◎ **忌食过咸食品**：吃盐过多是引起高血压病的重要原因。医学研究证实，每天盐摄入量超过10克，就会使高血压和心脏病的发病率增加，患有高血压的人会使病情加重。因此，有高血压病者忌多吃盐。

◎ **忌食高脂肪、高胆固醇食品**：如牛五花肉、猪五花肉、猪肾、猪肝、鸭蛋、羊腿、排骨肉、无鳞鱼，这些都是高脂肪、高胆固醇食品，多吃易使人体脂肪蓄积、身体肥胖、血脂升高，以致动脉硬化。

◎ **忌饮烈性白酒**：白酒中的酒精成分在肝脏内会影响内源性胆固醇的合成，使血浆胆固醇和甘油三酯的浓度升高，造成动脉粥样硬化。同时还会引起心肌细胞脂肪的沉积，使心脏扩大，引起高血压和冠心病。

◎ **其他食物**：刺激性的蔬菜，如香辛蔬菜、葱、香菜、胡椒；纤维硬的蔬菜，如竹笋、玉米；腌渍食品，如咸菜、咸鱼子、糖及酱油煮的菜、酱菜；产生腹气的食品，如甘薯、干豆、味浓的饼干等。

糖尿病患者饮食禁忌

◎ **忌食白糖、红糖、葡萄糖及糖制甜食**：如果糖、糕点、果酱、蜂蜜、蜜饯、冰激凌等。因为这些食品可导致血糖迅速上升，加重病情。

◎ **忌辛辣食物**：如辣椒、生姜、芥末、胡椒等，因为糖尿病患者多数表现为多食、多饮等阴虚燥热症状，辛辣食品性质温热，易耗伤阴液，加重燥热。

◎ **远离烟酒**：酒性辛热，会干扰能量代谢，加重病情。有研究发现，在服用降糖药的同时，如果饮酒，可使血糖骤降，诱发低血糖，影响治疗。另外，酒精可以加快降糖药的代谢，使药物的半衰期明显缩短，影响药物的疗效。

◎ **少吃酸性食品**：糖尿病患者的体液多呈酸性。谷类、鱼、肉等食物口感上不显酸味，但在人体内彻底分解代谢后，留下氯、硫、磷等酸性物质，对糖尿病不利。

因此，糖尿病患者要少吃这类食品，多吃绿叶蔬菜，使体液呈弱碱性。糖尿病患者还应当少食土豆、山药、芋头、藕、洋葱、胡萝卜、猪油、羊油、奶油、黄油、花生、核桃、葵花子、蛋黄、动物肝、肾等。

痛风病患者饮食禁忌

◎忌食酒精、酵母、动物内脏、蛋黄以及荤腥浓汤汁等。这些食物每100克中所含的嘌呤超过150毫克，会增加体内的血尿酸浓度。

◎忌食肉类，如猪、牛、羊肉；海鲜，如新鲜鱼类、螃蟹、虾等；豆制品，如豆浆、豆腐等。这些食物每100克中的嘌呤含量在50~150毫克之间，每天摄入量应控制在200~300克之内。

◎少食五谷杂粮，如全麦面包、糙米、饼干等。每天可适量食用菇类、菌类、青豆、菠菜等。

尿路感染患者饮食禁忌

◎忌食发物，发物会加重炎症发热。

◎忌吃胀气之物：如大豆，尿路感染常出现小腹胀痛之感，而腹部胀满往往会加重病情，使排尿更加困难。

◎忌吃助长湿热之品：包括酒类、甜品和高脂肪食物。

◎忌吃辛辣刺激之物：否则会使尿路刺激症状加重，排尿困难，有的甚至会引起尿道口红肿。

◎忌吃酸性食物：会使尿液呈碱性环境，增强抗生素等药物的作用能力。

◎忌吃甜品：因糖类在体内可提高酸度，利于细菌的生长。

◎急性期忌吃温补之品。

肾炎患者饮食禁忌

◎忌烟、酒、盐、鸡蛋、茶、咖啡、油炸食品。

◎忌辛辣调味品：如葱、姜、蒜、芥末、辣椒等。

◎忌各种香料：如茴香、咖喱、胡椒。

◎忌各种含挥发油多的蔬菜：如韭菜、芹菜等。

◎不宜食菠菜、苋菜、竹笋、豆制品、动物内脏、肉汤等。

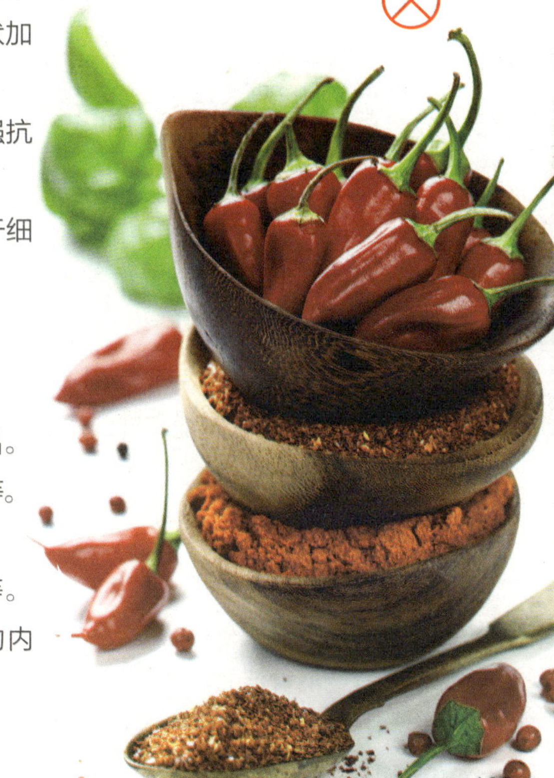

肝炎患者饮食禁忌

◎ **禁饮酒**：因为酒的主要成分是乙醇，它主要是通过肝脏代谢。正常人长期饮酒，不但会加重肝脏负担，造成肝脏损害，还会导致酒精性肝硬化，对于肝病患者，饮酒更会加重肝脏负担。

◎ **禁食辛辣的食物**：肝炎病人应忌食辣椒，因为辣椒对胃肠道有刺激作用，严重者可导致胃炎、胃溃疡。

◎ **禁食放置时间过久的食物**：注意食物的新鲜度，因为发霉的食物中含有黄曲霉素，而黄曲霉素有非常强的致癌作用，可诱发肝癌。

◎ **少吃油炸及油腻的食物**：因为肝炎患者的脂肪代谢能力较差，所以要少吃油炸及油腻的食物，可以防止血脂增高和脂肪肝的发生。

孕期饮食禁忌

◎ **忌辛辣热性调味品**：如辣椒、花椒、胡椒、小茴香、八角、桂皮、五香粉等。此类食物容易消耗肠道水分而使胃肠分泌物减少，造成胃痛、痔疮、便秘。便秘时孕妇用力屏气解便，使腹压增加，易造成胎动不安、早产等不良后果。

◎ **少吃山楂**：山楂对子宫有兴奋作用，过量食用可使子宫收缩导致流产。

◎ **忌饮含咖啡因的饮料和食品**：大量饮用后，会出现恶心、呕吐、头痛、心跳加快等症状。咖啡因还会通过胎盘进入胎儿体内，影响胎儿发育。茶叶含有较丰富的咖啡碱，饮茶会加剧孕妇的心跳速度，增加孕妇的心、肾负担，不利于胎儿的健康发育。

◎ **少吃甜食**：糖类在人体内的代谢会消耗大量的钙，孕期钙的缺乏，会影响胎儿牙齿、骨骼的发育。

◎ **少吃巧克力**：巧克力会使孕妇产生饱腹感，进而影响食欲，结果身体胖了，而必需的营养素却缺乏了。

◎ **忌味精**：味精的主要成分是谷氨酸钠，摄入过多会消耗血液中大量的锌，将不利于胎儿神经系统的发育。

◎ **忌人参、桂圆等补品**：孕妇多数属于阴血偏虚，食用人参会引起气盛阴耗，加重早孕反应、水肿和高血压等；桂圆辛温助阳，孕妇食用后易动血、动胎。

◎ **忌含有添加剂的食品**：如罐头食品。罐头内含的添加剂会导致胎儿畸形或流产。

人工流产后饮食禁忌

◎ **要限制脂肪摄取量**：不吃或少吃油腻、生冷及辣椒、洋葱、大蒜、生姜、醋、胡椒、咖喱等刺激性食物。

◎ **禁食或慎食活血、理气、寒凉类食物**：如橘子、苦瓜、萝卜、茭白、莲藕、莴笋、山楂、螃蟹、田螺、蚌等。

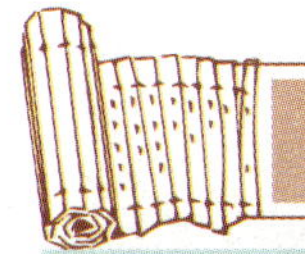

有针对性的饮食调养

用寒远寒，用凉远凉，用温远温，用热远热，食宜同法。

——《素问·异法方宜论》

《内经》释意

《黄帝内经》中说我国东部地区滨海傍水，当地居民以海中之鱼为食；西部地区，飞沙走石，风大水强，当地居民多食牛羊等肥美的动物肉类；北方高原地区，气候寒冷，干燥少雨，当地居民依山陵、沙漠、草原而居，多以牛羊乳酪为食；东南地区平原沼泽地较多，地势低洼，气候炎热多雨，当地居民食物丰富庞杂。可见《黄帝内经》非常注重因时、因地、因人制宜的思想，因此在饮食养生方面也要根据不同的季节、不同的地域、不同的年龄来选择不同的饮食方案。

不同年龄的人，气血盛衰也是不同的。《素问·示从容论篇》云："年长则求之于腑，年少则求之于经，年壮则求之于脏"。这就是说，老年人易因饮食而伤六腑，故治病多求之于腑；少年人易因汗出而风邪中于经脉，故求之于经；壮年人易因房劳而耗伤五脏之精，故求之于脏。饮食养生时也要充分考虑到老少壮不同年龄的不同特点。

老年人饮食调养技巧

饮食要点

◎**一要香**：老年人味觉、食欲较差，吃东西常觉得缺滋少味。因此，做饭菜要注意色、香、味俱全，尽量做到能促进食欲。

◎**二要好**：老年人体内代谢以分解代谢为主，需要用比较多的蛋白质来补充组织蛋白的消耗。因此，多吃一些鸡肉、鱼肉、兔肉、羊肉、牛肉、瘦猪肉以及豆类制品，这些食品所含蛋白质均属优质蛋白，营养丰富，容易消化。

◎**三要杂**：为均衡吸收营养，保持身体健康，各种食物都要吃一点。每天的主副食品应保持10种左右，尤其是新鲜蔬菜、水果，不仅含有丰富的微量元素和维生素，还含有较多的膳食纤维，对保护心血管、预防癌症、便秘都有非常重要作用。

◎**四要少**：老年人的消化系统已经退化，而且平时的活动也远比年轻人少，过分饱食会增加肠胃等消化器官的负担，对身体健康有害。老年人每餐应以八分饱为宜，尤其是晚餐。

◎ **五要细**：老年人牙齿不好，不能够完全咀嚼食物。所以老年人的食物要细，要易于消化。吃饭的时候应细嚼慢咽，以减轻胃肠负担，促进消化。

◎ **六要烂**：老年人牙齿常有松动和脱落，咀嚼肌变弱，消化液和消化酶分泌量减少，胃肠消化功能降低。因此，饭菜要做得软一些、烂一些。

◎ **七要热**：老年人对寒冷的抵抗力差，如吃冷食可引起胃壁血管收缩，供血减少，并反射性引起其他内脏血循环量减少，对健康不利。因此，老年人的饮食应稍热一些，以适宜入口进食为准。

◎ **八要淡**：老年人要控制动物性脂肪的摄入量，饮食宜清淡，并且控制盐的摄入量，每天吃盐少于6克为宜。因为富含饱和脂肪酸的动物性脂肪，会诱发动脉粥样硬化，从而发生心血管和脑血管疾病，包括心脏病和中风等。盐吃多了也会给心脏、肾脏增加负担，易引起血压升高。

◎ **九要补**：老年人每日要补充各种矿物质和微量元素，如钙、铁、硒、铬等。钙摄入不足是我国老年人的普遍问题，每日膳食钙的供给量需要800毫克左右，牛奶及奶制品是补充钙的良好来源。

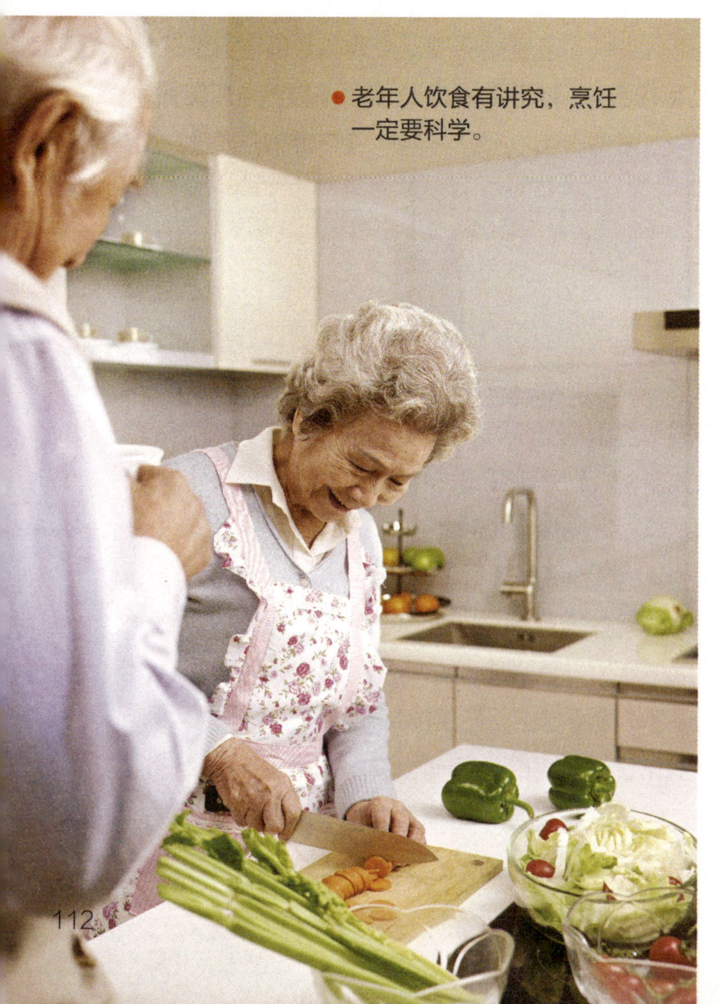

老年人饮食有讲究，烹饪一定要科学。

◎ **十要瘦**：老年人热量摄入过多，很易发胖。肥胖是高血压、心血管疾病和糖尿病的诱因，而且病死率也高。因此，适当限制热量的摄入，维持体重在标准体重上下10%较为合适，有益于健康。

老年人饮食养生方

◎ **养心安神**：每晚睡前服10枚桂圆，可用于心神不安、失眠多梦、记忆力减退等。

◎ **补血养心益智**：桂圆30枚，去核大枣10颗，糯米100克，红糖适量，煮粥，早晚各1次，适宜于老年人气血不足者。

◎ **止咳、润肺、健脑、益智**：桂圆肉30克，银耳100克，冰糖30克，水1000毫升，先用大火把桂圆煮熟，再投入银耳，待水沸后加入冰糖，然后搅拌均匀，即可食用。

◎**养阴润燥**：百合30克，莲子15克，银耳10克，冰糖适量，煮成羹，每日1剂。

◎**健脾养心，降压降脂**：芹菜200克，大枣30克，用水煎30分钟，喝汤，食芹菜及大枣。本品适用于高血压、高血脂及冠心病的辅助治疗，但低血压患者不宜食用。

◎**治疗老人便秘**：黑芝麻、核桃仁各50克，捣碎，每日早晚各服1汤匙，温水送服。

◎**治疗老年斑——薏米糖饮**：薏米40克，煮熟，加糖适量，1次食用，轻者2个月有效，重者继续服至有效为止。

中年人饮食调养技巧

饮食要点

营养学家推荐给中年人需要适量补充的食物有下列数种。

◎**鱼类**：鱼肉中含有丰富的氨基酸，可促进人体蛋白质、酶、激素的合成，构成机体活动和调节的物质基础；鱼还含有磷、硒、钙等人体必需的矿物质，可延缓衰老，防止骨质疏松。因此中年人要注意多吃鱼，每周至少要有2～3餐有鱼类及其他水产品（如虾、蟹）。

◎**豆类**：大豆及豆制品易于消化吸收，内含丰富的优质蛋白，并且有多种人体必需的氨基酸，以精氨酸及赖氨酸为主，是人体合成蛋白质的重要原料。大豆含有丰富的维生素E和大豆角苷，可防止氧化，延缓衰老并降低血清胆固醇，防止动脉粥样硬化；大豆中的磷可补充脑的需要；含有的铁、钙，可防止贫血和骨质疏松。

◎**坚果**：坚果中的果实，如核桃仁、松子仁含有丰富蛋白质及不饱和脂肪酸，有益于中年人增强体质及预防动脉粥样硬化，长期服食可延年益寿。建议中年人可将坚果做为饭后茶点来食用。

◎**菌类**：香菇、蘑菇、黑木耳、银耳等菌类含有多种氨基酸、维生素A、维生素D等，能够提高机体抗病毒、抗血栓形成、防止动脉粥样硬化和抗癌的能力，菌类食物还有助于消化。

◎**藻类**：紫菜、海带等藻类食物，含有藻胶酸、海带氨酸、钾、磷、钙、B族维生素、维生素C及多种氨基酸，具有软化血管、预防冠心病、动脉硬化、肿瘤和老年痴呆等作用。藻类食物中还含有碘，可预防碘缺乏。

◎**水果蔬菜**：大枣、梨、苹果、香蕉、猕猴桃、柑橘、葡萄等水果含有丰富的维生素和微量元素，可提高机体免疫力，改善物质新陈代谢；冬瓜、黄瓜、南瓜、胡萝卜、西红柿、大蒜、洋葱、油菜、芹菜、韭菜、扁豆、豆角、辣椒、生姜、芦笋等蔬菜也含有丰富的维生素和膳食纤维，有利于消化吸收，并能预防便秘。

中年人饮食养生方

◎ **补脾肺肾：** 新鲜山药50克，羊肉150克，盐适量。煮熟食用。适用于脾虚泄泻、虚劳咳嗽、消化不良、遗精带下、小便频数等。

◎ **治疗胃、十二指肠溃疡：** 蜂蜜100毫升，蒸后空腹服用，每日3次。

◎ **治疗中老年人低血压：** 大枣20颗，山药30克，薏米20克，太子参、莲子各10克，大米50克，煮粥，分为早晚食用。

◎ **治疗中老年人性功能减退：** 去核大枣20颗，全虾（不去头及外壳）50克切段，韭菜10克切段，大米100克，煮粥，分为早晚食用。适用于有腰膝酸软，性欲减退，遗精阳痿等。

◎ **抗过敏：** 大枣20～50颗，每日服用，适用于过敏性鼻炎、过敏性哮喘、过敏性紫癜、荨麻疹等症的辅助食疗。

◎ **补肝益肾健脑：** 桑葚30克，去核大枣50颗，水适量，小火煮烂，加糖适量。适用于神经衰弱、失眠等。

◎ **缓解咳嗽：** 核桃仁90克，柿饼30克，蒸熟，每日分为3次服用。适用于长期咳嗽不止者。

◎ **温肾益精：** 核桃仁5个，每日早晚食用。适用于怕冷腰酸、小便次数增多、失眠多梦、精神不振、面色苍白等。

◎ **清咽利喉：** 将新鲜百合捣碎，外敷咽喉处。适用于慢性咽炎，咳嗽痰多者。

青少年饮食调养技巧

饮食要点

◎ **补充各种营养物质：** 青少年机体各组织器官的生长发育特别迅速，身高和体重的增加尤为明显，并且出现第二性征，这个时期的饮食需要补充大量的营养。

◎ **保证蛋白质的摄入量：** 据统计，人体总体重的50%、身高的15%，是在青春期获得的。而这一阶段又是脑力劳动较紧张的时期，大脑每日除消耗约120克葡萄糖外，还需要大量蛋白质以促进发育。鸡蛋、奶类、大豆等都含有优质的蛋白质，并含大脑所必需的卵磷脂，是滋补大脑、增强智力的好食物。

◎ **增加钙、铁及维生素A、B族维生素、维生素C的摄入：** 摄食鲜牛奶、羊奶，并多食绿色或黄色蔬菜，如青菜、白菜、韭菜、西红柿、胡萝卜等，以保证各种维生素和矿物质的供给。

◎ **增加一次课间餐：** 青年人每日主要食品应包括主食600克，瘦肉60～100克，鸡蛋1～2个，蔬菜500～750克，大豆及豆制品适量；植物油25～50克。专家建议在上午

10点增加一次课间餐，约占一日总热量的10%，有利于青年人的生长需求。

青少年饮食养生方

◎ **增强记忆力**：黑芝麻、芋头各100克，米饭蒸熟后， 将黑芝麻和芋头一起放在米饭上蒸熟，每日分为3次食用。

◎ **治疗口腔溃疡**：山药20克，冰糖适量，用水煎服，早晚分服，每日1剂，连服2～3日。

◎ **益气养血，健脾养心**：去核大枣20～30克，桂圆肉100克，核桃仁50克，西洋参5克，小火煮烂后加蜂蜜25克，冷却，每次1汤匙，每日3次。适用于脑力劳动者用脑过度、心慌失眠、多梦健忘、腹胀、食欲不振等。

◎ **补脑养血**：核桃仁100克磨浆；糯米150克加水浸泡涨，磨浆；大枣10颗加温水泡涨，去核捣浆；将上述三浆加适量水煮成羹，加蜂蜜适量即可。

◎ **补脑益智**：核桃仁50克、黑芝麻40克，研末，牛奶、蜂蜜适量，用温水冲服。

◎ **治疗失眠**：新鲜百合50克，蜂蜜1汤匙，拌匀，蒸熟，睡前服用，可经常食用。

◎ **治疗感冒**：蜂蜜100克，柠檬1个榨汁，调匀。

◎ **治疗痤疮（青春痘）**：野菊花50克，水煎，冷却后倒入制冰格里，冻小冰，每日

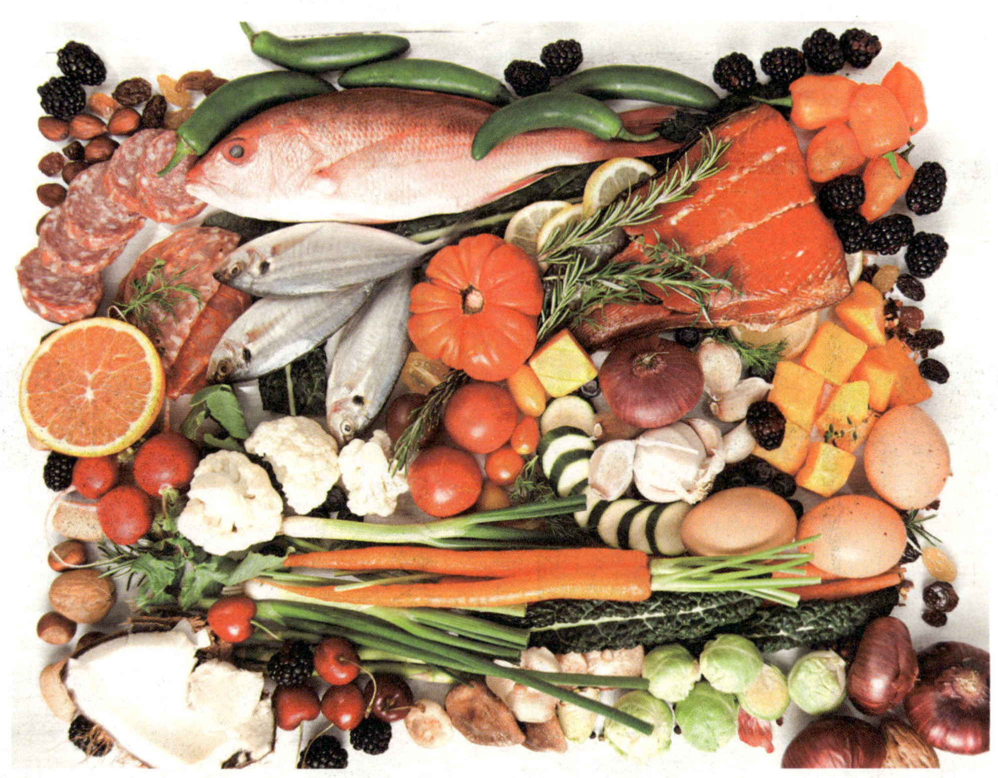

● 青少年处于身体发育的关键时期，日常饮食一定要注意营养全面。

洗面后，用1块冰轻轻涂擦面部10分钟左右，每日2次，连续7日。

◎ **健脾利湿**：鲜冬瓜皮100克，薏米50克，煮粥。适用于身体沉重乏力、疲劳者。

婴幼儿饮食调养技巧

饮食要点

◎ **半岁以内不要多喝果汁**：果汁内没有对生长发育起关键作用的蛋白质和脂肪。如果喝得过多，正餐摄入减少，会破坏小儿营养平衡，因此不足6个月的婴儿最好不饮果汁，6个月以上者也要限制饮用量，以每天不超过100毫升为宜。

◎ **1周岁以内忌食果冻**：由于果冻滑软而有弹性，易破碎，不易溶化，误入气管后易堵塞气道而致窒息，危及宝宝性命。

◎ **1周岁以内的宝宝不能吃盐**，这一时期的小儿肾脏功能弱，吃咸会增加肾脏负担，1周岁之后可适当加点咸，注意不能食用味精。

◎ **3岁以内不宜饮茶**：茶中含有大量鞣酸，可干扰人体对食物中蛋白质及钙、锌、铁等矿物元素的吸收，导致婴幼儿缺乏蛋白质和矿物质元素而影响正常发育。另外，茶叶中的咖啡因易引起宝宝过度兴奋，诱发多动症。

◎ **5岁以内勿服补品**：补品中含有激素或激素样物质，会干扰宝宝生长，导致宝宝个子矮小，性早熟，牙龈出血、口渴、便秘、血压升高、腹胀等。

◎ **小儿还应戒食泡泡糖和可乐型饮料，少吃罐头食品，鸡蛋也不可多吃**：鸡蛋吃

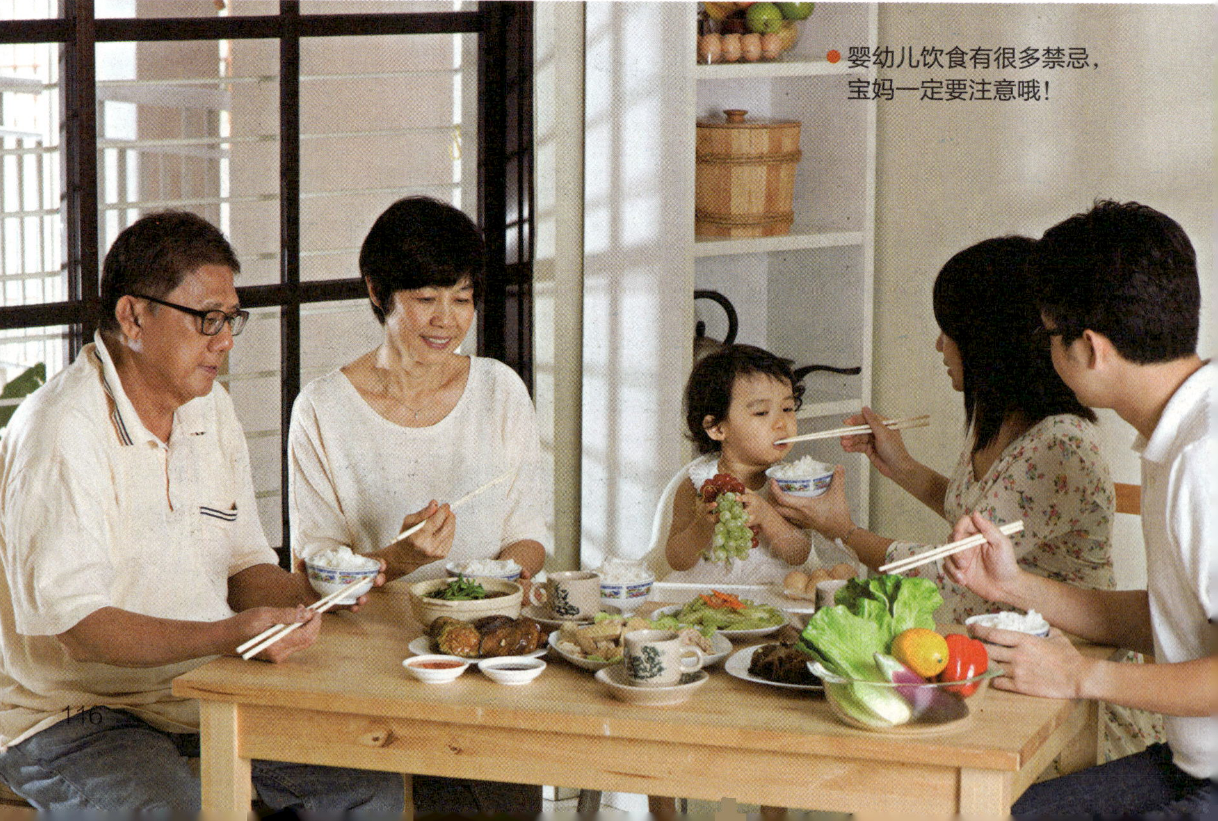

● 婴幼儿饮食有很多禁忌，宝妈一定要注意哦！

得过多，会引起消化不良性腹泻，还会引起维生素K缺乏，出现烦躁不安、面色苍白、面部皮疹、嗜睡、毛发脱落等症状。

小儿饮食养生方

◎ **治疗湿疹**：绿豆粉（炒黑）50克，加蜂蜜12克、薄荷3克，捣烂，醋调，外敷患处，用消毒纱布覆盖，若患处分泌物多，应用生理盐水清洗干净后再敷药。

◎ **解毒**：绿豆50克，甘草10克，煮汤，使绿豆酥烂，不加糖，喝汤吃绿豆。适用于儿童铅中毒所致的智力发育落后、神经系统功能发生变化，出现多动、异食癖、脱发等。

◎ **利湿、清热——薏米粥**：薏米30克，粳米60克，煮粥。适用于水痘患儿的辅助食疗。

◎ **缓解小儿暑热**：冬瓜皮30克，柚子核5克，水煎，代茶饮。

◎ **驱除绦虫和蛔虫**：木瓜100克，晒干，研末，每次10克，早晨空腹服用。

◎ **缓解咳嗽**：新鲜熟木瓜1个，去皮后蒸熟，加蜜糖服用。

特殊人群饮食调养

女性哺乳期的饮食调养

相对于普通女性，哺乳期女性身体各个系统都发生了巨大的变化，对各种营养元素的需要量增加，特别是蛋白质、钙、铁、锌、维生素的需要量。

◎ 多食富含蛋白质的食物：如鸡、鱼、虾、瘦肉、奶、蛋、豆制品，每日蛋白质摄入量为每千克1～1.2克。

◎ 脂肪摄取不宜过多：占总热量的20%～25%即可。

◎ 多摄取钙、铁、锌等微量元素和矿物质。

◎ 多食富含维生素的食物。

◎ 主食不宜过多：尤其是胃口特别好的孕妇，可用蔬菜充饥。

女性绝经期的饮食调养

绝经女性期机体会产生一系列变化，如骨质疏松、脂质代谢改变、生殖器官和骨盆底组织萎缩等，如果日常生活中注意饮食治疗便能平稳度过绝经期。

◎ 绝经期女性饮食宜清淡，适当控制脂肪摄入，尤其是限制富含饱和脂肪酸的动物脂肪。

◎ 忌刺激、辛辣的食品。

◎ 摄入含高蛋白、高维生素的食品。

◎ 摄入含钙丰富的食品。

◎ 多吃蔬菜水果、多饮水。

◎ 食疗以补肾为本，注意健脾、养心。

女性饮食养生方

◎ **消食回乳：**母鸡1只（切块），用猪油15克，葱、姜适量与鸡块同炒，再加入鸡汤适量，炒麦芽60克（用纱布包），盐适量，小火炖煮1～2个小时，可根据个人口味酌加鸡精、胡椒粉等，取出麦芽，喝汤食肉。

◎ **补虚通便养颜：**蜂蜜、牛奶各50毫升，黑芝麻末25克。调匀，温服（可适量加温水），晨起空腹时服用。适用于产后血虚、肠燥便秘、皮肤不润等。

◎ **美容通便：**将柚子皮切丝，柚子肉搅碎（用搅拌机），水、冰糖各适量，小火煮至黏稠（2小时左右），放凉，加入蜂蜜适量，即可。

◎ **健脾止带：**山药、薏米、莲子各30克，加水煮熟服用，每日1次，连服3～5次。可以改善脾虚白带。

◎ **通乳：**炒黑芝麻100克，研末，加盐适量，产妇可常服。

◎ **滋阴补血：**黑紫色桑葚中铁质及植物色素含量丰富，适用于女性产后或血虚体弱者食用。

◎ **清热、利湿、减肥：**西瓜翠衣、黄瓜皮、冬瓜皮各200克，在开水中略焯，放凉，切条；再加入调味品，拌匀；或荷叶、冬瓜皮按1:2的比例配伍，沸水冲泡。

男性饮食养生方

◎ **温肾壮阳：**鱼肚15克（用水泡发），鹿茸1小片，黄酒1盅，红糖适量，小火炖稠，喝汤食鱼肚。鹿茸片可再炖一次后嚼食。适用于肾阳虚衰引起的阳痿、遗精、早泄、不育、四肢不温、夜尿频多等。

◎ **补肾壮阳，祛风除湿：**淫羊藿50克用纱布包好，放入米酒250毫升，密封，每日振摇1次，7日后每周振摇1次，15天后饮用，每次30毫升，每日2次。适用于肾阳虚衰引起的男子阳痿早泄等。

◎ **补肾助阳、益气摄血：**淫羊藿、鹿角片、巴戟天各10克，黄芪、山药各12克，水煎45分钟，每次150～200毫升，每日早、晚各1次，宜空腹饮用。适用于肾阳虚引起的男子精中带血、畏寒怕冷、腰膝无力等。

◎ **温肾壮阳，活血散寒：**海马30克研碎，浸泡入白酒500毫升中，密闭，10日后饮用，每次10毫升，每日2次。适用于肾阳虚衰引起的怕冷、腰酸、乏力、阳痿、早泄、尿频、不育等。

◎ **治疗前列腺肥大：**枇杷叶10片，切细，加入烘焙过的粗盐，用纱布包好，固定在肛门和阴囊之间的部位，用热气熏30分钟。此法还有预防前列腺癌的作用。

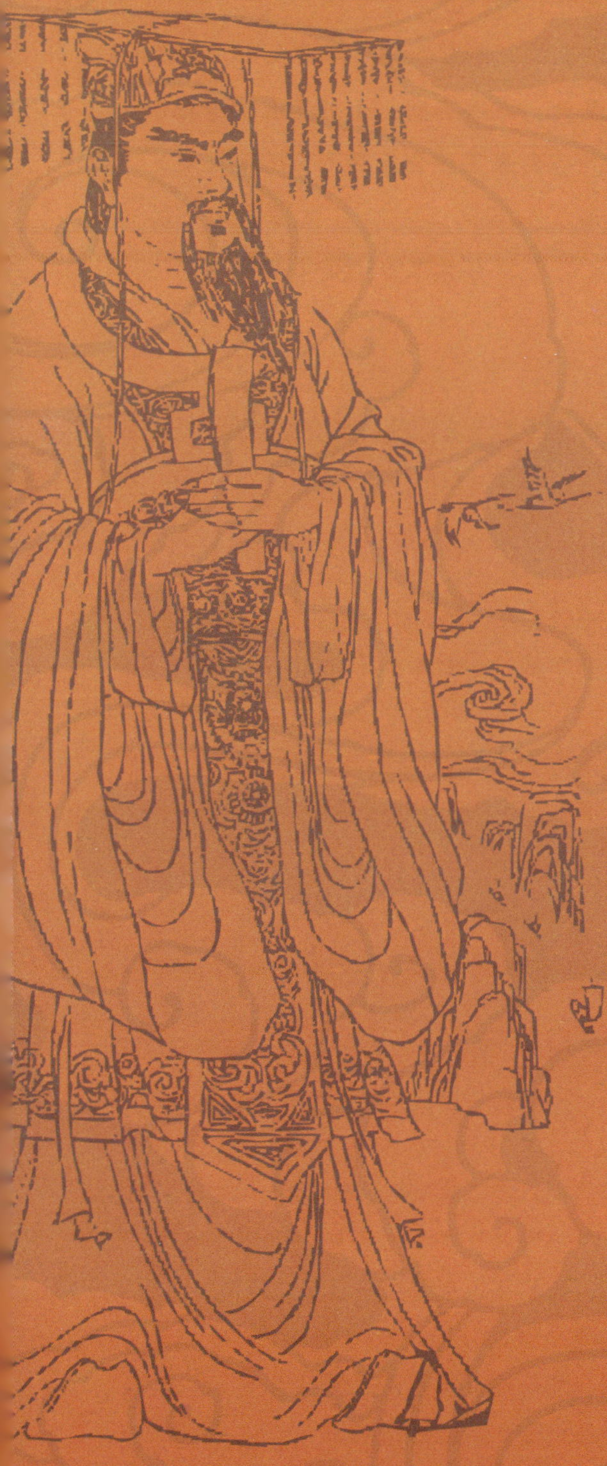

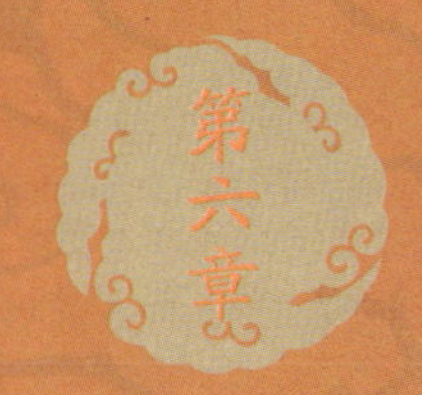

《黄帝内经》的中药养生技巧

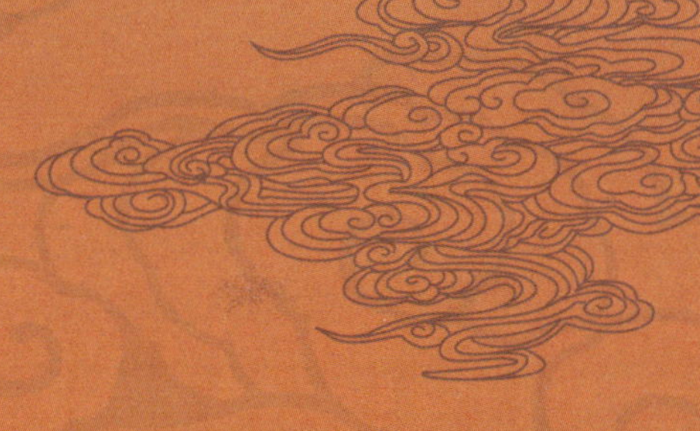

药食同源，皆可养生

帝曰：有毒无毒，服有约乎？岐伯曰：病有久新，方有大小，有毒无毒，固宜常制矣。大毒治病，十去其六，常毒治病，十去其七，小毒治病，十去其八，无毒治病，十去其九。谷肉果菜，食养尽之，无使过之，伤其正也。

——《素问·五常致大论》

何为药物

《黄帝内经》中讲到黄帝问岐伯：有毒的药与无毒的药，服法上有规则吗？岐伯回答说：病有新病和久病，药方也分大小，药物分有毒的和无毒的，必然有一定的用药规则。

凡是毒性大的药物，病去十分之六，不可再服用；一般毒性的药物，病去十分之七，不可再服用；毒性小的药物，病去十分之八，不可再服用；无毒性的药物，病去十分之九，不再服用。然后用谷肉果菜之类，饮食调养以使病愈，不要过多使用药物，以免伤其正气。

可见中医理论中的“药食同源”主要来自于《黄帝内经》。另外，药物与食物一样，也有四气五味的特点，四气也分为寒、热、温、凉；五味为酸、苦、甘、辛、咸。

中药也有四气五味

四气

中药具有寒、热、温、凉四种药性，也称为“四气”。除此之外，还有一些中药药性平和，作用和缓，温热寒凉不明显，称之为“平性”。四气中温热与寒凉属于不同的性质，温次于热，凉次于寒。

寒性、凉性药物能够减轻热证，如板蓝根、黄芩属于寒凉性药物，对发热、口渴、咽痛等热证具有清热解毒的作用。

温性、热性药物能够减轻或消除寒证，如附子、干姜属于温热性药物，对腹部冷痛、四肢冰凉等寒证具有温中散寒的作用。

一般来说，能够清热泻火、凉血解毒、治疗热证的药物，属于寒性或者凉性；能够温中散寒、补火助阳、治疗寒证的药物，属于温性或热性。

五味

药味是指中药的真实滋味。药物的滋味不止五种，辛甘酸苦咸是五种最基本的滋味，另外还有淡味和涩味。一般讲涩归附于酸，淡归附于甘，所以中药的药味习称“五味”，也就是辛、甘、酸、苦、咸五种滋味。

◎ **辛**：辛味的药物一般具有发散、行气、行血等作用，多用于治疗表证、气血阻滞。如麻黄、桂枝属于辛味药物，能够解表散寒，治疗风寒感冒；红花、益母草属于辛味药物，能够活血，治疗痛经、跌打损伤等。

◎ **甘**：甘味的药物一般都具有滋补身体、缓和药性、缓急止痛等作用，多用于治疗虚症、调和药物。如人参味甘，大补之药，是治疗气虚的首选药物；熟地黄味甘，能滋补精血，是治疗肾阴亏虚的主要药物。

◎ **酸**：酸味的药物一般具有收敛固涩的作用，多用于体虚多汗、久泻久痢、肺虚久咳、尿频遗尿、遗精滑精等。如五味子味酸，能够涩精、敛汗， 用于治疗遗精、多汗； 五倍子味酸，能涩肠止泻，用于治疗久泻久痢；乌梅味酸，能敛肺止咳、涩肠止泻，用于治疗肺虚久咳、久泻久痢。

◎ **苦**：苦味的药物一般具有泻下、降逆止咳、泻火、燥湿等作用。用于治疗大便不通、咳喘、火热病、湿热病、寒湿病等。如大黄味苦，能泻下通便，可用于治疗热结便秘；苏子、苦杏仁味苦，能降泄肺气，用于治疗肺气上逆导致的咳嗽、气喘；栀子、黄芩味苦，能清热泻火，用于心烦神躁、目赤、口干、口苦、咽干等证；苍术、厚朴味苦，能燥湿，用于治疗腹部胀满、憋闷、疼痛等。

◎ **咸**：咸味的药物一般具有软坚散结、泻下等作用，用于痰核、瘰疬、瘿瘤等病症。如海藻、昆布味咸，能消痰软坚，用于治疗瘰疬；芒硝味咸，能泻下通便，用于治疗大便秘结。

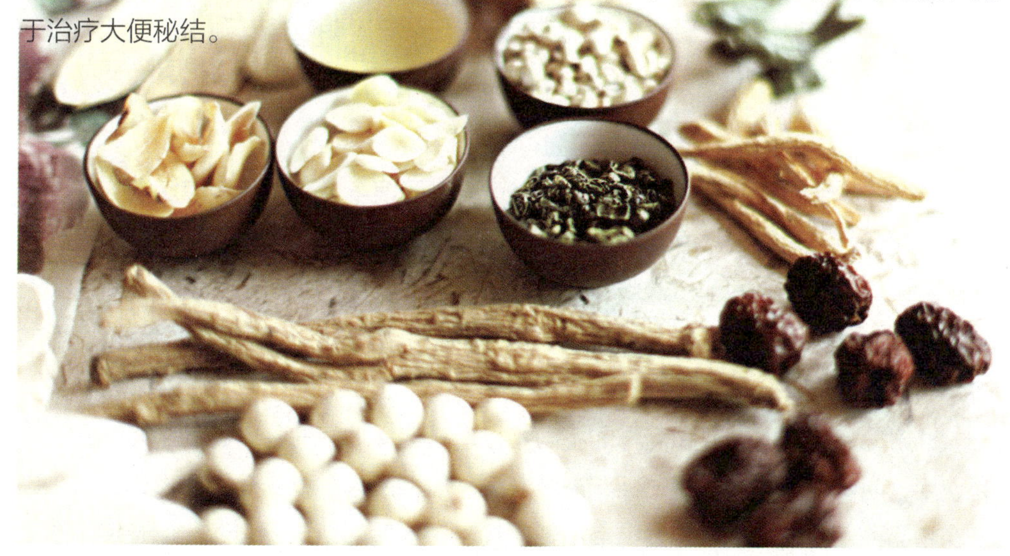

中药补养须对症

帝曰：病在中而不实不坚，且聚且散，奈何？岐伯曰：悉乎哉问也！无积者求其脏，虚则补之，药以祛之，食以随之，行水渍之，和其中外，可使毕已。

——《素问·五常致大论》

味伤形，气伤精；精化为气，气伤于味。阴味出下窍；阳气出上窍。味厚者为阴，薄为阴之阳。气厚者为阳，薄为阳之阴。味厚则泄，薄则通。气薄则发泄，厚则发热。

——《素问·阴阳应象大论》

同风热者多寒化，异风热者少寒化，用热远热，用温远温，用寒远寒，用凉远凉，食宜同法，此其道也。有假者反之，反是者病之阶也。

——《素问·六元正纪大论》

何为中药配伍

《黄帝内经》中说如果病在人体内部，看不到，也摸不到，时聚时散，应从内脏中寻求病因，虚的用补药，若有外邪就用中药祛邪，随后用饮食调养，用流水浴渍肌表，调和内外，这样可以使疾病痊愈。药物和食物的气味之中，具有辛甘发散作用的属阳，具有酸苦涌泄作用的属阴，阴阳失去平衡时，阴气偏亢，阳气就要受病；阳气偏亢，阴气就要受病。阳气偏亢则出现热病，阴气偏亢则出现寒证，热到极点就会转化为寒，寒到极点就会转化为热。

名家归纳

通过《黄帝内经》众多篇章的介绍，可以了解很多使用中药治疗疾病的方法，充分体现了中医阴阳五行学说的应用。后世医家逐渐总结，认为中药的使用必须合理搭配，可以药物之间配伍使用，也可以药食搭配成药膳再使用。从《黄帝内经》整体篇章上来看，书中共载方13首，内服方占10首，其中属于药膳性质者竟达6首之多，可见食疗药膳在《黄帝内经》中占有非常重要的地位。

根据病情的不同需要和药物的不同特点，有选择地将两种以上的中药配合在一起使用，叫做配伍。在远古时期，治疗疾病一般都是采用单味药物的形式，后来由于药物品种日趋增多，对药性特点不断明确，对疾病的认识逐渐深化以及疾病的复杂等原因，中药也就由简到繁出现了多种药物配合应用的方法，并逐步积累了配伍用药的规律，从而既照顾到复杂病情，又增进了疗效，减少了毒副作用。因此，中药常常配伍使用。

配伍的依据

中药的配伍主要是根据病情的需要和药物的特点来组合开方的。

病情需要

人们所患的各种疾病都是由多种病邪及病因所致，而且，患病以后的表现也各不相同，常常是许多病症综合在一起，如感冒时除了怕冷、发热外，还有头痛、嗓子痛、流鼻涕等症状；患肺结核时除了咳嗽胸痛、体虚外，还有低热、夜间出汗、颧红、痰中带血等症状。中医注重“整体观”，辨证论治，综合诊治，因此，在治疗疾病时，不仅要治疗主要症状，也要照顾到次要症状；不仅要治标，还需要治本，所以需要将不同的药物配合在一起使用，起到良好作用。

药物特点

每种中药都有自己的性味和归经，它们的药效、作用也不相一致。有的药物能补气，有的药物能泻下，有的药物能理气，有的药物能解表，还有的药物能消食等。即使是同一类药物，它们作用的脏腑归经也是不相同的。有些能补肝，有些能补肾，有些则肝肾同补，又如黄芩、黄连、黄柏同是清热泻火药，但黄芩味苦性寒清上焦之火，黄连味苦性寒偏于清中焦火，而黄柏味苦性寒却偏于清下焦火。

配伍的意义

增进疗效

知母配伍贝母，可以增强养阴润肺、化痰止咳的功效；附子、干姜配合应用，以增强温阳散寒、回阳救逆的功效；陈皮配半夏以加强燥湿化痰、理气和胃的功效。这类同类药物配伍应用的例证，历代文献有不少记载，它构成了复方用药的配伍核心，是中药配伍应用的主要形式之一。

降低毒副作用

两种药物配伍使用，以达到消除其中一味药物的毒副作用的效果。如半夏配伍生姜使用，生半夏有一定的毒性，可使人咽痛音哑。这类药物配伍多用于具有较强毒副作用的药物，以保证安全用药，也可用于有毒中药的炮制及中毒解救。

中药的毒性

帝曰：子别试通五脏之过，六腑之所不和，针石之败，毒药所宜，汤液滋味，具言其状，悉言以对，请问不知。雷公曰：肝虚、肾虚、脾虚皆令人体重烦冤，当投毒药，刺灸砭石汤液，或已或不已，愿闻其解。

——《素问·示从容论》

《内经》对中药毒性的解读

《黄帝内经》中可以见到“毒药”这个词，但是它的意思指的是治疗疾病所用的中药，并不是现代所说的有毒药物。在《素问·汤液醪醴论》中黄帝问：现在人们有了病，虽然也服了药，而病不一定好，这是什么缘故？岐伯回答：现在有了病，必用药物治其内，用针石、针灸治其外，其病才能痊愈。《素问·示从容论》中黄帝说：雷公你在《脉经·上下篇》之外，根据你所通晓的，来解释五脏之所病，六腑之所不和，针石治疗之所败，中药治疗之所宜，汤液的滋味等，具体说明其症状，详细地做出回答，如果有不知道的，请提出来问我。

随着科学技术的进步，现代中药研究借助生物化学分析、药物有效成分鉴定、动物实验观察等方法证明有一部分中药确实具有一定的毒副作用。

中药毒副作用产生的原因

药物本身具有毒性

如朱砂是治疗心神不安、失眠、口舌生疮的主要药物，具有良好的临床疗效。但朱砂是汞的化合物，主要成分是硫化汞。进入体内的汞，主要分布在肝脏、肾脏，可引起肝肾损害，并且可以通过血脑屏障，直接损害脑组织。过量服用或没有正确服用朱砂，中毒表现为恶心、呕吐，口中有金属味，口腔黏膜充血，齿龈肿胀，溢血，腹泻，肾脏损害等，严重时可因全身极度衰竭死亡。

再如马钱子，毒性较大，主要用于风湿麻痹、小儿麻痹后遗症、类风湿性关节痛等。如果炮制不当或者过量服用，可引起中毒反应，症状是最初出现头痛、头晕、烦躁、呼吸增强、肌肉抽筋感、吞咽困难、呼吸加重、瞳孔缩小、胸部胀闷、呼吸不畅、全身发紧，甚至导致惊厥、昏迷、窒息而死。

过量服用药物

部分中药在一定的剂量内对人体无毒，但超过安全剂量就会产生毒性，对身体造成损害。如果盲目服用中药，不仅不能治疗疾病，甚至可能产生症状加重、新的疾病出现等现象。

例如，人参能大补元气，药物本身不具有毒性作用，有些人便买大量人参服用，结果不仅没达到强身健体“奇效”，反而出现发热、咽痛、吞咽困难、鼻出血等严重的不良反应。

中药毒副作用的防治方法

合理用药

部分药物毒副作用的产生是由于超量、过久服用等用法不当造成的，合理用药完全可以避免这类中毒现象的发生。合理用药包括：服用安全剂量的药物、依据病症用药、在医生指导下用药或依据药物说明书用药，切忌长期、过量、滥用药物。

使用合格药物

炮制不当的中药、制剂不当的中药、伪劣中药都可能引发毒副作用。因此，购买和服用质量可靠的药物是治疗疾病的保证。

中医中药已有几千年的历史，是防病治病的主要武器，绝不能因为某些中药的副作用而对中药全盘否定。实际上只要使用得当，一些副作用是完全可以避免的。因此，人们应正确认识和重视中药的毒副作用，以更好地发挥中药的治疗功效。

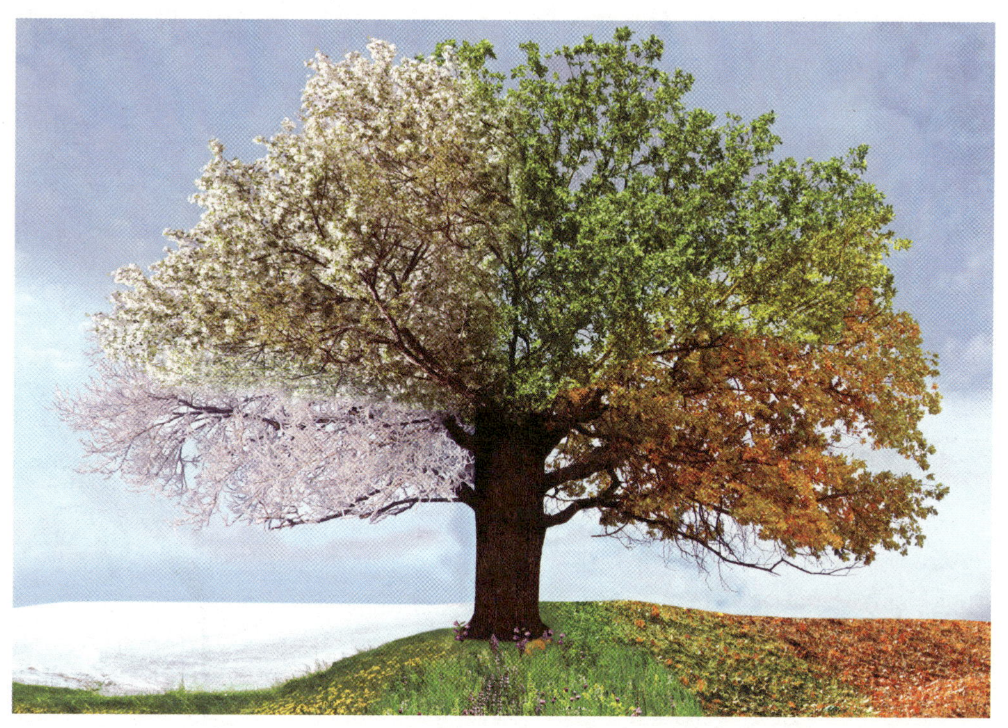

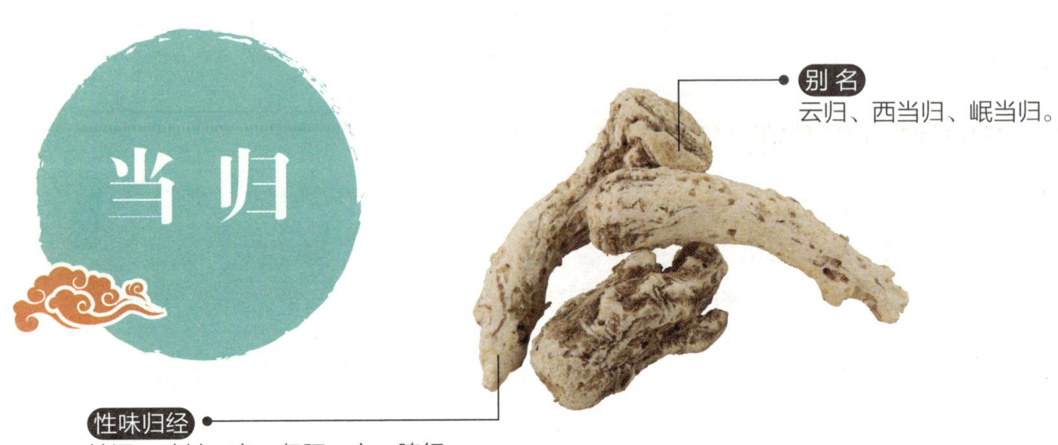

古籍摘要 古人娶妻，为嗣续也。当归调血，为女人要药。

——《本草纲目》

功效主治 补血活血，调经止痛，润肠通便。用于面色萎黄，眩晕心悸，血虚，或兼有瘀滞的月经不调、闭经、痛经等；用于虚寒性腹痛、冠心病、风湿痹痛、跌打损伤等痛证；用于肠燥便秘；久咳气喘等。

中药档案 当归为伞形科多年生草本植物当归的根，主产于甘肃、云南、四川，尤以甘肃岷县的品质最佳，岷县因此有“中国当归城”之称。当归一般在秋季采收后去须根，稍蒸水分再用烟火熏干，当归身、当归尾分别切薄片，当归身的补血作用强于当归尾，当归尾的活血作用强于当归身。

服用禁忌 使用当归不可过量；月经过多、有出血倾向、阴虚内热、大便溏泄者均不宜服用。

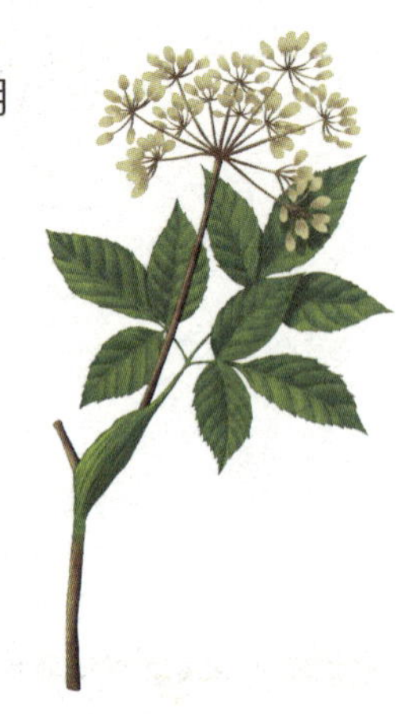

精选良方

配方 当归适量。

制法 将当归加水煎煮，滤渣取汁。

用法 取少许当归液搓揉头发和头部皮肤。

功效 促进头发生长、乌发黑发。

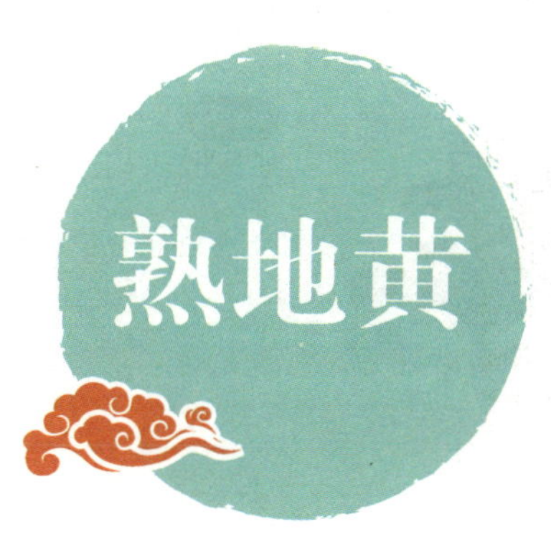

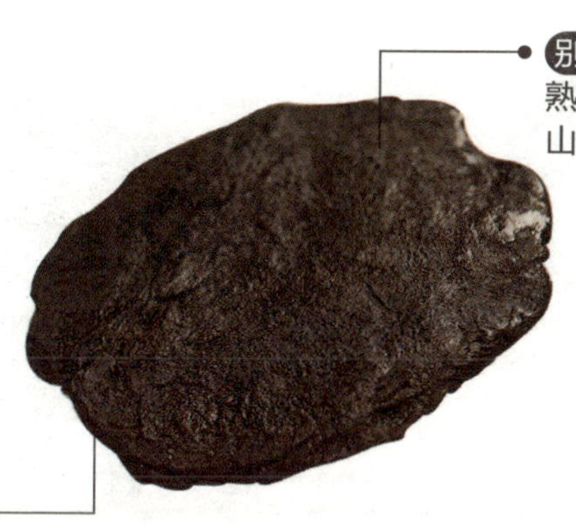

别名 熟地、伏地、酒壶花、山烟

性味归经 性微温，味甘；归肝、肾经。

古籍摘要 熟地黄，假火力蒸晒，味苦化甘，为阴中之阳，故能补肾中元气。

——《本经逢原》

功效主治 补血养阴，益精填髓。用于面色萎黄或苍白、头晕眼花、心慌失眠等；用于消渴（糖尿病）、盗汗等；用于头晕耳鸣、须发早白、腰膝酸软等；用于月经不调、不育等；用于肾虚喘咳等。

中药档案 熟地黄为生地黄加工而成，生地黄主产于河南、河北、内蒙古、山西等地，属玄参科植物，药用部位是地黄的块根，以块根肥大、软润、内外乌黑有光泽者为佳。熟地黄是将干的生地黄加黄酒拌匀，蒸至内外黑润，再晒至八分干，切厚片，干燥而成。将熟地黄直接炒炭或密闭煅炭，称为熟地黄炭。

服用禁忌 脾胃虚弱、气滞痰多、腹满便溏者忌服。

精选良方

配方1 熟地黄30克，白酒500毫升。

制法 将熟地黄放入白酒中浸泡15日。

用法 每日适量饮酒。

功效 本方具有强肾补虚、益精填髓的功效，适用于肾虚引起的腰背酸软疼痛、无力。

配方2 熟地黄、生地黄各12克，麦门冬、黄芪各10克，黄芩、红花各6克。

制法 将上述所有中药放入砂锅中加水浸泡30分钟，然后小火煎煮30分钟，倒出药汁，继续在锅中加水，煎煮40分钟后滤渣取汁，将2次煎得的药汁混合。

用法 每日1剂，分2次服用，1周为1个疗程。

功效 养血祛瘀、美颜去皱。

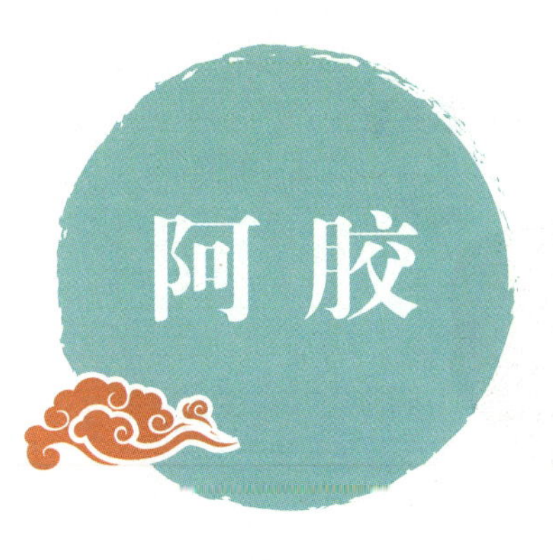

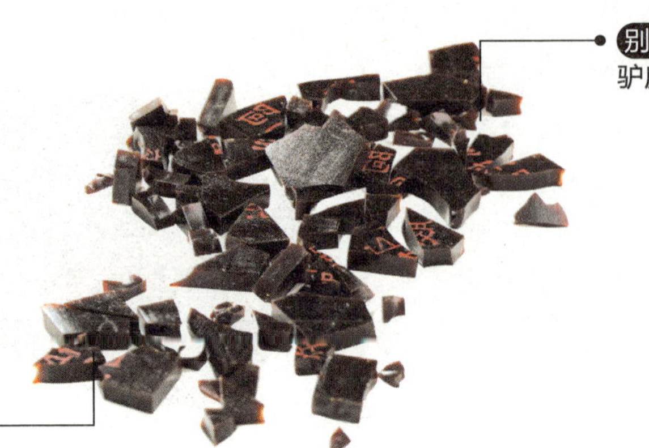

别名 驴皮胶。

性味归经 性平，味甘；归肺、肝、肾经。

古籍摘要 阿胶为吐血、衄血、血淋、血尿、肠风下痢、女人血痛血枯、经水不调、无子、崩中带下、胎前产后诸疾之圣药也。

——《本草纲目》

功效主治 补血，滋阴，润肺，止血。用于面色萎黄、指甲苍白、心悸失眠以及咯血、吐血、特发性血小板减少性紫癜、月经期失血性贫血、先兆流产、不孕及阳痿等。

中药档案 阿胶以山东省东阿县所产质量为最好。除此之外，河北、北京、吉林、湖南、安徽、甘肃等地也出产阿胶。制作阿胶的原料是马科动物驴的皮，制作过程是将驴皮去毛，煎煮，再将汁液浓缩，熬制成胶块。

服用禁忌 消化能力弱的人慎用；内热较重、口干舌燥、潮热盗汗者忌用。

精选良方

配方1 阿胶10克，鸡蛋1个，盐（或白砂糖）适量。

制法 鸡蛋入碗中拌匀，阿胶加水300毫升煮至融化，倒入鸡蛋搅拌后煮成蛋花汤。

用法 加少许盐或白砂糖调味后趁热服用，每日1剂，连用10日为1个疗程。

功效 补血养血，红润面容。

配方2 阿胶10克，麦门冬、沙参各15克，黑芝麻、冬桑叶、木蝴蝶各12克，蜜炙枇杷叶、杏仁各10克，甘草9克。

制法 将上药以水煎煮，取汁。

用法 每日1剂，分2次服用。

功效 滋阴养血、润肺通喉，适用于失音。

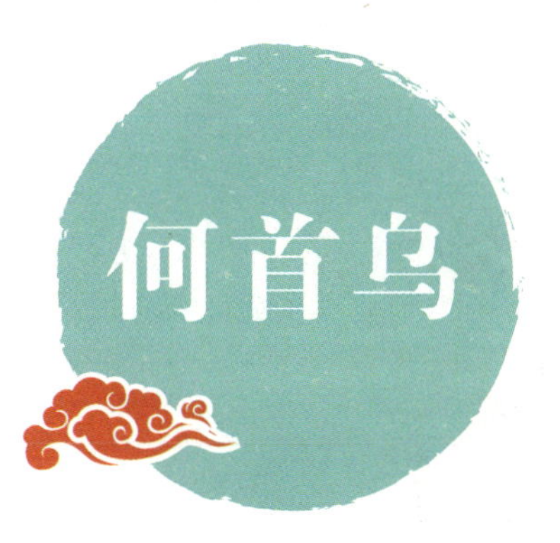

何首乌

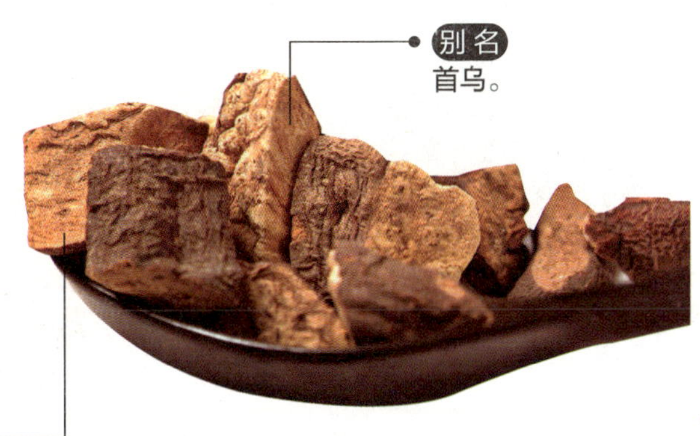

别名
首乌。

性味归经
性微温，味苦、甘、涩；归肝、肾经。

古籍摘要 气温苦涩，苦则补肾，温补肝，能收敛精气，所以养血益肝，固精益肾，健筋骨，乌髭发，为滋补良药……延年不老，久服令人有子。

——《本草纲目》

功效主治 制用：固精益肾，延年益寿。生用：解毒，截疟，润肠通便。用于血虚引起的头晕眼花、健忘失眠、疲倦乏力以及便秘等；用于肝肾精血亏虚引起的耳鸣、须发早白、腰酸遗精等；用于皮肤瘙痒、痈疽等。

中药档案 广东德庆、重庆缙云山、四川峨眉山、河南登封嵩山、湖北恩施七里坪、江西井冈山等地出产野生品较多，入药部位是蓼科植物何首乌的块根，适宜立秋之后采挖，切厚片，干燥；用黑豆汁拌何首乌，再蒸至内外均呈棕黄色，晒干。前者称为生首乌，后者称为制首乌。

服用禁忌 保健多用制首乌，每日用量不超过3克，肝功能不良者忌用。大便稀薄或腹泻者慎用。

精选良方

配方1 制首乌3克，丹参、绿茶、泽泻各10克。
制法 将上述中药加水煎煮，滤渣取汁。
用法 每日1剂。
功效 适用于高脂血症。

配方2 制首乌3克，核桃仁、黑芝麻各80克，蜂蜜适量。
制法 将除蜂蜜外的配方一同研成粉末状，加蜂蜜调匀。
用法 加适量温开水调匀，温服，15日为1个疗程。
功效 美发乌发，适用于脱发。

麦门冬

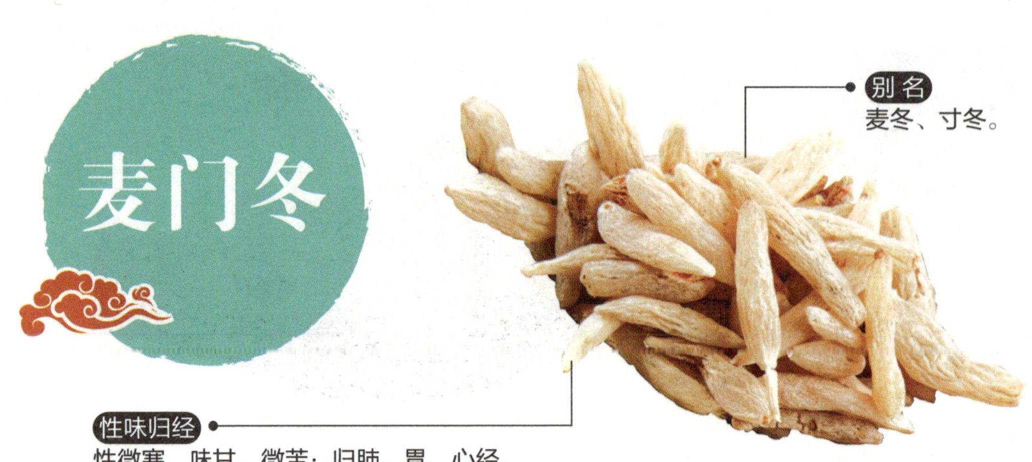

别名 麦冬、寸冬。

性味归经 性微寒，味甘、微苦；归肺、胃、心经。

古籍摘要 久服轻身，不老不饥。

——《本草纲目》

能益精强阴、解烦止渴、美颜色、悦肌肤、退虚热、解肺燥、定咳嗽。

——《本草汇言》

功效主治 清心除烦，养阴润肺，益胃生津。用于干咳痰黏或无痰，甚至痰中带血等；用于咽干口渴、大便干燥等；用于心烦失眠等；用于糖尿病等。

中药档案 麦门冬属百合科多年生草本植物，主产于浙江、四川、江苏等地，尤以浙江杭州一带所产品质最佳，亦称“杭麦门冬”。药用部位为麦门冬的块根，一般在夏季采挖，反复暴晒，七八成干时，除去须根，干燥。传统用法多为“去心”后入药。清养肺胃之阴多去心用，滋阴清心多连心用。

服用禁忌 风寒感冒、痰湿咳嗽或脾胃虚寒导致的泄泻者忌食；出现恶心、呕吐、心慌、烦躁、全身红斑、瘙痒等过敏症状应立即停服。

精选良方

配方1 麦门冬6克，炒枣仁10克，远志3克。
制法 将上述中药加水煎煮，滤渣取汁。
用法 晚上睡前顿服。
功效 适用于虚烦、失眠等。

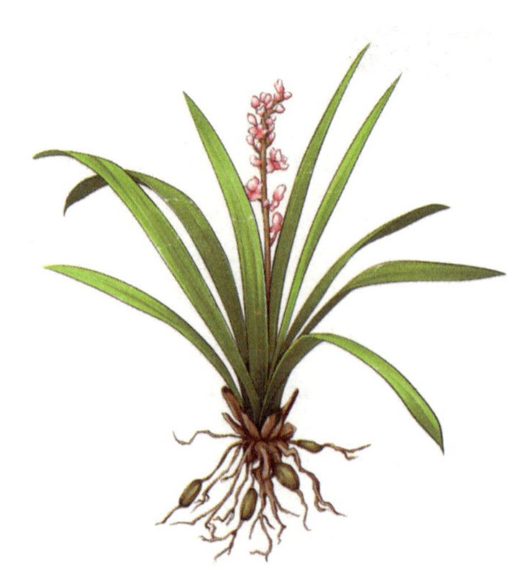

配方2 枇杷叶100克，麦门冬20克。
制法 上述中药加水煎煮，滤渣取汁。
用法 每日1剂，早晚各1次分服。
功效 适用于顽固性便秘。

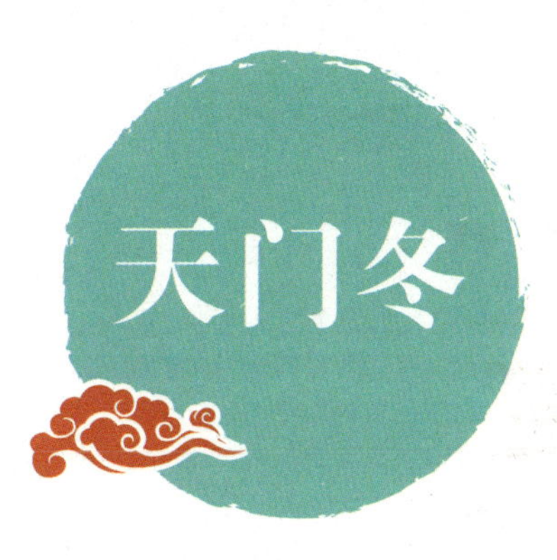

天门冬

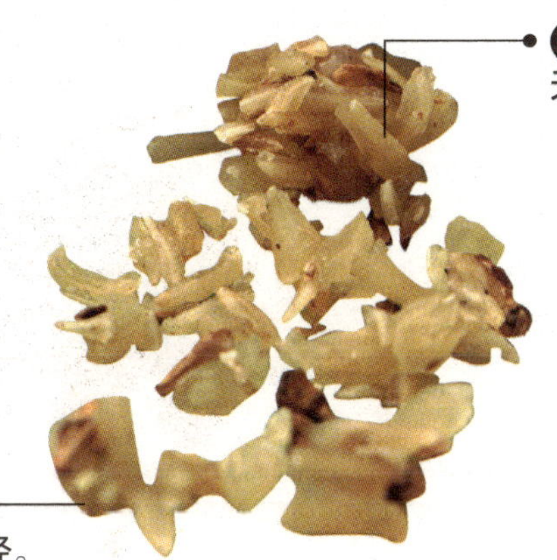

别名
天冬、明天冬。

性味归经
性寒，味甘、苦；归肺、肾、胃经。

古籍摘要 润五脏，益肌肤，悦颜色，补五劳七伤。

——《日华子本草》

功效主治 养阴润燥，清肺生津。用于干咳无痰、痰少而黏或痰中带血等；用于潮热盗汗、消渴、遗精、便秘等；用于虚火上炎引起的咽喉肿痛等。

中药档案 天门冬属百合科多年生攀援草本植物，多生长于阴湿的山野林边、山坡草丛或丘陵地带灌木丛中，全国各地均有分布，主产于贵州、广西、甘肃、云南、安徽、河南、湖南、湖北、四川、江西等地。药用部位为其块根，一般在秋、冬二季采挖，但以冬季挖采者质量较好。挖出后除去泥土、茎基和须根，置沸水中煮或蒸透，趁热除去外皮，洗净，干燥。

服用禁忌 脾胃虚寒引起的腹泻或外感风寒引起的咳嗽者忌用；食用天门冬的同时应忌食鲤鱼。

精选良方

配方1 天门冬12克，鸡蛋膜、蜂蜜各5克。

制法 将上述配方混合后加适量清水，隔水炖熟。

用法 饮汁。

功效 适用于慢性咽炎。

配方2 天门冬、茯苓、玄参、酸枣仁、生地黄各15克，丹参、当归各10克，五味子、远志各6克。

制法 将上述中药加水煎煮，滤渣取汁。

用法 温服，每日1剂。

功效 滋阴养心，适用于心悸。

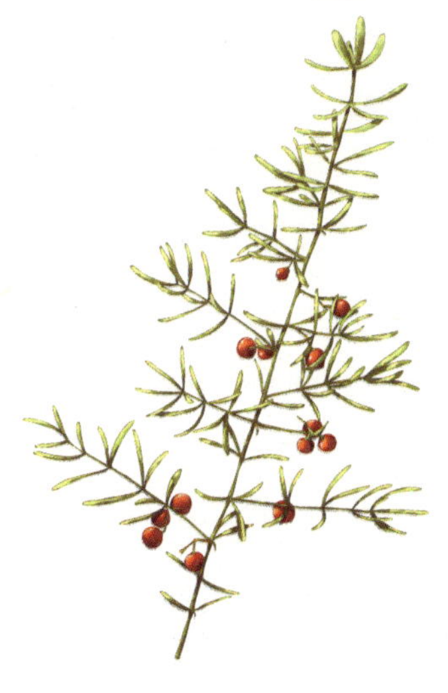

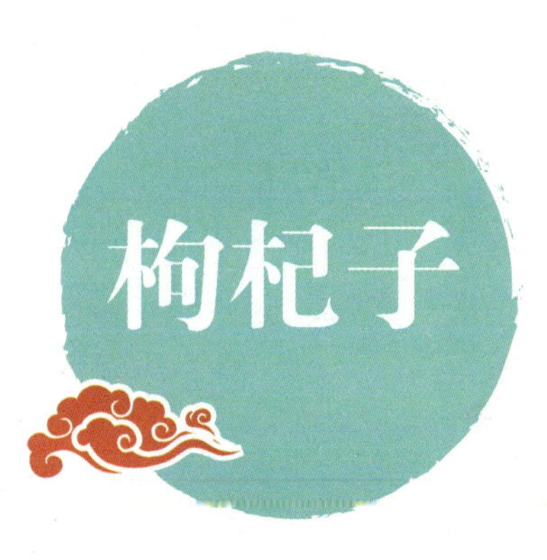

枸杞子

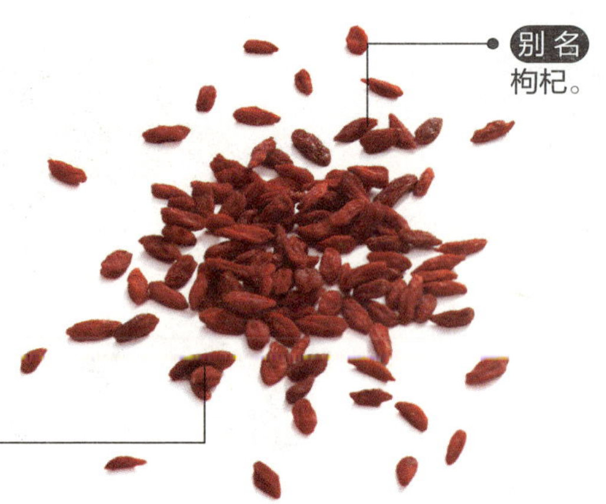

别名
枸杞。

性味归经
性平，味甘；归肝、肾经。

古籍摘要 久服坚筋骨，轻身不老。

——《神农本草经》

功效主治 滋补肝肾，益精明目。用于腰膝酸软、头昏耳鸣、遗精不育、肾虚精亏、消渴口干、尿频舌红、眼目昏花、血虚萎黄、产后乳少等病症。

中药档案 枸杞子为茄科植物，主产于宁夏、青海、甘肃、河北等地，以宁夏枸杞子最为著名，药用部位为枸杞子的成熟果实。正品枸杞子呈类纺锤形，略扁，表面鲜红色或暗红色，顶端有凸起的花柱痕，基部有白色的果梗痕，果皮柔韧、皱缩，果肉厚、柔润且有黏性。

服用禁忌 外感实热、脾虚泄泻者忌服；不宜和温热的补品，如红参等共同食用；感冒、发热和消化不良时应暂时停用。

精选良方

配方1 枸杞子、女贞子、红糖各适量。

制法 将上述中药研成粉末，制成冲剂。

用法 每次6克，每日2次，4～6周为1个疗程。

功效 适用于血脂异常的辅助治疗。

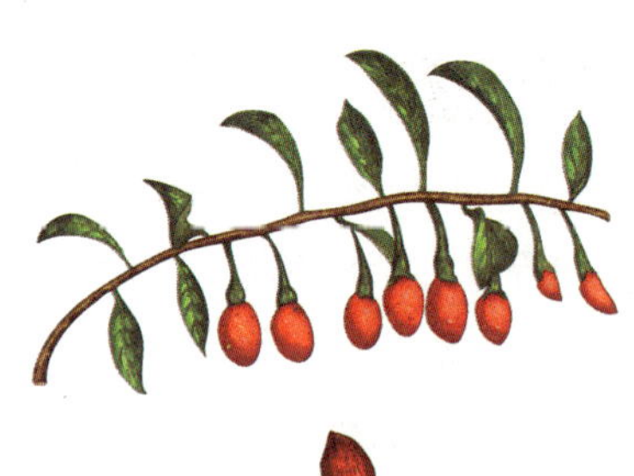

配方2 枸杞子15～20克。

制法 枸杞子洗净，用沸水冲泡30分钟。

用法 代茶饮用。

功效 适用于高血糖、动脉粥样硬化。

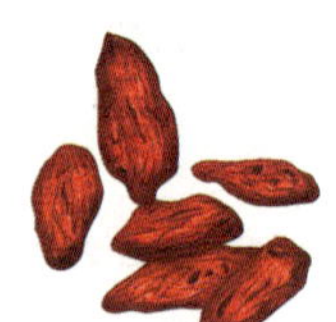

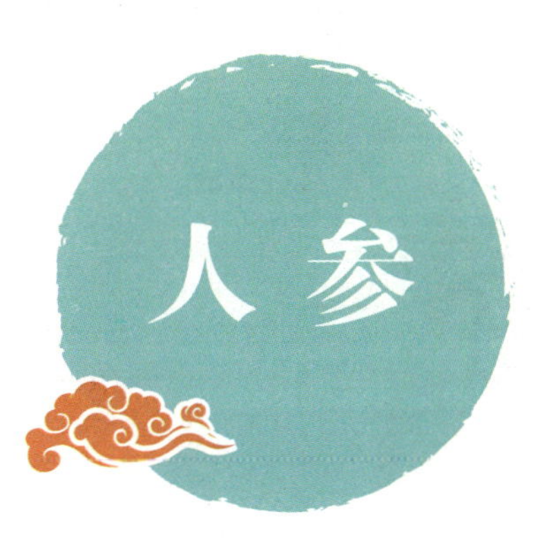

人参

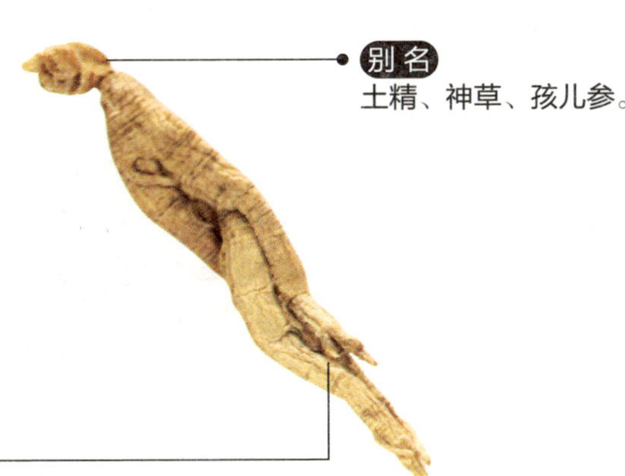

别名
土精、神草、孩儿参。

性味归经
性微温，味甘、微苦；归心、脾、肺经。

古籍摘要 补五脏，安精神，定魂魄，止惊悸，除邪气，明目开心益智。

——《神农本草经》

功效主治 大补元气，复脉固脱，补脾益肺，生津，安神益智。用于气虚欲脱、脉微欲绝之危重证；用于气血亏虚引起的心慌、失眠、健忘等；用于脾胃气虚引起的食少、乏力、呕吐、泄泻等；用于肺气不足引起的气短、乏力等。

中药档案 人参为五加科植物人参的根，因其根部肥大，形若人的头、手、足，故而称为人参。人参喜欢阴凉、湿润的气候，主产于吉林、辽宁、黑龙江等地，适宜秋季采挖。鲜参洗净后干燥者称“生晒参”；蒸制后干燥者称“红参”；汆烫浸糖后干燥者称“糖参”或“白参”；加工断下的细根称“参须”。

服用禁忌 不宜与藜芦、五灵脂同用；实证、热证者忌服。

精选良方

配方1 人参5克，银耳15克。

制法 人参切片，用小火熬煮2个小时，银耳泡发，与人参一起熬煮1小时即可。

用法 每日服用1次。

功效 适用于气血不足、胸闷等。

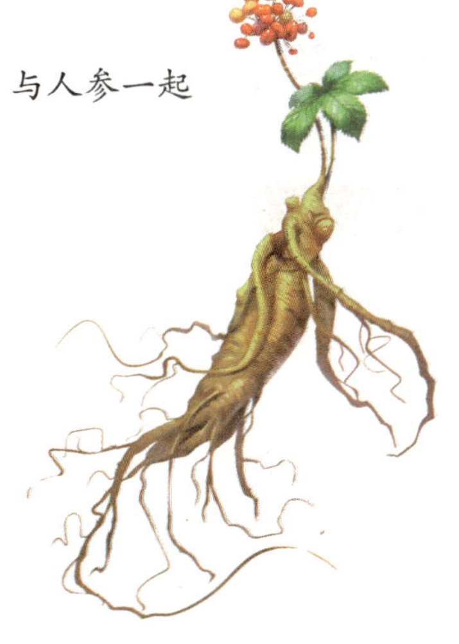

配方2 人参10克，白酒500毫升。

制法 人参放入酒瓶内，慢慢倒入白酒，注满酒，盖好，浸泡10日。

用法 随意饮用，每次不宜过量。

功效 补中益气、滋补强壮、延年益寿。

黄芪

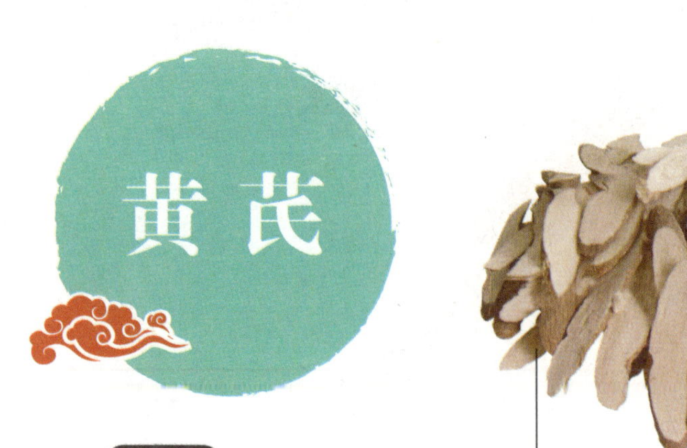

别名 北芪、黄耆。

性味归经 性微温，味甘；归脾、肺经。

古籍摘要 今人但捶扁，以蜜水涂炙数次，以熟为度。亦有以盐汤润透，器盛，于汤瓶蒸熟切用者。

——《本草纲目》

功效主治 补气健脾，升阳举陷，益卫固表，利尿消肿，托毒生肌。用于气短乏力、食欲不振、大便稀薄等；用于气短咳嗽、痰多稀白等；用于体虚多汗、表虚自汗等；用于气血不足、疮疡成脓日久不溃或溃后久不收口等；用于气虚水肿、小便不利、尿少等。

中药档案 黄芪属豆科草本植物，主产于内蒙古、吉林、山西、甘肃、黑龙江等地，其中以"中国黄芪之乡"陇西所产黄芪最为正宗。药用部位为黄芪的根，一般春秋二季采挖，切去根头和须根，晒干，切片，也可在黄芪片中加入炼熟的蜂蜜炒至黄色不黏手，放凉备用。补气升阳宜用蜜炙黄芪，用于其他功效宜用未加工的黄芪。

服用禁忌 疮疡初起或溃后热毒盛、胸闷、消化不良等内有积滞，表实邪盛或阴虚阳亢者忌用；胃胀腹胀者忌用。

精选良方

配方 黄芪20克，当归、桂枝各15克，白芍10克，大枣7枚，生姜3片。

制法 将上述中药加水煎煮，滤渣取汁。

用法 每日1剂，分3次服用。

功效 适用于气虚型低血压。

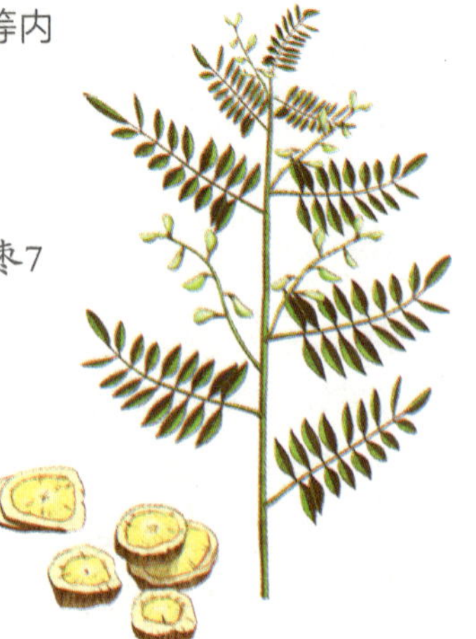

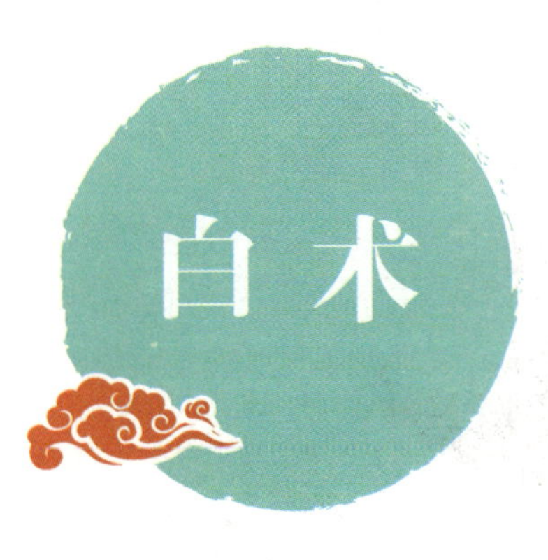

白术

别名 于术、冬术、浙术。

性味归经 性温，味苦、甘；归脾、胃经。

古籍摘要 补肺健脾，实卫敛汗，驱风运毒之药也。

——《本草汇言》

功效主治 补气健脾，燥湿利水，止汗，安胎。用于脾气虚弱引起的食欲不振、疲劳乏力、消化不良、腹胀、大便稀薄或泄泻等；用于脾虚所致有形之水积聚形成的水肿及无形之水积聚形成的痰饮；用于脾虚引起的胎动不安等。

中药档案 白术属菊科植物，主产于浙江、安徽、湖北、江西等地，尤以浙江于潜、安徽皖南山区等地出产的最为正宗，于术为浙江于潜白术的简称。药用部位为白术的根茎，适宜冬季采挖。以米泔汁浸软后切厚片，干燥，即得生白术；与伏龙肝粉炒，再筛去土，即为土炒白术；炒至黑褐色，即为焦白术。燥湿利水宜用生白术，补气健脾宜用炒白术，健脾止泻宜用焦白术。

服用禁忌 阴虚内热或津液不足者慎用；胸闷、腹胀等气滞者忌用。

精选良方

配方1 白术、人参、肉豆蔻、白芍、山药各10克。

制法 将上述中药加水煎煮30分钟，滤渣取汁。

用法 温服。

功效 适用于体质虚弱者。

配方2 白术、木香、茯苓各10克，藿香叶3克。

制法 将以上所有中药一同研成粉末状。

用法 将药粉用纱布包裹好，外敷在患儿脐部，每次1～2小时，每日1次，7日为1个疗程。

功效 适用于小儿腹泻。

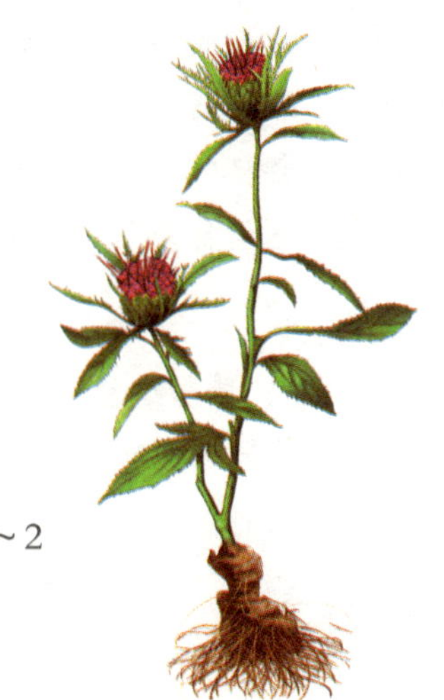

甘草

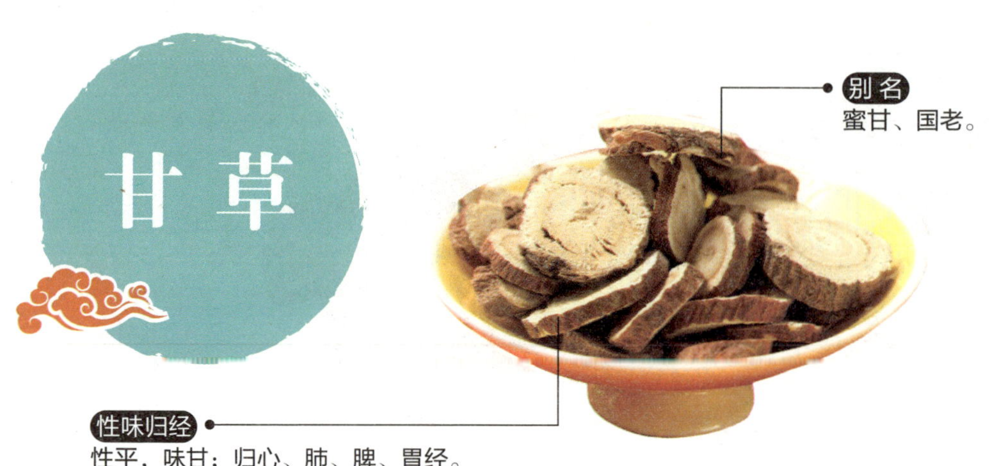

别名 蜜甘、国老。

性味归经 性平，味甘；归心、肺、脾、胃经。

古籍摘要 诸药中甘草为君，治七十二种乳石毒，解一千二百草木毒，调和众药有功。

——《本草纲目》

功效主治 调和诸药。适用于脾胃虚弱、倦怠乏力、心悸气短、咳嗽痰多、脘腹、四肢挛急疼痛、痈肿疮毒等；同时可以有效缓解药物毒性、烈性。

中药档案 甘草主产于内蒙古、甘肃、山西、新疆等地，属豆科植物，药用部位为甘草的根及根状茎，在春、秋季采挖。挖好后风干，润透切片，再晾干即为生甘草；加炼熟蜂蜜及少许开水，拌匀，炒至深黄色不黏手，放凉，即为蜜炙甘草。

服用禁忌 湿阻中满、呕恶及水肿胀满者忌服；不宜与京大戟、芫花、甘遂、海藻同用。

精选良方

配方1 甘草、荞麦、野菊花、杏仁、桔梗、贯众、板蓝根各10克。

制法 将上药以凉水浸泡30分钟后用小火煎煮25分钟，取汁。

用法 每日1剂，分2次服用，5～7日为1个疗程。

功效 清热解毒、消肿利咽，适用于急性咽炎。

配方2 甘草、黄柏各50克，五倍子、白及、白蔹、儿茶、乳香、没药各30克，冰片3克，蜂蜜适量。

制法 将蜂蜜外配方研细末，混匀，过120目筛，密封、消毒。

用法 用时取药粉适量与蜂蜜调成糊状后外涂患处，每日3～5次，3日为1个疗程。

功效 祛瘀、止痛、生肌，适用于手足皲裂。

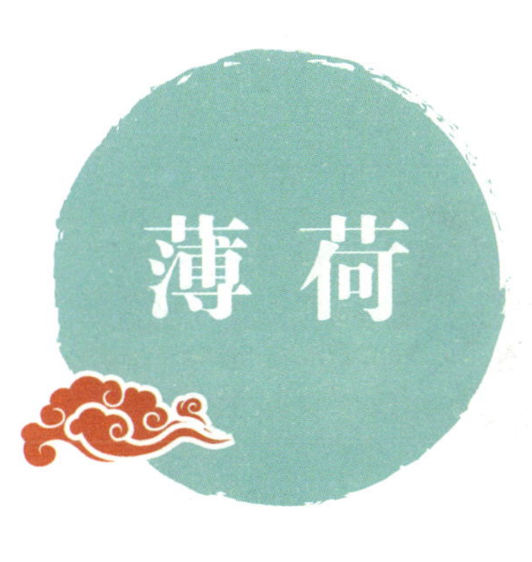

薄荷

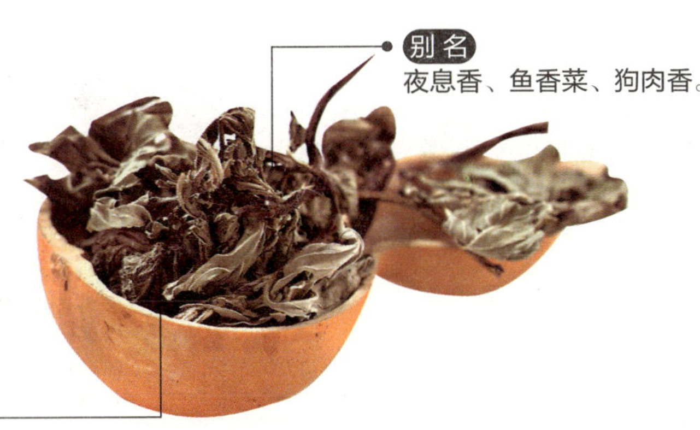

别名
夜息香、鱼香菜、狗肉香。

性味归经
性凉，味辛；归肺、肝经。

古籍摘要 去愤气，发毒汗，破血止痢，通利关节。

——《药性论》

功效主治 发散风热，利咽止痒。用于外感风热、头痛目赤、咽喉肿痛、食滞气胀、口疮牙痛、风疹瘰疬、疝痛下痢等。

中药档案 薄荷为唇形科植物薄荷的茎叶，多生长于山野湿地处，多在夏末秋初茎叶繁茂时采割，薄荷清淡芳香，全国各地均有分布。本品正品的外表为黄褐带紫或绿色，茎断面接近白色，叶片多皱缩破碎，质脆，易折，有特殊且强烈的香气，具有清凉感。

服用禁忌 体虚多汗、阴虚血燥者忌服。

精选良方

配方1 薄荷适量。

制法 薄荷炒干，研末。

用法 米汤调服，每次6克，每日3次。

功效 消脂减肥。

配方2 薄荷、荆芥、防风、桔梗各10克，甘草3克。

制法 将上述所有药材加水煎煮，滤渣取汁。

用法 分2次服用，每日1剂，15日为1个疗程。

功效 祛风解表，适用于感冒轻症。

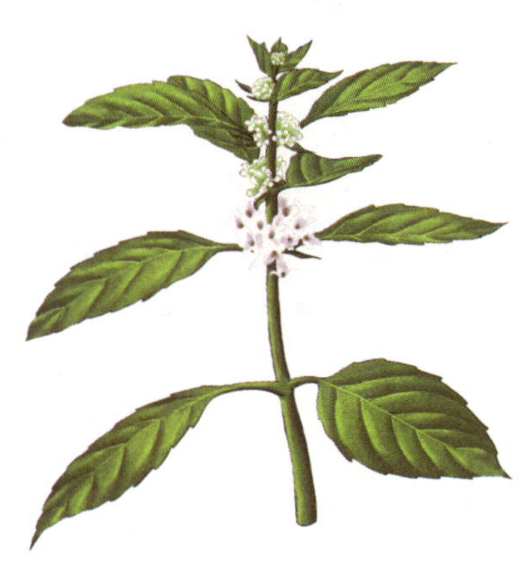

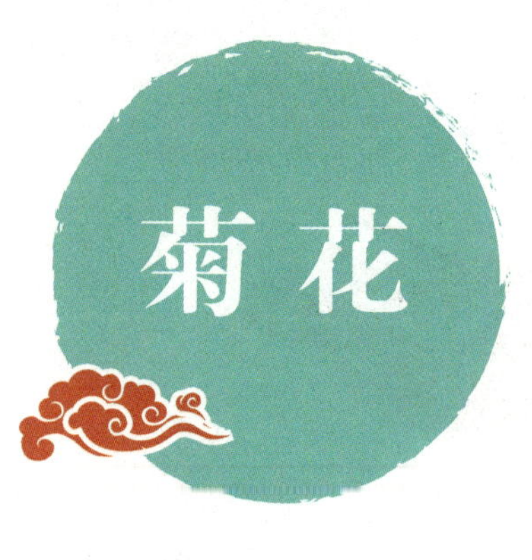

菊花

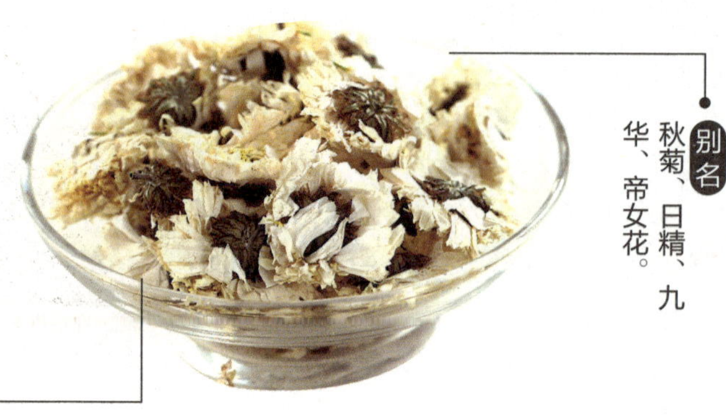

别名 秋菊、日精、九华、帝女花。

性味归经 性微寒，味辛、甘、苦；归肺、肝经。

古籍摘要 主诸风头眩、肿痛，目欲脱，泪出，皮肤死肌，恶风湿痹，利血气。

——《神农本草经》

功效主治 疏散风热，平抑肝阳，清肝明目，清热解毒。用于风热感冒、咽喉肿痛、目赤肿痛、风火头痛、鼻炎、支气管炎等；用于痈疖疔毒、丹毒、湿疹、皮肤瘙痒、口疮等。

中药档案 菊花属菊科多年生草本植物，在全国各地均有分布，多长于路边、丘陵、荒地、山坡等处，药用部位为头状花序，一般在晚秋初冬花初开时采收，经晒干或烘干后入药。根据菊花颜色不同，菊花多分为黄菊花和白菊花两种。

服用禁忌 气虚胃寒、食少泄泻者慎服。

精选良方

配方1 白菊花、茯苓各500克。

制法 白菊花（以农历九月初九采摘者最佳）加茯苓，二药共研细末，过筛则成为散。

用法 每次服6克，每日3次，温酒调服。

功效 红润面容、水嫩肌肤。

配方2 菊花50克，蜂蜜适量。

制法 菊花加水20毫升，稍煮后保温30分钟，滤渣后加入蜂蜜，搅拌均匀。

用法 随量饮用。

功效 养肝明目、生津止渴、清心健脑。

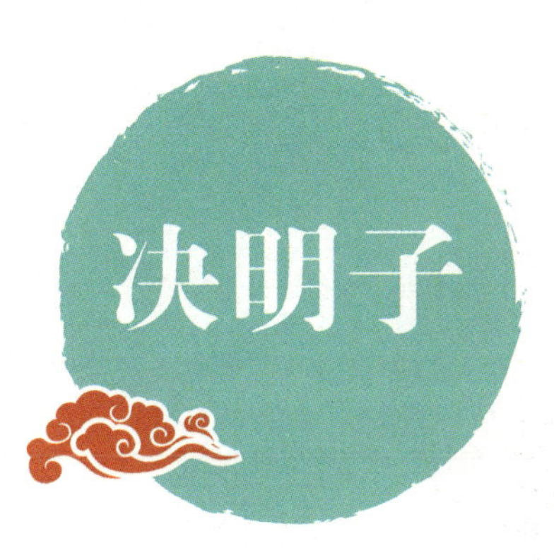

决明子

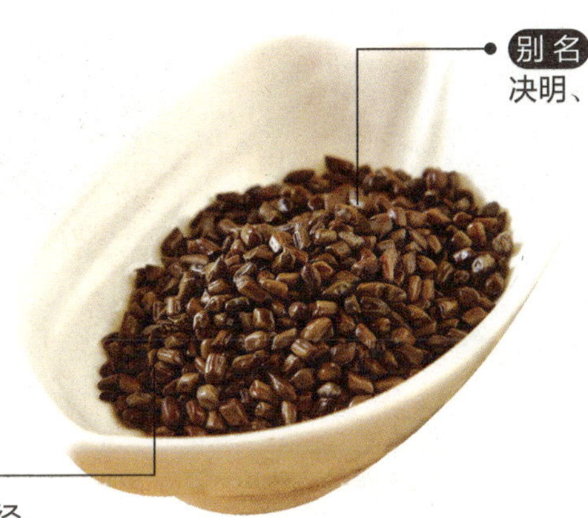

别名

决明、草决明。

性味归经

性微寒，味苦、甘、咸；归肝、大肠经。

古籍摘要 治青盲，目淫肤赤白膜，眼赤痛，泪出。久服益精光，轻身。

——《神农本草经》

功效主治 清肝明目，润肠通便。适用于头痛眩晕，目赤昏花，青盲、大便燥结等。

中药档案 决明子为豆科植物，多生于村边、路旁和旷野等处，主要分布于安徽、贵州、四川、浙江、广东等省。秋季采收成熟果实，晒干，打下种子，除去杂质即成。决明子正品呈圆柱形，似马蹄，一端平截，另一端渐尖，表面为黄褐色或者绿褐色，光亮，两面各有一条颜色较浅的条纹，质坚，横切面皮薄，两侧呈乳白色或稍绿，中部棕色曲折如花纹状。

服用禁忌 脾胃虚弱、低血压者慎服；怀孕期和经期女性禁服；长期服用可能会引起肠道病变或导致难治性便秘，应高度注意。

精选良方

配方1 炒决明子30克。

制法 决明子加沸水冲泡。

用法 代茶饮，每日3次，连用1个月。

功效 可辅助治疗动脉粥样硬化。

配方2 炒决明子、莱菔子各30克。

制法 将上述中药加水煎煮，滤渣取汁。

用法 每日1剂，早晚2次分服，1个月为1个疗程。

功效 适用于高脂血症。

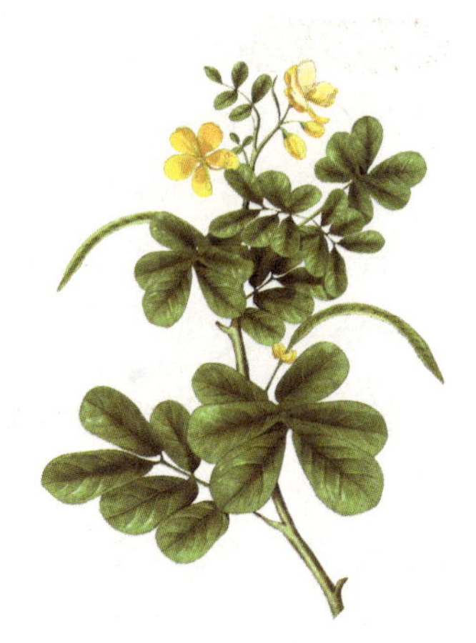

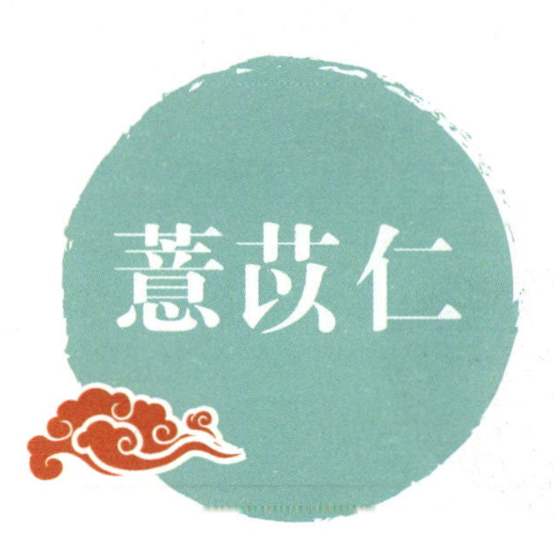

薏苡仁

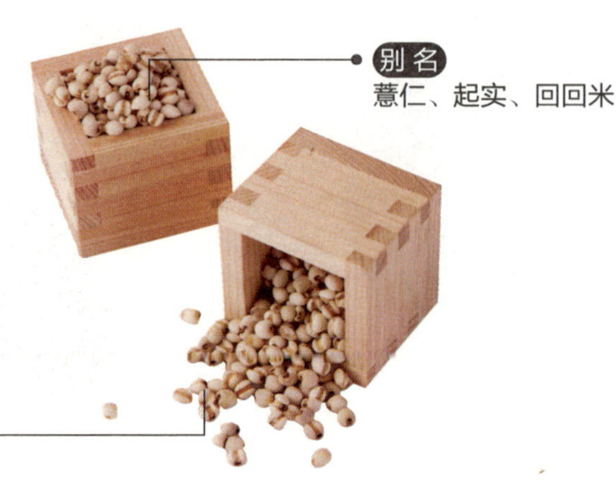

别名

薏仁、起实、回回米。

性味归经

性凉，味甘、淡；归脾、胃、肺经。

古籍摘要 薏苡仁，健脾，益胃，补肺，清热，去风，祛湿，增食欲，治冷气。

——《本草纲目》

功效主治 健脾渗湿，除痹止泻，清热排脓。适用于脾虚湿盛引起的水肿、脚气、小便不利、腹泻，风湿痹痛、筋脉拘挛及肺痈、肠痈等。

中药档案 薏苡仁喜生于湿润地区，如屋旁、荒野、河边、溪涧或阴湿山谷中，主产于福建、河北、辽宁等地，全国各地亦有栽培，属禾本科一年或多年生草本植物。薏苡仁是薏苡的干燥成熟种仁，一般在每年的11～12月份采割全株，晒干，打下果实，再晒干，除去外壳、黄褐色种皮以及杂质，收集种仁，生用；也可以用文火炒至微黄，即为炒薏苡仁。清热利湿宜生用，健脾止泻宜炒用。

服用禁忌 小便量多、大便燥结、津液不足者忌用；孕妇忌用；消化功能较弱的儿童及老弱者慎用。

精选良方

配方1 薏苡仁60克。

制法 薏苡仁加水煎煮，滤渣取汁。

用法 每日1次，1个月为1个疗程。

功效 健脾利湿。

配方2 薏苡仁、绿豆各30克。

制法 薏苡仁和绿豆水煎。

用法 直接服用。

功效 适用于慢性肾盂肾炎。

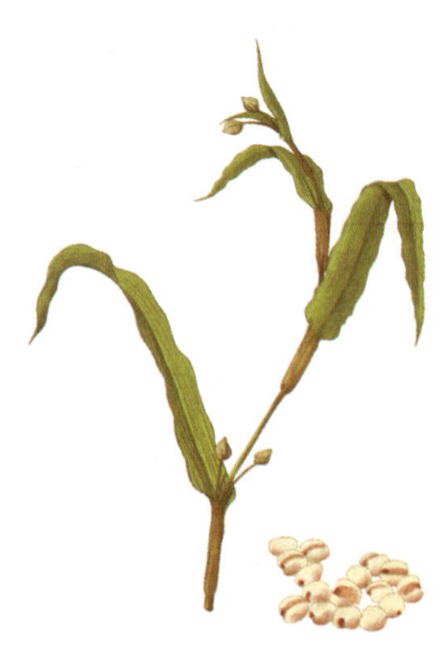

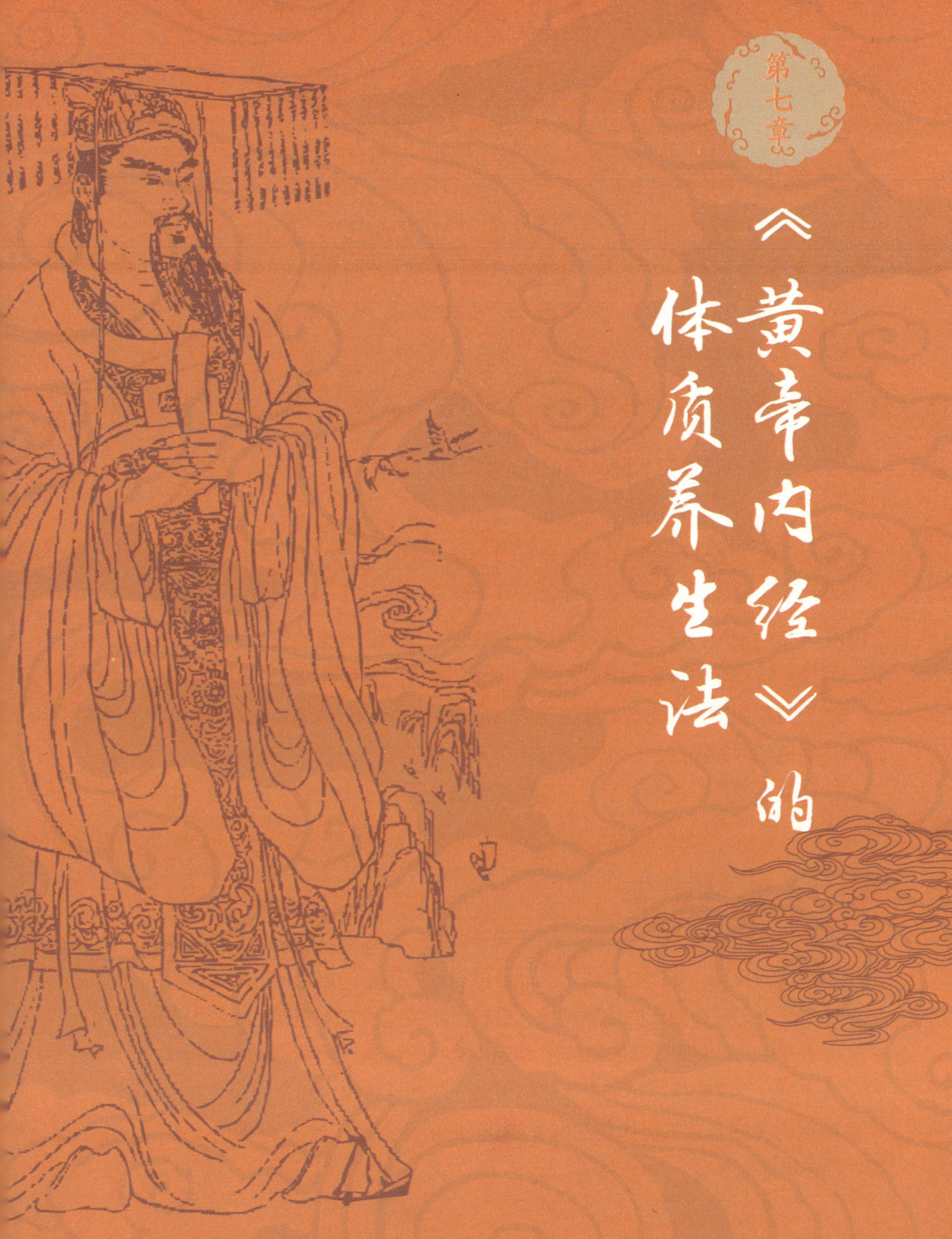

第七章 《黄帝内经》的体质养生法

判定体质类型，科学养生

黄帝曰：余闻阴阳之人何如？伯高曰：天地之间，六合之内，不离于五，人亦应之。故五五二十五人之政，而阴阳之人不与焉。其态又不合于众者五，余已知之矣。愿闻二十五人之形，血气之所生，别而以候，从外知内，何如？岐伯曰：悉乎哉问也，此先师之秘也，虽伯高犹不能明之也。黄帝避席遵循而却曰：余闻之得其人弗教，是谓重失，得而泄之，天将厌之，余愿得而明之，金柜藏之，不敢扬之。岐伯曰：先立五形金木水火土，别其五色，异其五形之人，而二十五人具矣。

——《灵枢·阴阳二十五人》

《黄帝内经》对体质的认识

《黄帝内经》中提出了因人制宜的思想，认为人的体质不同，发病不同，治疗方法不同，养生方法自然也不相同。

书中将人的体质分为五态、阴阳二十五型。无论体质分型有多么纷繁错杂，终归为生理与病理两大类。《黄帝内经》论体质，偏重于非疾病状态下客观存在的差异，尽管体质有阴阳偏颇，但均未超过机体可调节、适应的范围，即生理体质。

对于生理体质，本无“治疗”可言，所以可以通过日常调理来平衡阴阳气血，使机体保持相对的稳定性，改变其寒热偏差，使之呈现出阴阳平和的最佳状态，解除对疾病的易感性，达到《素问·四气调神大论》“不治已病，治未病”的养生精神。

什么是体质养生

中医的体质是指人们受先天、后天因素影响，在生长发育和衰老过程中，形成的相对稳定的特征。体质往往决定人们身体对致病因素的易感性、疾病过程的倾向性，也就是人们都有自己的体质特点，这种体质特点决定了患病、病愈的不同倾向性。体质养生就是顺应体质的稳定性，优化体质的特点，改善体质不好的变化。

体质可分为平和体质和不良体质两大类。平和体质是指身体健康、面色润泽、饮食睡眠均良好者；不良体质是指有明显的阴虚、阳虚、气虚、血虚、阳盛、痰湿、血瘀等倾向者。

不良体质的类型

阴虚体质

◎ **常见症状**：身体消瘦、口干咽燥、手脚心热、睡眠较少、大便偏干、小便发黄、舌体颜色发红。

◎ **常见症型**：除上述阴虚体质常见症状外，肾阴虚体质还可见腰膝酸软、眩晕耳鸣；肝阴虚，还可见眼睛干涩、视力减退、胸胁隐痛、头晕耳鸣；心阴虚还有心烦、心悸、多梦等；肺阴虚体质还可见干咳无痰，或痰少不易咳出等。

阳虚体质

◎ **常见症状**：凡阳虚体质均面色淡白、手脚不温、易出汗、舌苔白胖。

◎ **常见症型**：除上述阳虚者共有症状外，肾阳虚体质还可见腰膝酸软冷痛、下肢怕冷、男子阳痿早泄、女子不孕、白带增多等；脾阳虚体质可见腹部冷痛、腹胀；心阳虚体质还可见心悸、胸闷、心痛等。

气虚体质

◎**常见症状**：疲乏无力、容易疲倦、多汗、健忘、身体消瘦或肥胖、舌淡、舌苔白。

◎ **常见症型**：除上述气虚体质常见症状外，脾气虚体质还可见胃痛、腹胀、呕吐、恶心、食欲不振；心气虚体质还可见心悸、心烦、胸闷；肺气虚还可见咳喘无力、白痰、汗出畏风。

血虚体质

◎ **常见症状**：面色苍白或萎黄、口唇淡白、容易失眠、舌淡白。

◎ **常见症型**：除上述血虚体质常见症状外，肝血虚体质还可见眩晕耳鸣、视物模糊、肢体麻木、女子月经不调或闭经；心血虚体质还可见心悸、失眠、多梦。

阳盛体质

◎ **常见症状**：身体壮实、面红、声高气粗、小便黄、大便臭、喜冷怕热。

痰湿体质

◎ **常见症状**：身体肥胖、肌肉松弛、嗜睡、乏力、口中黏腻、舌胖苔滑腻。

血瘀体质

◎ **常见症状**：面色晦暗、口唇色暗、眼眶暗黑、肌肤干燥、舌紫暗或有瘀点。

过敏体质

◎ **常见症状**：易对药物、花粉、花絮、冷暖空气等产生过敏反应，出现皮肤荨麻疹、过敏性哮喘、过敏性鼻炎等。

平和体质，重在调节与保持

黄帝曰：形气之相胜，以立寿夭奈何？伯高答曰：平人而气胜形者寿；病而形肉脱，气胜形者死，形胜气者危矣。

——《灵枢·寿夭刚柔》

平和体质者饮食养生原则

◎**对于平和体质的人，养生保健宜调理饮食而不宜过量或经常药补**。因为平和之人阴阳平和，不需要药物纠正阴阳之偏正盛衰，如果用药物补益反而容易破坏阴阳平衡。

◎**依其所需，适当进补**。平和体质是诸多体质中最健康平衡的一种体质，一般不需要药物调理，只要根据人体生长规律，适当进补即可：一是儿童的生长发育时期，食谱应当多样化、富有营养，促进其正常生长发育；二是绝经期，这是体质的转变时期，可根据阴阳偏颇酌情服补益肾阴肾阳之剂；三是人到老年之时，五脏逐渐衰弱，应适当调补，促进新陈代谢，延缓衰老。

◎**平衡膳食**。平和体质者相对于其他体质的人来说，饮食更容易一些，但也需要遵守必要的科学饮食原则，不要依仗自己是平和体质就打破以往的饮食习惯和饮食规律，这样才能保持体质的平衡。

◎**顺应四时，平衡阴阳**。在维持自身阴阳平衡的同时，平和体质的人还应该注意自然界的四时阴阳变化，以保持自身与自然界的阴阳平衡。另外，平和体质的人还可酌量选食具有缓补阴阳作用的食物，以增强体质。

为平和体质者推荐的明星食材

粳米

【推荐理由】粳米性平，味甘；归脾、胃经。具有补中益气、平和五脏、止烦渴、止泄、壮筋骨、通血脉、益精强志等功效，适合多种体质的人食用。

【食用提醒】粳米做成粥更易于消化吸收，但制作米粥时千万不要放碱类食物。因为米是人体维生素B_1的重要来源，而碱能破坏米中的维生素B_1，如果长期以来养成这种不科学的食法，则会导致“脚气病”的出现。

药膳方

延年益寿粥：黑芝麻、桑葚各60克，大米30克，白糖适量。大米、黑芝麻、桑葚洗净捣烂，放入砂锅内加适量水，煮沸后加入白糖，再将捣烂的米浆倒入，煮成糊状即可。

经络保健

操作方法

1.患者俯卧，按摩者将拇指、食指相捏，分别沿患者脊柱两侧的两条循行线从上向下揉捏，1日3次，每次10分钟（图①）。

2.施术者用刮痧板沿患者脊柱经背部的循行路线进行刮擦，刮前应涂适量刮痧油，不可过于用力，也不可时间过长，应以有红晕或出现血点为度（图②）。

3.按摩者用掌根从患者颈椎一直揉到尾骨，也可双掌重叠按揉，对于肥胖者还可用肘来揉，用力由轻渐重。此法可有效缓解腰酸背痛等症（图③）。

4.按摩者以两虚拳交替叩击患者背、腰、臀部各3遍，也可采用裹物的木棍或按摩专用击打棒来进行叩击，并可辅以牵抖下肢（图④）。

养生功效

督脉是人体奇经八脉之一，六条阳经都与督脉交会于大椎。此脉有调节阳经气血的作用，故称为“阳脉之海”，是人体自身携带的流动“医疗队”里举足轻重的“主任医师”。

督脉循行于脊里，入络于脑，体腔内的脏腑通过足太阳膀胱经背部的腧穴受督脉经气的支配。因此，脏腑的功能活动均与督脉有关。通过按揉督脉经穴或刺激经脉通路，可调动人体自身免疫力、调理全身之气血、促进循环、保证身体的阴阳平衡。

人的气质、形体也与脊柱关系密切。“坐如松，站如钟”是古人对一个人综合修养的基本要求，保持良好坐姿，会避免形体扭曲；保护腰椎、脊椎，可使其不受到损伤。只要脊柱无病、督脉畅通，人体就会充满着精气神，那么就会使人看上去精神抖擞、充满灵气。

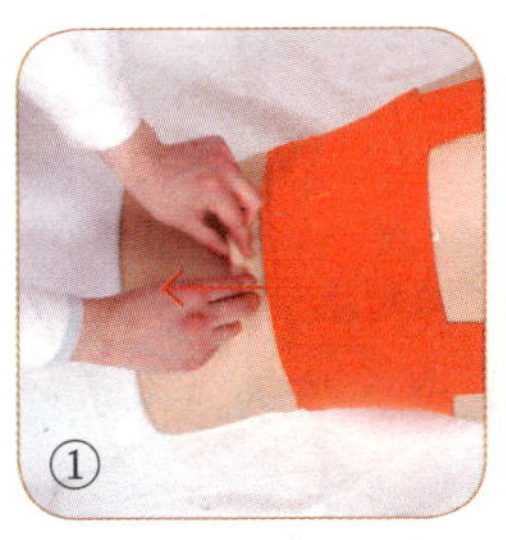

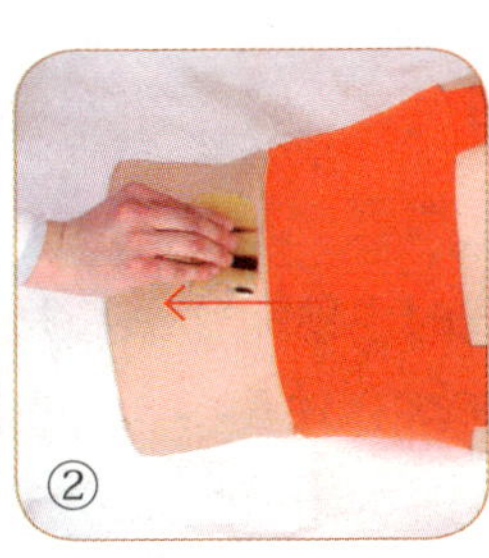

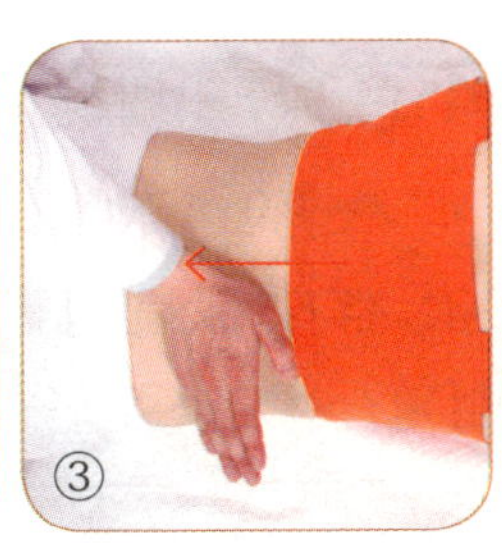

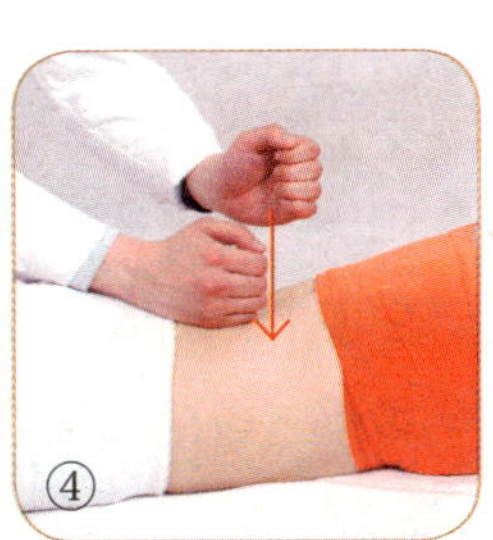

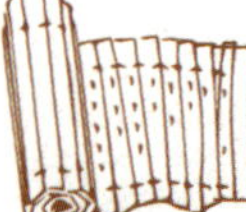

气虚体质，给肾、脾、肺打打“气”

黄帝问曰：愿闻九针之解，虚实之道。岐伯对曰：刺虚则实之者，针下热也。气实乃热也。满而泄之者，针下寒也，气虚乃寒也。

——《素问·针解》

气虚体质者饮食养生原则

◎气虚体质者可以通过饮食的方法进行调节，一般来说应该选择具有补气作用的食物，如小米、扁豆、牛肉等。

◎气虚体质者的补益要缓缓而补，千万不能蛮补。因为气虚者脾运化能力比较差，在调理上一定要耐心，要慢慢地把身体调理过来。

◎气虚体质的人对食物的寒热比较敏感，食物太热或者太寒，都会受不了。

◎气虚体质者的膳食原则是“益气健脾”，所以气虚体质者在饮食上要多吃益气健脾的食物，多吃性平、味甘或者甘温的食物，如山药、粳米、红枣、牛肉、蜂蜜等。不吃或少吃萝卜、空心菜等有耗气弊端的食物。另外，还要少吃油炸、油腻的食物，并且少食多餐，避免给已经很虚弱的身体带来太大的压力。

为气虚体质者推荐的明星食材

山药

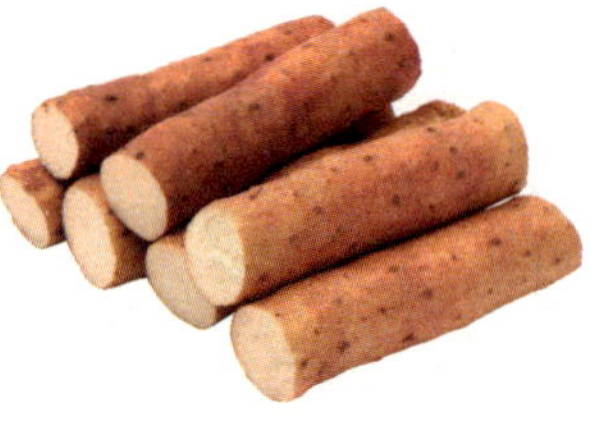

【推荐理由】山药富含多种氨基酸和蛋白质，补而不滞，不热不燥，能补脾气而益胃阴，为补气佳品。对气虚体质或久病气虚者最为有益，宜常食之。

【食用提醒】◎好的山药外皮无伤，断层雪白，黏液多，水分少。

◎山药要去皮食用，以免产生麻、刺等异常口感。

◎削完山药后，手不要乱碰，马上多洗几遍手，要不然就会抓哪里哪里痒。

气虚体质者不宜食用的食材

◎**山楂**：山楂多食耗气，气虚及脾胃虚弱者慎服。

◎**白萝卜**：白萝卜性凉，能下气消食，但同时也易耗气，不适合脾胃虚弱者服用。

◎**香菜**：香菜味辛、性温，有发表透疹开胃的作用，但香菜易耗气，故气虚体质者不宜食。

适宜气虚体质者的食物

类别	食物
粮食类	粳米、糯米、小米等
蔬菜类	山药、菱角、豇豆、胡萝卜、南瓜、土豆、圆白菜等
水果类	苹果、荔枝、葡萄干、桂圆等
肉类	牛肉、牛肚、鸡肉等
水产类	鲫鱼、鲈鱼、泥鳅、黄鳝、鳜鱼、鲢鱼等
豆类及其制品	白扁豆、豌豆、豆浆等
其他类	红枣、牛奶、蜂蜜、麦芽糖、红糖、鹌鹑蛋、栗子、花生、锅巴等

药膳方

补中益气汤：人参、黄芪、炙甘草各15克，白术、当归各10克，陈皮、升麻各6克，柴胡12克，生姜9片，红枣6个。水煎服，每日2次。用于脾胃气虚、少语懒言、大便稀溏者。

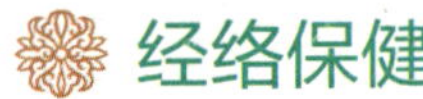

经络保健

操作方法

1.揉按腹络：手掌置于腹部，做有节奏地环形抚摩，从胃脘部经肚脐推擦至小腹。如属于中气下陷，患有胃下垂等病，则要由小腹向上推擦按揉。操作时腹部放松，自然呼吸（图①）。

2.提捏腹皮：拇指和食指、中指相对，用力自胸骨剑突下缘沿正中线提捏至小腹，可边提边向上抖动，往返3~5次（图②）。

3.叠掌运丹：取仰卧位，全身放松，右手按在腹部，掌心对肚脐，左手叠放在右手上，绕脐揉腹，顺时针、逆时针各按揉50圈（图③）。

养生功效

按摩腹部能调理气血、通和上下、充实五脏，从而达到养生保健的目的。

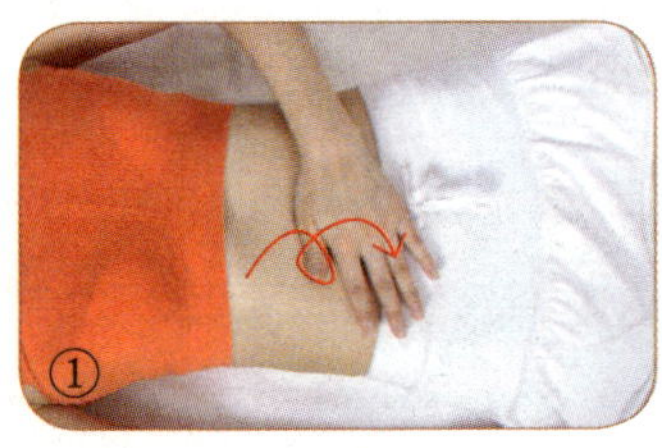

①

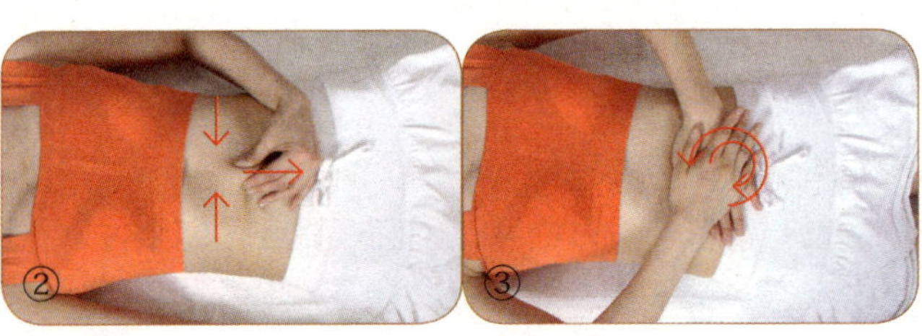

②

③

阳虚体质，要以补肾为根、健脾为基

阳并于阴，则阴实而阳虚，阳明虚则寒栗鼓颔也；巨阳虚则腰背头项疼；三阳俱虚则阴气胜…阳盛则外热…

——《素问·疟论》

阳虚体质者饮食养生原则

◎ 阳虚体质者的养生原则是保养阳气，尽量减少阳气的损耗。

◎ 宜温补忌清补。

◎ 宜食热量较高而富有营养的食物。

◎ 尽量少喝各种冷饮。

◎ 尽量少吃或不吃生冷、冰冻之品。寒性明显的食品对阳虚体质的影响较大；偏寒性的食物和饮料会加重阳虚体质者阳气亏虚的程度。

◎ 阳虚体质的人可适当多食温热之性的水果和食物，阳虚体质者秋冬季可常常喝些山药栗子红枣糯米粥，不仅暖身暖胃，还能补阳气。

◎ 尽量减少食盐的摄入。

为阳虚体质者推荐的明星食材

羊肉

【推荐理由】羊肉具有暖中补虚、开胃健力、滋肾气、养肝明目、健脾健胃、补肺助气等功效。因此，常吃羊肉可以祛湿气、避寒冷、暖心胃、补元阳，对补充阳气、提高身体素质及抗病能力十分有益。

【食用提醒】羊肉虽好也不是人人皆宜。如发热的病人、腹泻的病人和体内有积热的人最好不要食用。

阳虚体质者不宜食用的食材

◎ **梨**：梨味甘、微酸，性凉；入肺、胃经。梨性寒凉，易伤中焦，故阳虚体质者不宜多食。

◎ **绿豆**：绿豆味甘，性寒；入心、胃经，具有清热解毒、消暑的功效，脾胃虚弱的人不宜多吃。

◎ **螃蟹**：螃蟹味咸，性寒；归肝、胃经。螃蟹性寒，脾胃虚寒、大便溏薄者不适合食用。

适宜阳虚体质者的食物

类别	食物
粮食类	黑米、紫米等
蔬菜类	韭菜、辣椒、胡萝卜、南瓜、刀豆等
水果类	荔枝、桂圆、樱桃等
肉类	兔肉、羊肉、羊肾、猪肾、鸡肉、鸽肉、牛肉等
水产类	鳝鱼、鲳鱼、鳗鱼、海参、海虾、河虾、泥鳅等
豆类及其制品	黄豆等
调料类	花椒、小茴香、桂皮、胡椒等
其他类	核桃、腰果、栗子、红茶等

药膳方

补肾益精汤：熟地黄25克，枸杞子、党参、补骨脂、山茱萸肉各15克。水煎服，每日1剂，分2次服用。主治肾虚体弱、男性阳痿、不育。

经络保健

操作方法

1.旋伸腰臀：两腿开立，与肩同宽，平心静气，两手叉腰，大拇指在前，四指按在两侧肾俞穴处，先向左旋转腰臀10次，再向右旋转腰臀10次。值得注意的是，整个运动过程中，上身要保持挺直，并且运动时要尽量保持腰部肌肉放松（图①）。

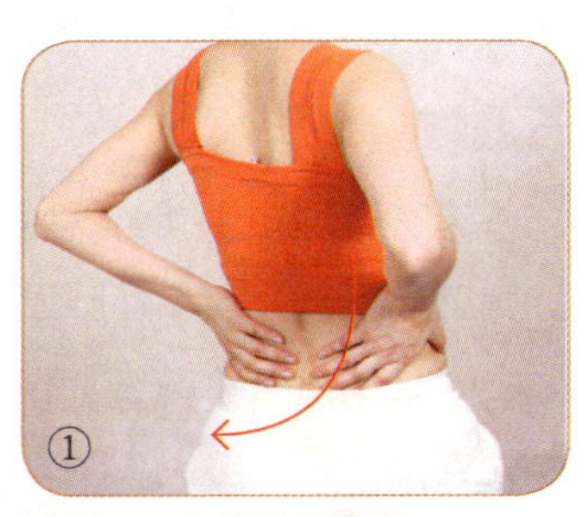
①

2.推按腰眼：用双手大鱼际紧贴同侧背后腰眼位置，用力上下推按，一上一下为1次，反复10～20次（图②）。

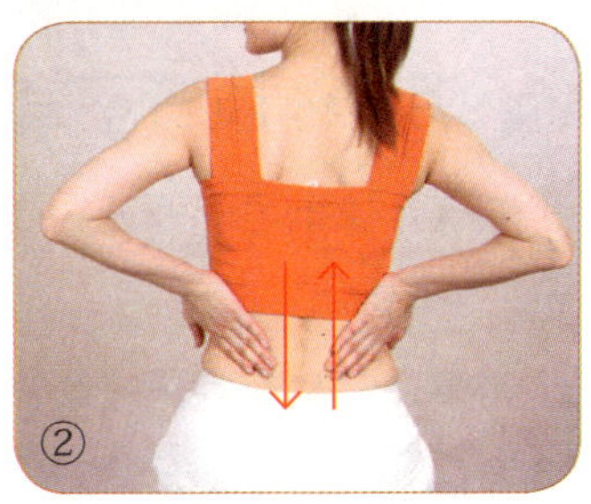
②

养生功效

上述方法可有效防治腰膝酸软、腰部扭伤、骨质增生、坐骨神经痛、腰椎间盘突出、阳痿、遗精、前列腺炎、神经衰弱、月经不调等病症，还具有补肾壮腰、祛风除湿、温补肾阳等作用。

阴虚体质，多让身心降降火

是故五脏主藏精者也，不可伤，伤则失守而阴虚；阴虚则无气，无气则死矣。

——《灵枢·本神》

阴虚体质者饮食养生原则

◎阴虚体质的人由于体内阴液亏损，所以饮食养生时要注意多吃水果。

◎温燥的、辛辣的、香浓的食物都伤阴，阴虚体质者应少吃。

◎形体消瘦的人喜欢进补，其中荔枝干、桂圆干很常用，但对阴虚消瘦的人则不适合。

◎酸可化甘，甘寒可清热，所以阴虚体质者可以多食石榴、葡萄、柠檬、苹果、冬瓜、丝瓜、银耳、百合、燕窝等食物。

◎阴虚体质者可适度摄取寒凉或平性食物，以减少燥热之症。但阴虚体质的内热毕竟是虚热，所以不可以无节制地吃很寒凉的食品，否则会伤及脾胃。

◎阴虚体质者饮食上宜清淡、滋补。

为阴虚体质者推荐的明星食材

莲藕

【推荐理由】新鲜莲藕对阴虚内热的人非常适合，可以在夏天的时候榨汁喝；如果藕稍微老一点，补脾胃效果很好。

【食用提醒】莲藕要挑选外皮呈黄褐色、肉肥厚而白的。如果发黑、有异味则不宜食用。

阴虚体质者不宜食用的食材

◎**辣椒**：辣椒虽能驱寒、止痢、增强食欲，但易造成脏腑阴阳失调、上火发炎，从而产生疾病。

◎**韭菜**：韭菜有壮阳之功效，但阴虚体质人本身内热，所以阴虚体质的人切不可食韭菜。

◎**羊肉**：羊肉属于温补佳品，但阴虚体质的人如食用过多羊肉，则会生痰上火。

◎**桂圆**：桂圆属于温性食物，阴虚体质的人不宜多食。

适宜阴虚体质者的食物

类别	食物
粮食类	小麦、大麦、糯米、粳米等
蔬菜类	莲藕、黄瓜、苦瓜、山药、菠菜、西红柿、茄子、竹笋等
水果类	葡萄、苹果、梨、香蕉、西瓜、柠檬、枇杷、桑葚等
肉类	猪肉、兔肉、鸭肉等
水产类	牡蛎、海参、鳖肉、蚌肉、墨鱼等
豆类及其制品	大豆、绿豆、黑豆、豆芽、豆腐等
其他类	黑芝麻、鸡蛋、牛奶、银耳、蜂蜜、甘蔗等

药膳方

养阴清肺汤：生地黄6克，麦冬、贝母、丹皮、炒白芍各3克，甘草、薄荷各2克，玄参5克。加水煎汁服用。主治虚火上炎所致咽喉肿痛。

经络保健

操作方法

1.施术者用刮痧板刮拭患者足太阳膀胱经——双侧肺俞、肾俞，以皮肤发红为宜（图①）。

2.施术者用刮痧板刮拭患者任脉——神阙至关元，以皮肤发红为宜（图②）。

3.施术者用刮痧板刮拭患者手太阴肺经——双侧列缺至太渊，以皮肤发红为宜（图③）。

4.施术者先用刮痧板刮拭患者其足太阴脾经——双侧三阴交，然后刮拭其足少阴肾经——双侧涌泉、太溪，以皮肤发红为宜（图④）。

养生功效

阴虚体质的人通过刮痧刺激膀胱经、肺经、脾经和肾经的相应穴位，可以达到活血通络、养阴补肾的功效。

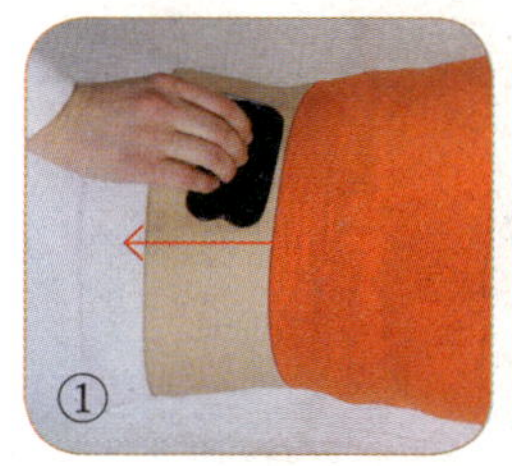
①

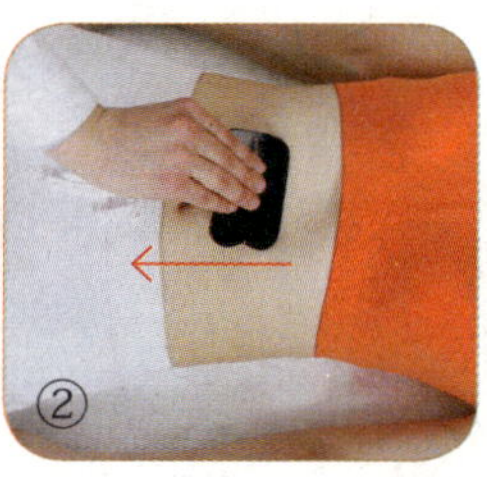
②

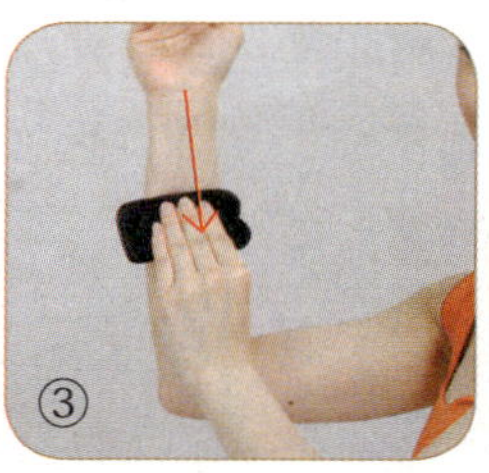
③

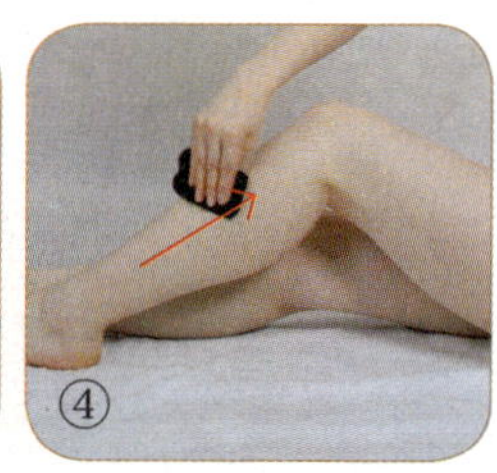
④

湿热体质，常做身体“大扫除”

湿热体质者饮食养生原则

◎湿热体质是以湿热内蕴为主要特征的体质状态，宜食用性寒凉、味淡或苦且具有清热、利湿作用的食物。

◎湿热体质者不宜暴饮暴食，宜少吃肥腻食品、甜味品，以保持良好的消化功能。

◎适度饮水，避免水湿内停或湿从外侵入。

◎戒烟、酒等辛热之物。

◎小孩或长期脾胃虚弱的人如果不想吃饭、浑身没劲或者饭后感觉胃满满的、腹胀、拉肚子，则说明患有脾虚湿盛，可以用炒淮山和炒鸡内金，按1:1的比例混合打成粉，每天一勺冲着喝。

◎湿热体质的人在日常饮食上要多吃一些气味香醇的食物，因为在中医理论中气味香醇的东西是可以化除湿邪的，如香菜、藿香等。但要注意的是，不能一次吃得太多。

为湿热体质者推荐的明星食材

赤小豆

【推荐理由】赤小豆味甘、性平，归心、小肠、肾、膀胱经。具有除热毒、散恶血、消胀满、利小便、通乳、消肿、除热等功效，是湿热体质者的首选佳材。

【食用提醒】赤小豆以粒紧、色紫、赤者为佳；另有一种红黑豆，是广东产的相思子，特点是半粒红，半粒黑，购买时请注意鉴别。

湿热体质者不宜食用的食材

◎**辣椒**：辣椒虽能驱寒、止痢、增强食欲，但味辛、辣，性温热，湿热者慎用。

◎**韭菜**：韭菜有温热壮阳之功效，但湿热体质人本身内热，所以切不可大量食用韭菜。

◎**大蒜**：大蒜虽有较好的杀菌功效，但大蒜性温，能助阳化热，湿热之人不宜过多食用。

◎**荔枝**：荔枝性质温热，补益作用较强，湿热之人食用后容易助热化火，加重内热症状。

适宜湿热体质者的食物

类别	食物
粮食类	小麦、大麦、小米、薏米等
蔬菜类	冬瓜、丝瓜、葫芦、苦瓜、黄瓜、竹笋、白菜、芹菜、圆白菜、空心菜、莲藕等
水果类	梨、香蕉、哈密瓜等
肉类	兔肉、鸭肉、鹌鹑肉等
水产类	鲫鱼、田螺、蛤蜊、海带、海蜇等
豆类及其制品	赤小豆、绿豆、蚕豆、黄豆等
其他类	绿茶、莲子等

药膳方

◎ **紫苏芦根绿豆汤**：绿豆、芦根各100克，紫苏叶15克，姜10克。将上述材料加水煎汤服用，可排除人体湿热毒素。

◎ **海带粳米粥**：粳米、绿豆、水发海带各50克。将上述食材洗净，海带切碎，煮粥服食，可清热解毒。

◎ **车前马齿蛋花汤**：马齿苋50克，鸡蛋1个，车前草15克，白砂糖适量。将车前草和马齿苋榨汁备用。锅中加入适量清水，烧开后打入鸡蛋，放入榨好的汤汁，加入白砂糖拌匀即可。佐餐食用，可清热祛湿、解毒。

经络保健

操作方法

患者采取俯卧的体位，用玻璃罐在其背部膀胱经处排罐：在人体背上脊柱两边，从上到下依次进行。身体强壮者罐与罐之间的距离不超过1寸；身体衰弱者罐与罐之间的距离相隔1～2寸，留罐10～15分钟（如图）。

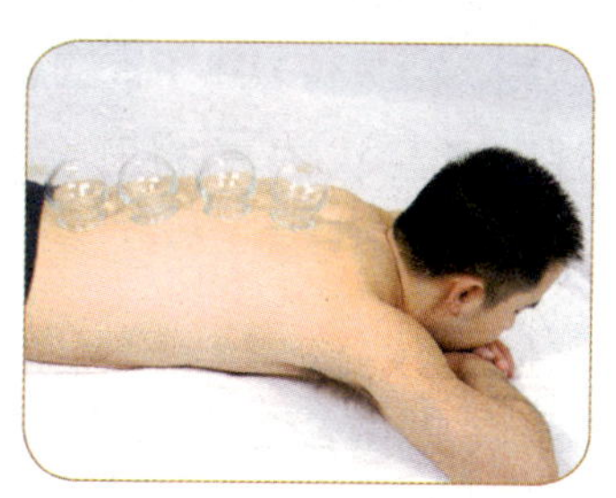

养生功效

人体背部这些背俞穴与相应脏腑位置的高低基本上是一致的，因此排罐可以起到疏通经络的作用。同时，还可以把对应的五脏六腑里的郁热给吸出来，达到祛风除湿、清热泻火、行气通络的功效。

痰湿体质，赶快给身体减减肥

有渐于湿，以水为事，若有所留，居处相湿，肌肉濡渍，痹而不仁，发为肉痿。故下经曰：肉痿者，得之湿地也。

——《素问·痿论》

痰湿体质者饮食养生原则

◎饮食结构不合理、高能量食物摄入过多都是形成痰湿体质的重要原因。所以，痰湿体质要以低脂肪、低糖、低热量、粗纤维食品为主。

◎痰湿体质者在食疗上首先要戒烟禁酒。

◎痰湿体质者一定要忌暴饮暴食和进食速度过快，并切忌过饱食，饭吃七八分饱是最好的状态。

◎油腻的食物和甜食特别容易助湿生痰，所以，痰湿体质的人饮食要清淡。

◎甜黏的食物，比如汤圆、奶油炸糕，应少吃，会影响脾的消化功能。

◎痰湿体质的人要少吃酸性寒凉的东西，如绿豆、乌梅、西瓜、冷饮等。

为痰湿体质者推荐的明星食材

梨

【推荐理由】梨含有配糖体及鞣酸等成分，多食能祛痰止咳，非常适合痰湿体质者食用；梨有较多糖类物质和多种维生素，易被人体吸收，多食可增进食欲，对肝脏具有保护作用；梨具有清热下火的功效，对咳嗽痰稠、咽喉发痒、慢性支气管炎以及高血压、心脏病、肝炎、肝硬化、肺结核患者尤其适宜。

【食用提醒】慢性肠炎、胃寒病、糖尿病患者忌食生梨；梨忌与螃蟹、鹅肉同食。

痰湿体质者不宜食用的食材

◎**李子**：李子味甘酸。酸性能收敛，多吃易生痰、损伤脾胃。

◎**石榴**：石榴具有生津止渴、止血止泻的功效，然其味酸涩，多食易伤肺气生痰。

◎**甲鱼**：甲鱼滋腻，多食会败胃伤中，引起消化不良。痰湿体质者多气虚脾虚，不宜吃甲鱼。

适宜痰湿体质者的食物

类别	食物
粮食类	小麦、粳米、小米、玉米、燕麦、荞麦、薏米等
蔬菜类	南瓜、冬瓜、丝瓜、黄瓜、苦瓜、芹菜、白萝卜等
水果类	梨、香蕉、苹果、樱桃等
肉类	牛肉、鸡肉等
水产类	鲢鱼、鲫鱼、鲈鱼、带鱼、海蜇等
豆类及其制品	黄豆、蚕豆、扁豆、赤小豆、豆腐、豆浆等
其他类	牛奶、鸭蛋、鹌鹑蛋、杏仁、黑木耳、香菇、栗子等

药膳方

消痰利湿煎：茯苓12克，薏米15克，荷叶、厚朴、陈皮各6克。水煎服。

经络保健

操作方法

1.揉搓脾胃经：从上到下反复揉搓从膝盖到脚踝的脾胃经，每天3～5次，至有温热感为止（图①）。

2.敲打足少阳胆经：沿大腿外侧中线位置，自上而下循足少阳胆经敲打到外踝前脚背处，每次敲打200下（图②）。

3.按摩腹部：按摩者掌心对准患者腹部，嘱患者稍稍吸气后收小腹，然后双手顺时针按揉腹部3～6圈，摩擦时以感觉到手掌和腹部微热为度（图③）。

养生功效

脾胃经循行于腿的两侧和胸腹间，所以揉搓、敲打两腿或按摩胸部都是调理、滋养脾胃的好方法。脾胃调补好了，自然可以化消痰饮，从根本上减少体内痰湿的生成。而敲打胆经可以起到疏肝利胆的作用，帮助把体内的湿邪排出体外。

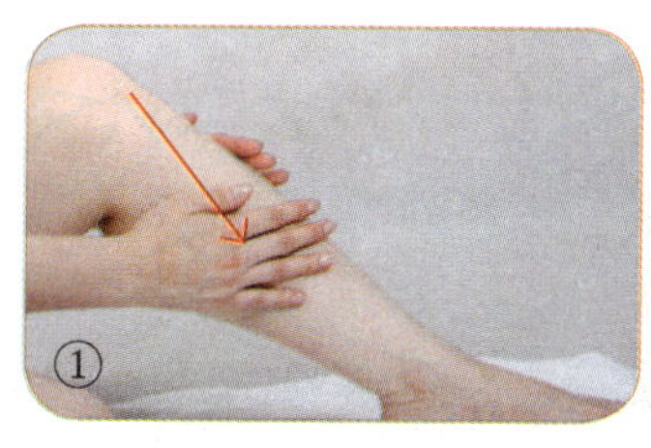

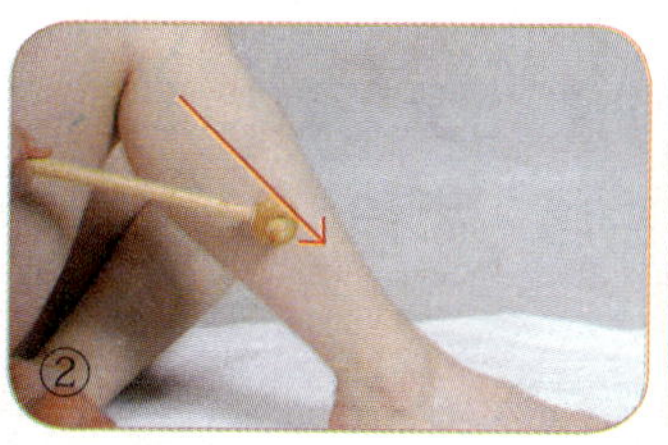

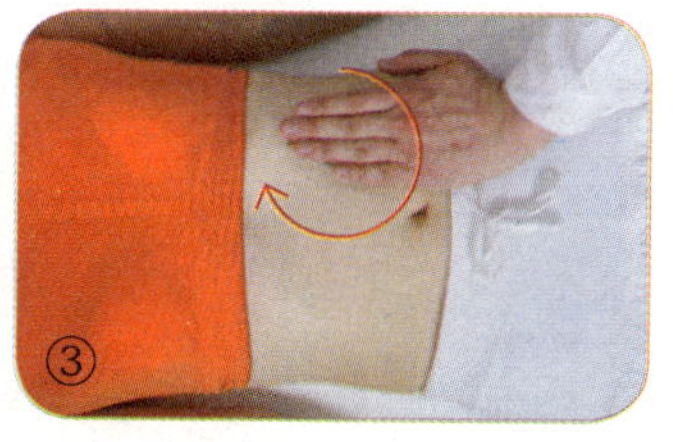

血瘀体质，活血化瘀为当务之急

是故天温日月，则人血淖液而卫气浮，故血易泻，气易行；天寒日阴，则人血凝泣而卫气沉。

——《素问·八正神明论》

血瘀体质者饮食养生原则

◎ 血瘀体质者可常食桃、油菜、黑豆等具有活血祛瘀作用的食物。

◎ 山楂粥、花生粥亦颇相宜。

◎ 气滞血瘀体质宜选用有行气活血功能的食物。

◎ 红糖、红葡萄酒、糯米甜酒最适合女性血瘀体质调养。

◎ 醋主要用于保护和软化血管，能降低血脂、血液黏稠度，尤其适合中老年人血瘀体质以及伴有心脑血管疾病倾向者。

◎ 忌吃过多盐和味精，避免血液黏稠度增高而加重血瘀的程度。

◎ 不宜喝冷饮，以免影响气血运行。

为血瘀体质者推荐的明星食材

山楂

【推荐理由】山楂有重要的药用价值，自古以来就被称为健脾开胃、消食化滞、活血化痰的良药。能入血分而散除郁结，可用于血瘀疼痛。

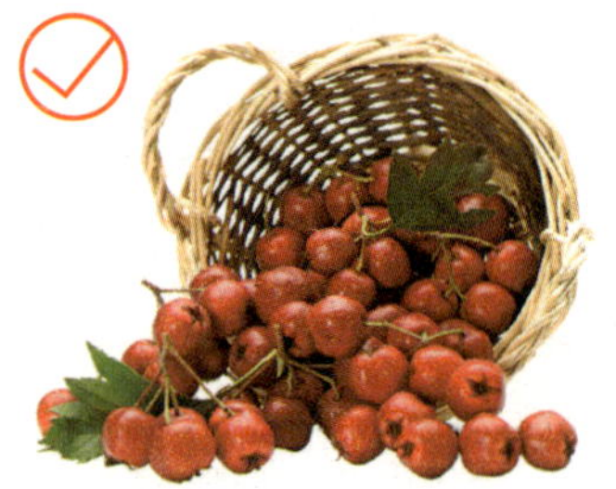

【食用提醒】儿童、老年人尤其适合食用；伤风感冒、消化不良、食欲不振、儿童软骨缺钙、儿童缺铁性贫血者可多食山楂片；生山楂有机酸含量较高，不宜多吃。

血瘀体质者不宜食用的食材

◎ **栗子**：栗子性温，味甘平；归脾、胃、肾经。容易胀气，不宜多食。

◎ **蚕豆**：蚕豆味甘，性平；归脾、胃经。蚕豆性滞，容易令人腹胀，影响气血运行。

◎ **红薯**：红薯味甘，性平；归脾、胃经。红薯与蚕豆类似，也能壅气，中满者不宜多食。

◎ **巧克力**：巧克力会导致血脂增高，阻塞血管，以致影响气血运行。

适宜血瘀体质者的食物

类别	食物
粮食类	大米、小米、玉米等
蔬菜类	油菜、芹菜、胡萝卜、洋葱、大蒜、姜等
水果类	山楂、柑橘、柠檬、柚子、桃等
其他类	小茴香、佛手、玫瑰花、香菇、黑木耳、茉莉花茶、红糖、醋等

药膳方

◎ **桃红饮**：红花、桃仁各3克，赤芍5克。水煎服，每日1剂。

◎ **桃仁逐瘀汤**：桃仁12克，枳壳、赤芍各6克，柴胡、甘草各3克，桔梗、川芎各4.5克。水煎服，每日1剂。

经络保健

操作方法

1.患者平躺于床上，按摩者从其上腹向下推，反复推摩5～10次（图①）。

2.患者取仰卧位，用掌根在腹部顺时针环摩腹部5～10次（图②）。

3.患者用按摩棒从大腿内侧，沿脚踝骨内侧到脚骨的沿线按摩，每天按摩2次，每次5分钟（图③）。

4.患者用拳头按压在尾骶骨上，找出感觉最舒服的地方重点按摩（图④）。

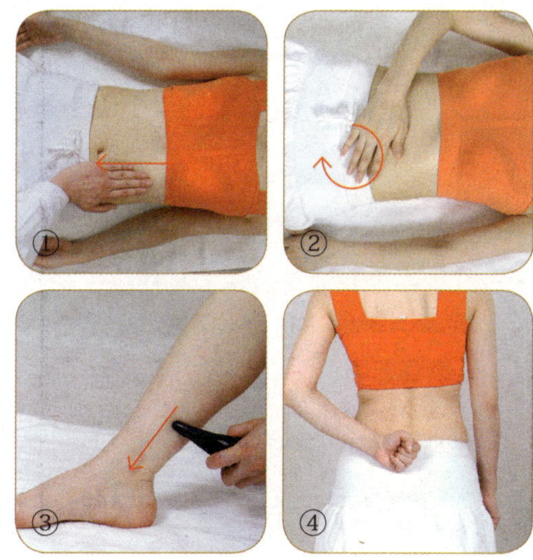

养生功效

这套手法适合用来改善痛经，操作简单、见效快，能减少血瘀带来的痛经病症。

特禀体质，益气固表则标本兼治

特禀体质者饮食养生原则

◎由于现代人每日过多摄入蛋白类食物，这种饮食结构对特禀体质者非常不利，因而特禀体质者应合理搭配自己的饮食结构，饮食上一定要以清淡、均衡为宜，粗细搭配适当，荤素配伍合理。

◎特禀体质者应该多吃益气固表的食物，最好常吃糙米、蔬菜和蜂蜜，它们不但能够促进红细胞生成，又不用担心异体蛋白进入血液，所以能有效防止过敏症状的发生。

◎易过敏的特禀体质者应该避免或尽量少吃（或少喝）荞麦、蚕豆、白扁豆、牛肉、鹅肉、鲤鱼、虾、螃蟹、茄子、酒、辣椒、浓茶、咖啡等辛辣之品、腥膻发物及含致敏物质的食物，以免发生意外的过敏反应。

◎特禀体质者也有一些人对食品添加剂过敏，例如，色素、抗氧化剂、防腐剂等，如蜜饯等这类含有添加剂的食物过敏患者应少吃，以免诱发哮喘。

为特禀体质者推荐的明星食材

红枣

【推荐理由】红枣味甘，性温，归脾、胃经。研究发现，红枣中含有大量抗过敏物质——环磷酸腺苷，可阻止过敏反应的发生。凡有过敏症状的人可以经常服用红枣。

【食用提醒】红枣水煎时掰开煎为好，煎时不宜加糖。

特禀体质者不宜食用的食材

◎**蚕豆**。特禀体质的人在日常饮食时要特别注意，应该避免或少吃含致敏物质的食物，如蚕豆。这是因为蚕豆含有致敏物质，过敏体质的人吃了会产生不同程度的过敏、急性溶血性贫血等中毒症状，就是俗称的“蚕豆病”。另外，某些特禀体质者体内缺乏某种酶类，在食用蚕豆后就会发生急性血管内溶血，是一种遗传缺陷。

◎**海鲜**。海鲜中含有过量组织胺也会造成特禀体质者身体不适，因为这些人天生缺少分解组织胺的酶，吃了海鲜就会引起过敏，出现全身起红疹、风团的现象。

药膳方

◎ **灵芝粉**：灵芝粉3克，温水调服，每日1次。如果每年3～11月能坚持服用，可有效缓解过敏症状。

◎ **蜂蜜水**：每天2次，每次1勺蜂蜜。如果要用水冲服必须用温水冲服，水太凉会导致泻肚，水温宜超过80℃。

◎ **辛夷藿香饮**：辛夷3克，藿香10克，开水冲泡5～10分钟，先用其热气熏蒸鼻子数分钟，然后饮用。有助缓解过敏性鼻炎。

经络保健

操作方法

1.**药物的准备**：白芥子、细辛各40%，甘遂、延胡索各10%，共研细末，用时以老姜汁调和成1立方厘米的药饼，用5平方厘米的胶布贴于穴位上。

2.**取穴**：

◎ 第1组穴位分别为肺俞、胃俞、志室、膻中。

◎ 第2组穴位分别为风门、膏肓、脾俞、天突。

◎ 第3组穴位分别为肾俞、定喘、心俞、中脘。

三组穴位相配均有补益肺脾肾、理气平喘的功用。背部俞穴均取双侧，1次1组，3组交替使用。

3.**贴药**：将药物贴于经络的所选穴位上，每次贴药6～8小时，隔日贴1次，3个月为1个疗程，共9次（如图）。

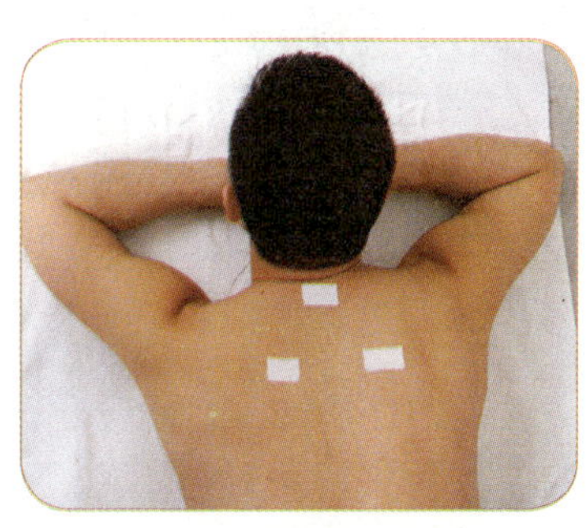

养生功效

天灸疗法又叫三伏灸。“三伏”是指每年农历初伏、中伏、末伏，这时是一年四季中阳气最旺盛的季节，根据中医“冬病夏治”的理论，对支气管哮喘、过敏性鼻炎、慢性支气管炎等这类在冬天容易发作的宿疾，宜在阳气旺盛的夏季进行预防和治疗。

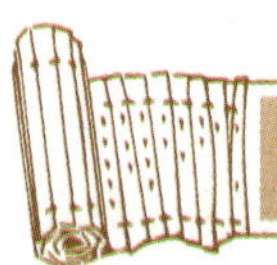

气郁体质，养生要从养心开始

气郁体质者饮食养生原则

◎ 气郁体质者因为气机不通畅，宜选用具调理脾胃功能的食物，如大麦、荞麦、高粱、蘑菇、柑橘、佛手瓜、茴香、白萝卜、洋葱、丝瓜、菊花、玫瑰花、茉莉花、月季花等。

◎ 气郁体质者宜常吃红枣桂圆汤、百合莲子汤，这些汤饮有健脾养心安神的功效。

◎ 气郁体质者宜多吃蔬菜和营养丰富的鱼、瘦肉、乳类、豆制品。

◎ 常吃柑橘可以理气解郁，气郁体质者平时可常吃白萝卜以顺气化痰；或者用木蝴蝶、厚朴花各3 克泡水代茶饮，以理气化痰。

◎ 睡前避免饮茶、咖啡等具有提神醒脑的饮料。

◎ 可以少量饮酒，以活通血脉、提高情绪，其中以葡萄酒为宜，但是不要过度。

为气郁体质者推荐的明星食材

小麦

【推荐理由】小麦味甘，性凉；入脾、胃、心、肾、大肠经。常吃可养心安神、健脾养胃、厚肠止泻、和胃制酸、除烦止渴。在缓解失眠、腹泻等方面也有一定效果。

【食用提醒】越接近麦粒粉心部分磨出的面粉颜色越白，面粉品质也就越好，所以由面粉的颜色可以看出面粉的好坏。但现在许多商家会在面粉中掺入漂白剂，购买时需仔细甄别。

气郁体质者不宜食用的食材

气郁体质者由于体内气机不畅，平时宜食用具有理气解郁、调理脾胃功能的食物。而咖啡、浓茶等对人体刺激性较大，易使人处于兴奋状态，不利于体内气机的畅通。

另外，肥甘之物滋腻脾胃，而脾胃是人体气血生化之源，脾胃受阻，则气机必然不会顺畅。雪糕、冰激凌之类的生冷寒凉之物吃多了也会伤及脾胃，造成气血畅通障碍。

适宜气郁体质者的食物

类别	食物
粮食类	燕麦、小麦、大麦、荞麦、高粱、玉米等
蔬菜类	白萝卜、洋葱、丝瓜、菠菜、芥菜、芹菜、佛手瓜等
水果类	山楂、葡萄、梨、柑橘、橙子、柚子、葡萄、橄榄等
肉类	猪肉、牛肉、羊肉、鸡肉等
水产类	黄花鱼、带鱼、鲈鱼、鳜鱼、鲫鱼、鲤鱼、海参、海带、海藻等
豆类及其制品	刀豆、黑豆、豌豆、豆腐、豆豉等
其他类	牛奶、黑木耳、蜂蜜、银耳、鸡蛋、蘑菇、葡萄酒等

药膳方

◎ **佛手花茶**：佛手花20克，沸水冲泡代茶饮。

◎ **玫瑰花饮**：玫瑰花3～5朵，沸水冲泡代茶饮。

◎ **荔枝核粥**：荔枝核5克，粳米适量。将二者洗净放入锅内，加适量水，大火烧开后转小火煮至成粥。平日食用，可解气郁。

◎ **陈皮茶**：陈皮10克，洗净，沸水冲泡，焖10分钟左右，去渣，放入少量白糖，代茶饮。

◎ **梅花粳米粥**：粳米100克，白梅花15克。粳米去杂质洗净，放入锅内，加适量水，大火烧开后转小火煮至成粥。待粥将成时加入梅花，再煮2～3沸即成。平日食用。疏肝理气，健脾开胃。

经络保健

操作方法

每天晚上睡觉前把两只手搓热，然后搓胁肋部，一上一下反复搓动至有温热感（如图）。

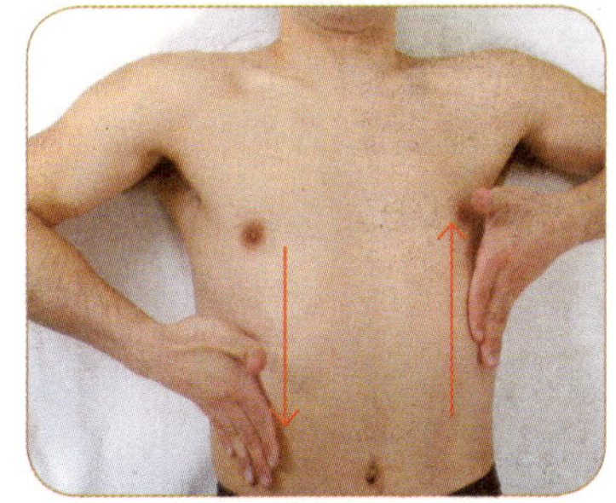

养生功效

胁肋部是肝胆经循行的通道。经常搓胁肋部，可以起到刺激肝胆的作用，达到调节肝气、疏通经络的作用。

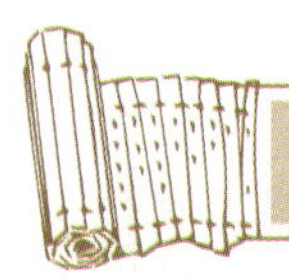

酸碱体质与养生

“酸碱体质”学说在东方自然疗法中常被提及。研究发现，酸性体质会使人们产生各种各样的疾病，如高血压、高血脂、心脑血管疾病、痛风、肿瘤、癌症以及常见的骨质疏松症等。

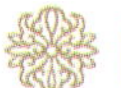 酸性体质与疾病

体液酸性

随着体外环境污染及不正常生活、饮食习惯，我们的体液逐渐转为酸性，人体体液偏酸是导致亚健康的主要原因。酸性体质者常会感到记忆力减退、腰酸腿痛、四肢无力、头昏、耳鸣，并会经常出现失眠、腹泻、便秘等症状。一旦体液长期偏酸性，机体就比较容易生病。最明显的表现就是皮肤瘙痒、头屑增多、喉咙会异常地感到干渴、焦躁不安或是变得易怒。

血液酸性

一般来说，人的血液呈弱碱性，一旦变酸就会出现很多问题，导致免疫力下降、衰老，从而引起多种炎症、心脑血管疾病，甚至会引发癌症。很多疾病的发生与动物性食物（酸性食品）摄入过多、植物性食物（碱性食品）摄入过少有密切关系。

酸碱平衡很关键

营养学家认为，鱼、肉、禽、蛋、大米、面粉、油脂、糖类等都是酸性食物；而蔬菜、水果、豆制品、牛奶等都是碱性食物。食醋虽然是酸的，但在人体代谢过程中不会产生酸性物质，而是产生CO_2和H_2O，所以醋也是一种碱性食物。

怎样才能平衡酸碱？目前最好的办法也是唯一的办法就是合理膳食，均衡营养。食物的酸碱度并非看它的味道是酸是涩，而是看它所含的成分。米饭为弱酸性，白面为强酸性，蔬菜为强碱性，多数水果为碱性。当我们吃了过多的酸性食物（如大鱼大肉）后，应注意补充碱性食物，例如水果、蔬菜等以保持酸碱平衡。因此，我们在日常饮食中，要多多摄取天然水果蔬菜等植物性食物，荤素搭配以3：7或者2：8为宜，这样才能实现体内酸碱平衡。

第八章

《黄帝内经》的经络养生妙法

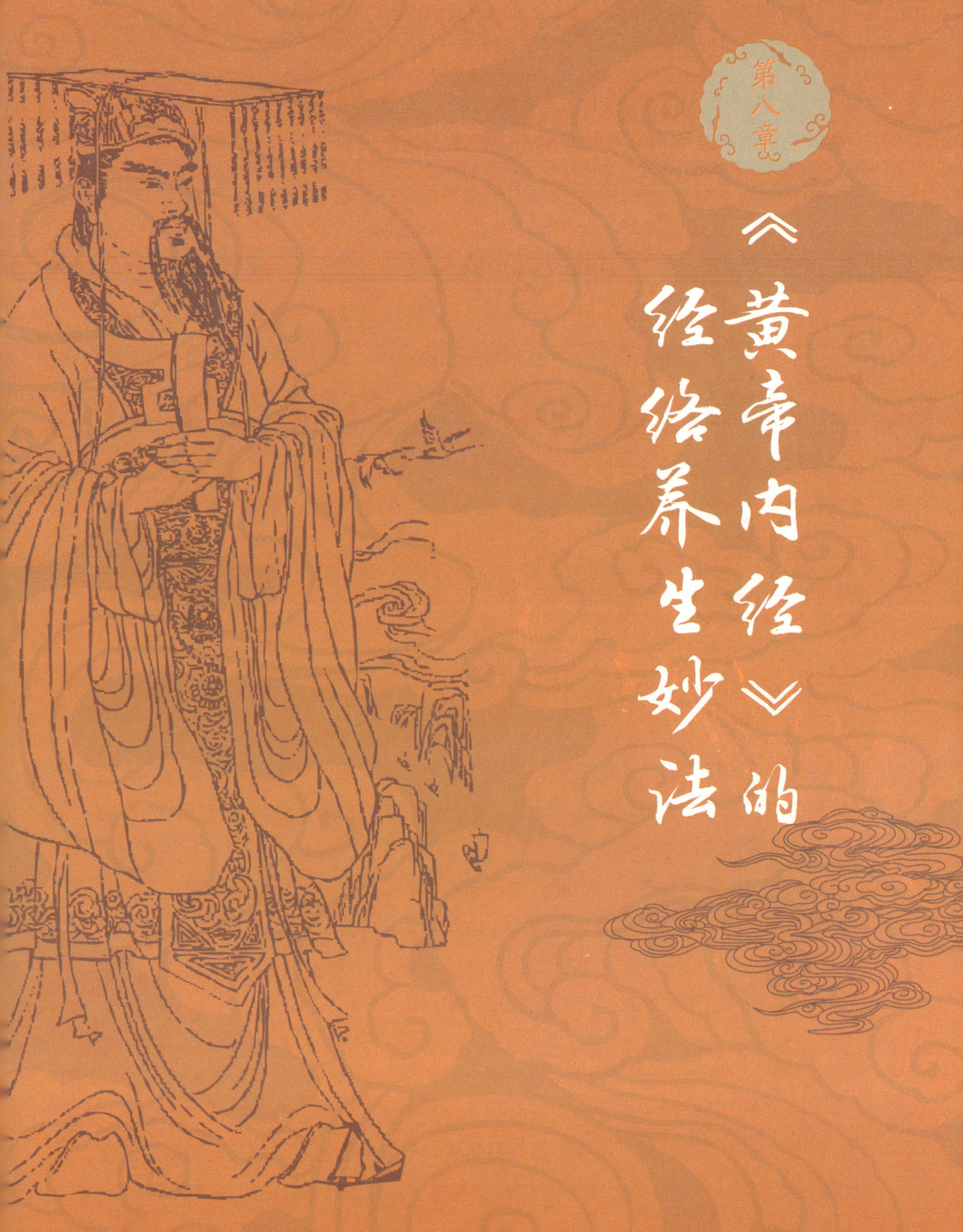

人体的特效腧穴

夫四时之气，各不同形，百病之起，皆有所生，灸刺之道，何者为定？岐伯答曰：四时之气，各有所在，灸刺之道，得气穴为定。

——《灵枢·四时气》

人体经络、腧穴的作用原理

在我们随身的“医疗队”中，经络是“医疗队”里的“各级医师”，穴位就是各“医师”携带的治病之大药。中医将穴位称为腧穴，指的是人体脏腑经络之气输注于体表的特殊部位，是疾病的反应点和针灸按摩的施术部位。

腧穴既是“神气之所游行出入”的门户，又通过经脉通道与脏腑之气相通。所以脏腑经络气血功能的病理变化常可在体表相应的腧穴引起各种反应；反之，在腧穴施行的针灸刺激，也可通过经络通道内达脏腑，直趋病灶发挥其补泻或调整作用而产生治疗效果。

人体内的三大腧穴

人体的腧穴很多，总括起来可分成三类，即十四经穴、奇穴、阿是穴。十四经穴是指具有固定的名称和位置，且归属于十二经脉和任、督二脉运行线上的穴位，简称经穴，是腧穴的主要组成部分，具有主治本经病症的共同作用。

经外奇穴是指既有一定的名称，又有明确的位置，但尚未归入或不便归入十四经脉系统的腧穴。这些穴位主治单一，对某些病有奇特疗效，也称经验用穴，例如印堂、四缝等穴位。

阿是穴是指无固定名称、位置，以压痛点或病变局部或其他反应点等作为针灸按摩施术部位的一类腧穴，又称压痛点。这类穴位无固定归经，穴位随病痛部位改变，以治局部病变为主。按压或针灸这些穴位可起到治病的目的。阿是穴的由来是源于当医生按压这个穴位时，病人会发出“啊”声。

掌握好随身的特效腧穴

人体仅十四经脉就分布着腧穴三百多个，每个腧穴都有它自身的特点和功用。此外还有众多的经外奇穴。这些特效穴位就是我们随身的经络医师开出的良药，拿到医师开出的良药处方，防治疾病就变得容易多了。穴位处方规律如下：

通用定律

“腧穴所在，主治所在”。所有的穴位均可治疗其所在部位局部及邻近组织、器官的病症。如睛明、承泣、攒竹、瞳子髎等穴位于眼睛旁边，所以它们均可治疗眼病；中脘、梁门等穴位均在胃脘部，所以均可治疗胃病；迎香在鼻旁可治鼻病。

各穴均可在针灸治疗中产生泻散其所在部位邪气或瘀滞，并可使局部络脉之气得以调和，经气运行得以疏通的作用，所以能显示出对其所在局部及邻近组织器官病痛的治疗作用。如果我们掌握了这些穴位就可以自己进行保健按摩。

一般规律

“经络所过，主治所及”，是指十四经腧穴尤其是十二经脉在四肢肘膝关节以下的穴位，不仅能治疗局部病症，而且还能治疗本经循行所过的远隔部位的脏腑、组织器官病症。如合谷穴，不仅能治疗上肢病症，还能治疗颈部和头面、五官病症。有些经穴除能治本经远隔部位的病症外，还能治疗其表里经远隔部位的病症。如列缺除治咳喘、胸闷等肺经（本经）病症外，还可治疗手阳明大肠经（异经）的病症，如头痛、项强等。

特殊情况

有些腧穴对某脏腑器官疾病或某种病理状态有相对特异的治疗作用。如大椎穴退热，至阴穴矫正胎位，阑尾穴治疗阑尾炎，神门穴安神，少商穴治咽喉肿痛，太渊穴治无脉症等。有些穴位对其相应所治疗的某器官或某机能活动的病理状态具有双向调整作用，更是没有副作用的良方妙药，如天枢穴可止泻也可在便秘时通便。

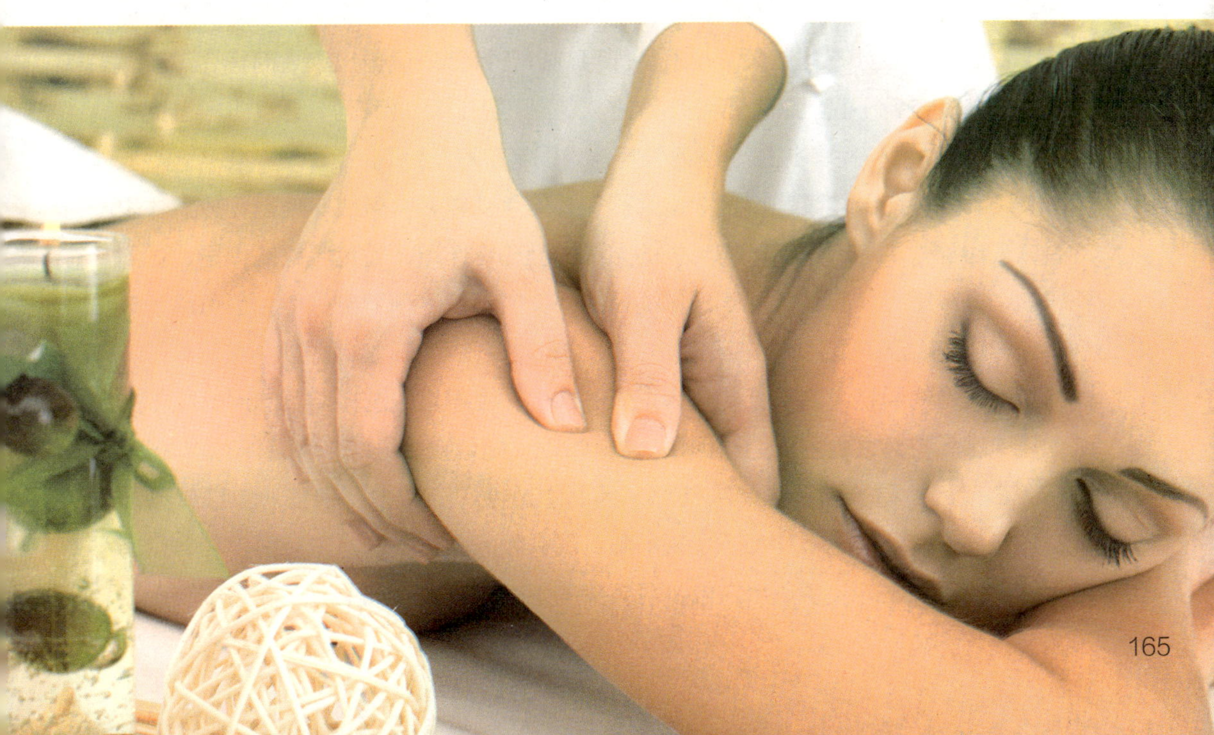

认识针灸、按摩、拔罐和刮痧

十二经之多血少气，与其少血多气，与其皆多血气，与其皆少血气，皆有大数。其治以针艾，各调其经气，固其常有合乎。

——《灵枢·经水》

针灸

针灸是个复合名词，分别指针刺和艾灸两种不同的中医治疗方法。目前很多人说的针灸其实是单指针刺疗法。有人说去做针刺治疗时自称是去扎针灸，时下流行的针灸减肥，也是单指针刺减肥。很多医院的针灸科仅有针刺项目而忽视了极有补益作用的艾灸这一重要疗法。事实上针刺和艾灸常相互配合，相互补充。孟子曾经说过："七年之病，求三年之艾。"灸有久的含义，艾灸对许多病情缠绵的慢性病具有独特疗效，是针刺的补充。正如《灵枢·官能篇》所说"针所不为，灸之所宜"。

针刺养生，就是用毫针刺激一定的穴位，运用迎、随、补、泻的手法以激发经气，使人体新陈代谢机能旺盛起来，达到强壮身体、益寿延年的目的。选穴多以具有强壮功效的穴位为主，选穴也不宜过多。可选用单穴，也可选用几个穴位为一组进行。欲增强某一方面机能者，可用单穴，以突出其效应；欲调理整体机能者，可选一组穴位，以增强其效果。在实践中，可酌情而定。施针的手法，刺激强度宜适中。一般说来，留针不宜过久，得气后即可出针，针刺深度也应因人而异，年老体弱者及小儿，进针不宜过深；形盛体胖之人，则可酌情适当深刺。遇过饥、过饱、酒醉、大怒、大惊、劳累过度、孕妇及身体虚弱者，不宜针刺。

艾灸养生是在身体某些特定穴位上施灸，使用艾绒、艾条或其他药物放置体表的腧穴或疼痛处烧灼、温熨，借灸火的温热力及药物作用，通过经络的传导，达到和气血、调经络、养脏腑、益寿延年的目的。艾灸不仅用于强身保健，也可用于久病体虚之人的治疗，是我国独特的养生方法之一。灸法可辅以市售各种灸器。

艾灸就是使用燃烧的艾绒，炙烤相应的穴位。百草之中选择艾草的原因在于艾绒燃烧时温和持久，更重要的原因是艾绒燃烧辐射出的热能，其频率、波幅与冬日的阳光最接近，易于引起人体的共振，因而渗透性、穿透力特别强。与红外频谱仪、神灯、炭火等相比，艾灸还是最舒服、最有效的。艾灸的方法有很多种，目前常用的就是用点燃的艾条灸烤穴位，可火头向下，也可火头向上，下面与皮肤接触

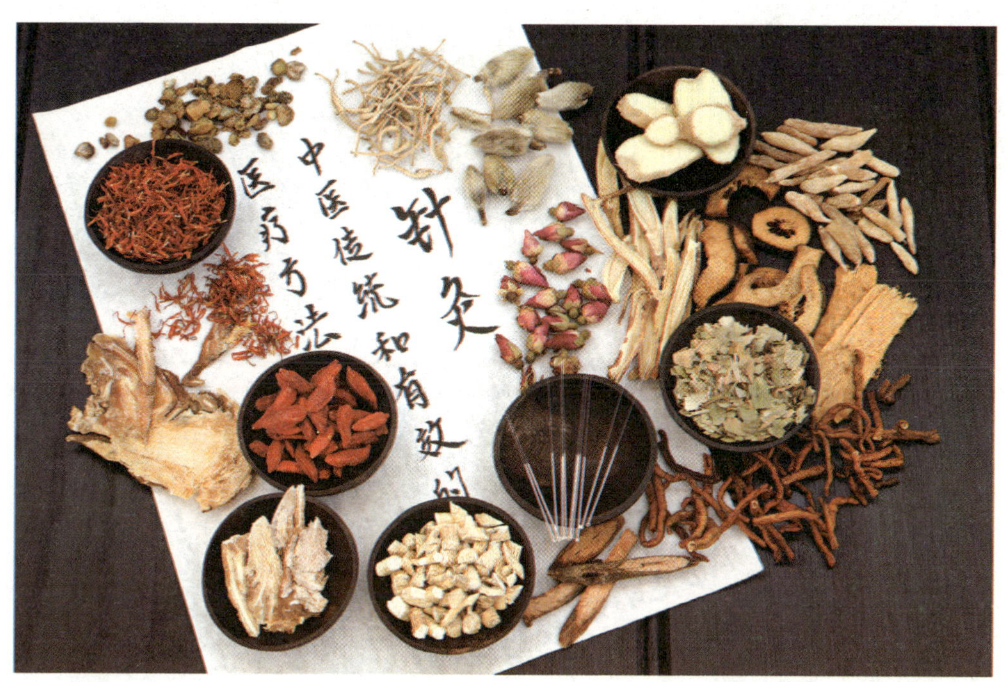

的地方可放上姜片，或者把它挂在刺入体内的针柄上。还可把艾绒捏成如莲子大小的圆锥形艾炷，直接放在穴位上点燃，称为一壮。一般每天3 ~ 7壮，可连续灸达数百壮。还有用艾绒搓成绳，点燃以后快速烧灼相关穴位，类似于灯火灸。

按摩

按摩，作为一种非药物的自然疗法、物理疗法，是指按摩者运用自己的双手作用于被按摩者的体表、受伤的部位、不适的所在，依据人体经络、特定穴位，运用推、拿、按、摩、揉、捏、点、拍等形式多样的手法进行治疗，达到疏通经络、理气活血、散瘀止痛、祛邪扶正、调和阴阳的疗效。按摩古称“按跷”“跷引”，其历史悠久，是我国传统医学中最古老、最独特的医疗方法之一。穴位按摩时可以根据患者不同的临床症状，加减配合多种穴位，分别采用不同的按摩手法，对穴位加以刺激，这样穴位就能将各种刺激传入人体内部，激发人体正气抵御疾病，调节阴阳，达到治愈疾病的目的。

中医认为，按摩能够达到平衡阴阳、调理脏腑、疏通经络、行气活血、温经散寒、消肿止痛、祛风除湿等作用，从而防病治病，保健养生。用现在科学理论来解释按摩的具体作用有：通过刺激末梢神经，促进血液、淋巴液在血管、淋巴管及组织间的代谢过程，协调各组织、器官间的功能，提高机体的新陈代谢水平；按摩手法的机械刺激，将机械能转化为热能，提高局部组织的温度，促使毛细血管扩张，降低血液黏滞性，减少周围血管阻力，减轻心脏负担；能够疏通经络，保持机体阴阳平衡；缓解肌肉紧张，促进关节灵活，消除身心疲劳。

穴位按摩手法

◎ **推法**：以按摩者的指掌或肘部着力于一定部位进行单方向的直线推动，推时用力要沉稳，速度要缓慢， 着力部要紧贴皮肤。适用于经络或经络上的穴位。

◎ **拿法**：用大拇指和食指、中指或大拇指和其余四指对称用力，捏拿一定的部位和穴位，进行一紧一松的拿捏。拿的动作要缓和，有连贯性，不要断断续续，用力时要由轻到重，不可突然用力。适用于颈、肩部或四肢的穴位或经络。

◎ **按法**：这是用手指、手掌或握拳时手指的背屈侧以敏捷轻快的手法，用轻重不同的力量在病人的患部或特定的穴位上进行按压。用于全身各部经穴。

◎ **摩法**：用掌心、大拇指或其他手指在患者身上的疼痛部位或周围以及特定部位有规律地抚擦。

◎ **点法**：以屈曲的指间关节突起部分为施力点，按压于某一治疗点上。它由按法演化而成，可属于按法的范畴。具有力点集中、刺激性强等特点。有拇指端点法、屈拇指点法和屈食指点法三种。

◎ **揉法**：以指腹、掌根等部着力，按定于病灶处或某一穴位，做温柔和缓的环旋活动，1分钟约50～90次，适用全身各处，使用广泛。

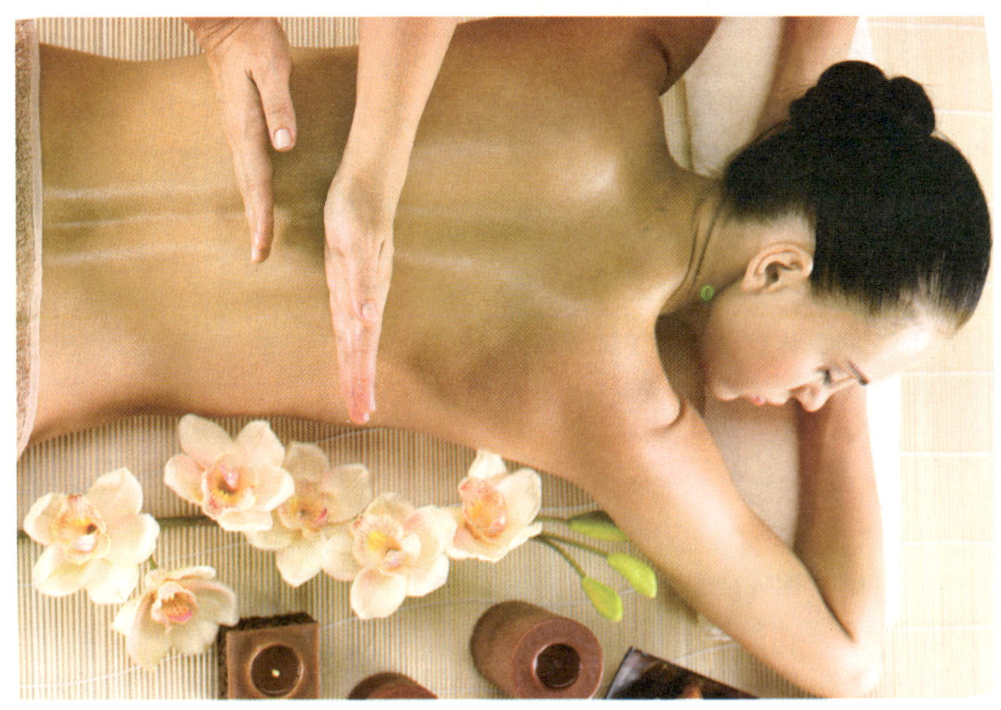

◎ **捻法**：用拇指和食指捏住患者的手指等小关节部位对称性反复交替地捻动。操作时动作宜匀速、灵活。

◎ **搓法**：用双手掌面夹住一定部位，相对用力，来回快速搓揉。常用于四肢，属于一种放松手法。

◎ **击打法**：用手指或辅助器具等敲打穴位或经络的方法。

◎ **滚法**：用手背的近小指侧部分压按在一定的体表部位上，以腕部作前、后、左、右连续不断的滚动的手法。常用于肌肉丰厚之处。

◎ **拨法**：常用的拨法有拇指拨法和肘拨法。拇指拨法是以拇指按于施治部位， 以上肢带动拇指，垂直于肌腱、肌腹、条索往返用力推。本法用于周围有大的肌腱、肌腹、腱鞘、神经干等分布的穴位。也可以两手拇指重叠进行操作，是最常用的拨法；肘拨法是以尺骨鹰嘴着力于施治部位，垂直于肌腹往返用力推动。本法用于臀部环跳穴。

◎ **抹法**：单手或双手拇指紧贴皮肤，做上下或左右往返移动的方法。常用于颜面部穴位。

经络按摩手法

◎ **推捋经络**：推捋经络可以疏通经气，达到防病治病的目的。例如坐在椅子上，把手自然分开，放在大腿中部，由上往下推，拇指和中指的位置就相当于足太阴脾经和足阳明胃经的循行路线。在中医理论中，脾主四肢肌肉，脾与胃相表里，推捋脾胃经可以疏通这两条经的经气，从而达到放松肌肉和祛除脾胃疾病的效果。

◎ **敲打或拍打经络**：平时我们走路走得两腿酸困时，习惯的动作就是捶腿，敲揉经络相对推捋来说刺激量要大些，现在有些人提出敲揉的疗效比针灸还要好。有病时，通过对经络的敲、打、点、按，就可以祛除病痛。无病时，通过对经络的按揉，使其保持畅通，便能够强身健体，让身体一直处于健康状态。

◎ **循搓经络**：循是顺着经络运行方向，搓是两手夹持上下肢用力搓摩。循搓经络可以利用搓摩生热，并且因是顺着经络运行方向，所以会产生补虚散寒的作用，对于肢体的麻木冷痛有很好的效用。

◎ 牵抖经络：用单手或双手握住肢体远端，如腕、踝等，做连续上下或左右的小幅度摆动称为抖法，临床上常用于手腕、上下肢和腰部，其力量作用于肌肉、关节及韧带，此法可以拉伸刺激四肢经络。

利用身边的小东西

在按摩时，若手指的力量不够或轻重不好掌握，可以充分利用身边的小东西代替手指按摩。例如，利用牙刷、软毛刷、浴刷沿着经络的循行线进行梳理或刷擦，可以代替摩法或擦法。但一定要保持力度，不可将皮肤划破。喜欢灸术者，可以用吹风机对准穴道吹，或用热宝温熨，借此刺激穴道，算是温灸的一种。像网球那种硬球，可以用于刺激脚底的穴位。坐在椅子上，将网球置于脚底并滚动它，对刺激涌泉穴等穴位十分有效；以手指做指压时，不便使力者，可利用圆珠笔、钥匙或铅笔等刺激穴道。

拔罐

拔罐是借助热力的物理方法排除罐内空气，利用负压使其吸着于皮肤，造成瘀血现象的一种治病方法。这种疗法可以逐寒祛湿、疏通经络、行气活血、消肿止痛、拔毒泻热，具有调整人体的阴阳平衡、解除疲劳、增强体质的功能。

许多疾病都可以采用拔罐疗法进行治疗。比较好掌握而且安全的是抽气罐。拔罐时在治疗部位涂上一层凡士林或油膏之类的润滑剂，当罐吸着后，将罐推拉移动，待局部充血出现红晕为止称走罐法。

走罐法常用于经络刺激。拔罐后出现的红色或紫色印迹，称罐斑，一般说来无病者多无明显罐斑变化。皮肤的这些变化属于拔罐疗法的治疗效应，可持续一至数天。罐斑可作为临床判断疾病性质和轻重的参考。

拔罐注意事项

◎ 拔罐部位：选用肌肉丰满、毛发较少、无骨骼凸凹的较平整部位。

◎ 体位舒适，患者合作，拔罐后不要移动体位。

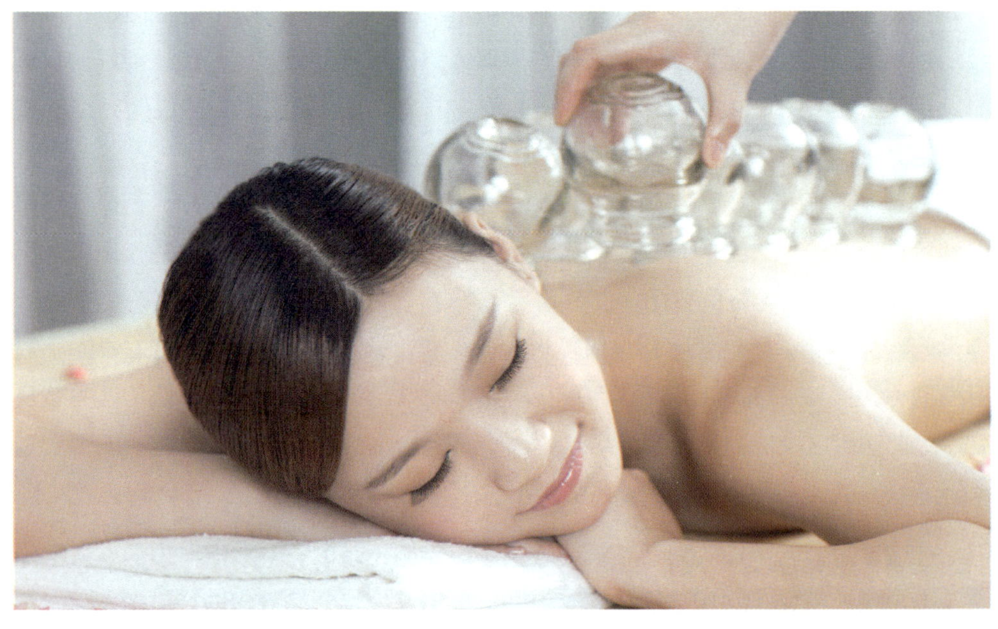

◎ 选罐合适，拔罐动作要领：稳、准、紧、快。

◎ 禁忌部位：皮肤有溃疡、感染、肿瘤、疤痕、静脉曲张、过敏处；五官部位、大血管处、心尖搏动处；孕妇腰骶与腹部。

刮痧

刮痧原理

刮痧疗法是指应用光滑的硬物器具或手指、金属针具、瓷匙、古钱、石片等，蘸上食油、凡士林、白酒或清水，在人体表面特定部位，反复进行刮、挤、揪、捏、刺等物理刺激，造成皮肤表面瘀血点、瘀血斑或点状出血，以治疗疾病的一种方法。刮痧使经络穴位处充血，改善局部微循环，可以祛除邪气、疏通经络、舒筋理气、驱风散寒、清热除湿、活血化瘀、消肿止痛的作用，以增强机体自身潜在的抗病能力和免疫机能，从而达到扶正祛邪，防病治病的目的。刮痧疗法具有疗效快捷、经济价廉、安全可靠、简便易行等优点。

刮痧实践

临床发现，完全健康的人，刮试后不出现痧；一些自我感觉良好而有潜伏病变的人刮拭后会出痧，且痧的部位、颜色与病情轻重、病程长短有着密切的联系。刮痧的诊断应用主要是根据痧的颜色、形态变化、阳性反应物的形态大小、软硬及敏感区疼痛的程度，直观地了解病变的部位、病情的轻重及病势的进退。如痧的痕迹浅淡，颜色鲜红，分布分散，阳性反应物柔软，敏感区疼痛轻，则病情轻；反之，痧的部位深，颜色紫红，分布集中，阳性反应物坚硬，敏感区疼痛重，则病情重。

刮痧疗法慎用证和禁忌证

刮痧疗法尽管可以用于多种病症治疗，但它也有慎用证和禁忌证。

◎ 有出血倾向的疾病，忌用或慎用本法治疗。如血小板减少性疾病、过敏性紫癜症、白血病等。

◎ 凡危重病症，如急性传染病、重症心脏病等，应立即住院观察治疗。

◎ 新发生的骨折患部不宜刮痧，须待骨折愈合后方可在患部刮疗。外科手术瘢痕处亦应在2个月以后方可局部刮痧。恶性肿瘤患者手术后，瘢痕局部处慎刮。

◎ 传染性皮肤病，如疖肿、痈疮、斑痕、溃烂、性传播性皮肤病及皮肤不明原因的包块等，不宜直接在病灶部位刮拭。

◎ 孕妇、女性经期，禁刮下腹部及三阴交穴、合谷穴、足三里穴等穴位。

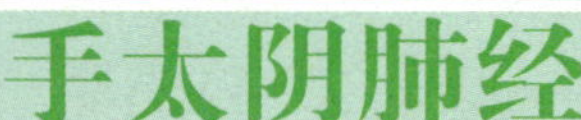

手太阴肺经

是动则病肺胀满，膨膨而喘咳，缺盆中痛，甚则交两手而瞀，此为臂厥。是主肺所生病者，咳，上气喘渴，烦心，胸满，臂内前廉痛厥，掌中热。气盛有余，则肩背痛，风寒汗出中风，小便数而欠。气虚则肩背痛，寒，少气不足以息，溺色变。

——《灵枢·经脉》

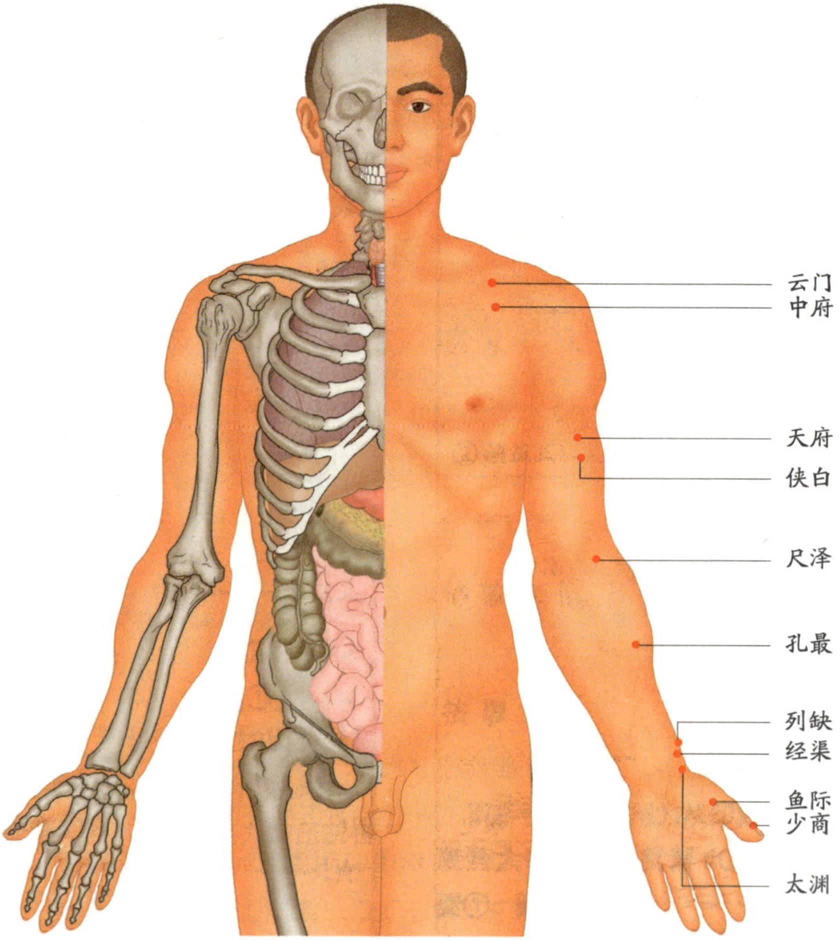

云门
中府
天府
侠白
尺泽
孔最
列缺
经渠
鱼际
少商
太渊

经络走向 起于胸部的中府穴，经手臂内侧，止于手拇指的少商穴。

穴位分布 分布于胸、手臂内侧及上肢掌面桡侧。

本经主治 用于预防和改善呼吸系统及头面五官疾患。

鱼际 清泻肺热，止咳平喘

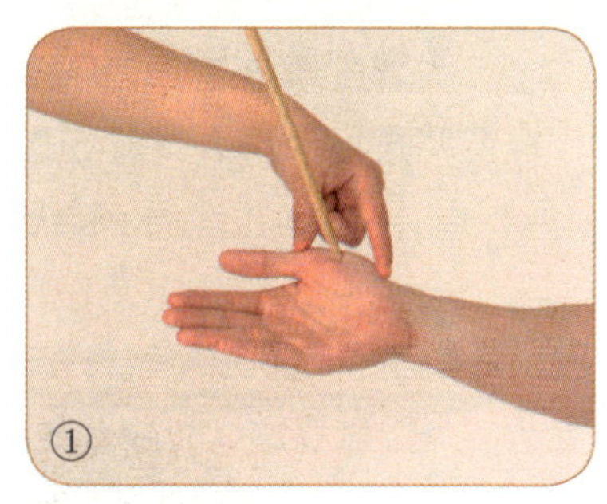
①

标准定位 手拇指本节（第1掌指关节）后凹陷处，约在第1掌骨中点桡侧，赤白肉际处。

穴位速取 仰掌，在第1掌指关节后，第1掌骨中点，掌后白肉（大鱼际肌）隆起的边缘，赤白肉际处（图①）。

养生功效 清泻肺热，止咳平喘。适用于哮喘、咳嗽、咽喉肿痛、发热、小儿疳积、腹泻、心悸等，按压鱼际穴可以缓解长期的身体疲劳和慢性疾病所造成的不适，对改善热性咳嗽、喘促有明显的效果。

常用疗法 ◎灸法：艾炷灸1～3壮或艾条灸3～5分钟。

◎按摩法：弯曲拇指，以指甲尖垂直轻轻掐按，每次左右手各1～3分钟。

少商 清热利咽，醒脑开窍

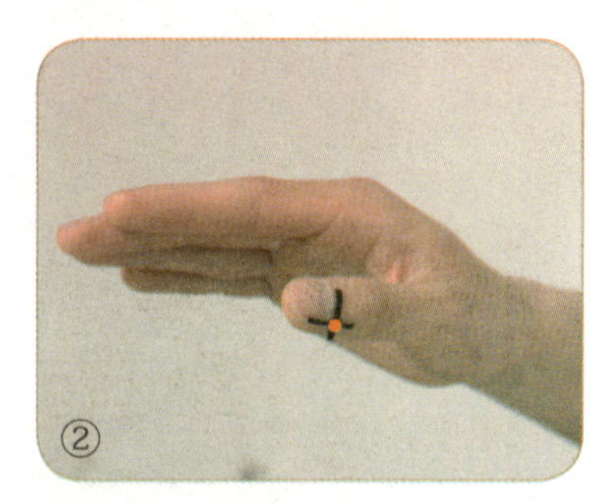
②

标准定位 在手拇指末节桡侧，距指甲角0.1寸。

穴位速取 1.手拇指末节桡侧沿指甲桡侧面画一直线，此线与指甲基底缘水平线交点处，按之有痛感（图②）。

2.在拇指末节桡侧指甲根角侧上方0.1寸处取穴，按后有痛感。

养生功效 少商穴为脑卒中、休克急救穴，适用于咽喉肿痛、咳嗽、鼻出血、高热、昏迷、指端麻木等，尤其对外感风寒及虚火引起的咽喉肿痛有明显的调理功效。此外，本穴也可用于精神疾病。

常用疗法 ◎灸法：艾条灸5～10分钟即可。

◎按摩法：一手拇指弯曲，以指尖垂直轻轻掐按，左右手各1～3分钟。

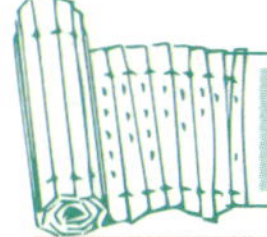

手阳明大肠经

是动则病齿痛，颈肿。是主津液所生病者，目黄，口干，鼽衄，喉痹，肩前臑痛，大指次指痛不用。气有余则当脉所过者热肿；虚则寒栗不复。

——《灵枢·经脉》

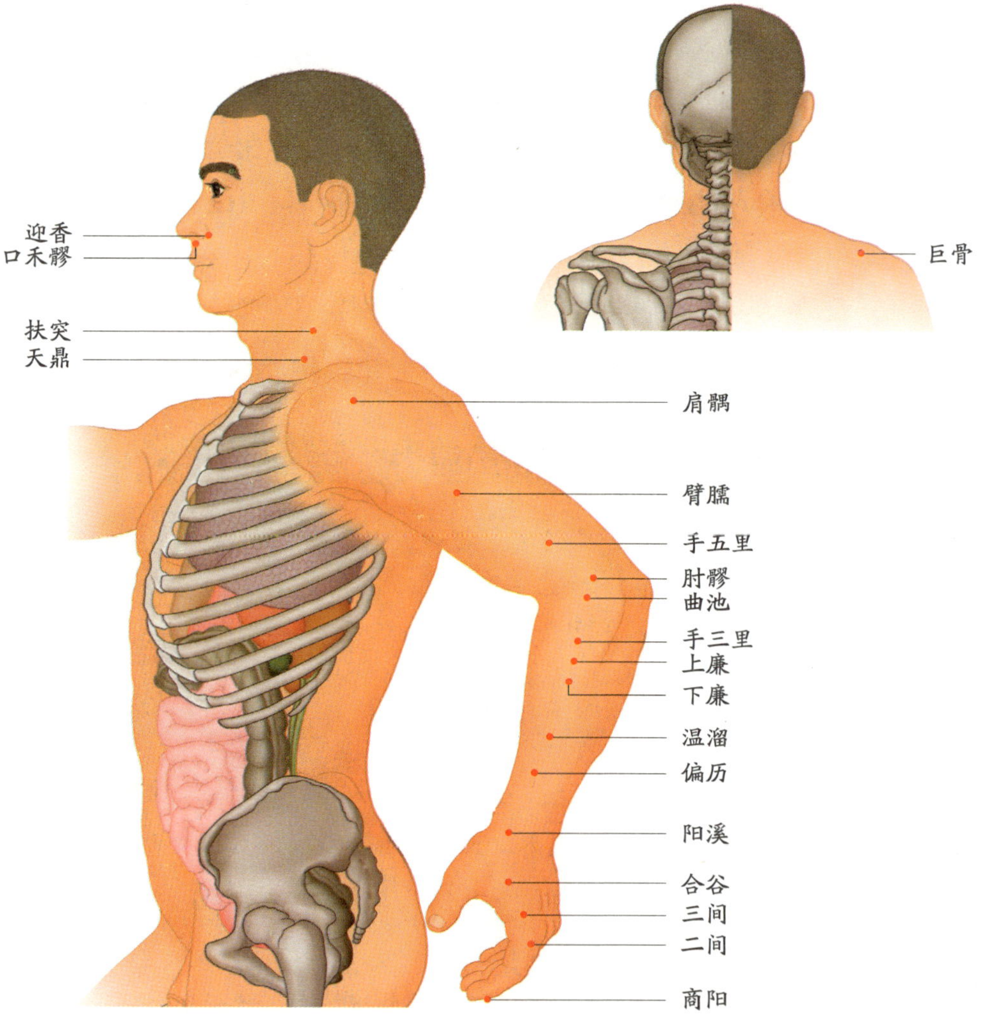

巨骨

迎香
口禾髎
扶突
天鼎
肩髃
臂臑
手五里
肘髎
曲池
手三里
上廉
下廉
温溜
偏历
阳溪
合谷
三间
二间
商阳

经络走向 起于食指末端的商阳穴，沿手臂外侧经过肩头，止于鼻翼旁的迎香穴。

穴位分布 分布于手部、手臂外侧、肩颈及头部。

本经主治 常用于呼吸系统疾病、消化系统疾病、五官科疾病、皮肤病，以及本经脉所经过部位的疾患。

手三里 通经活络，清热明目

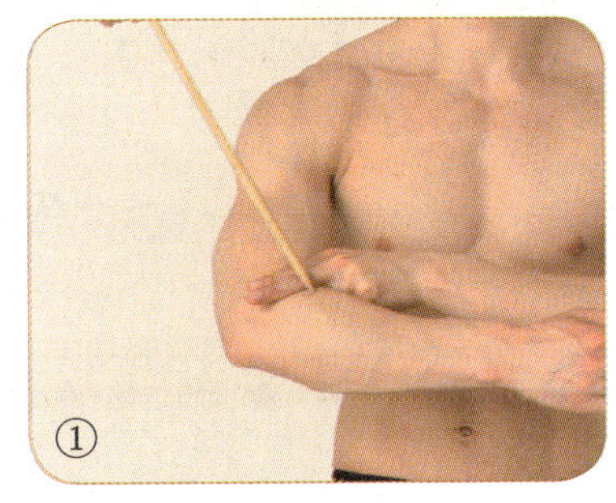
①

标准定位 在前臂背面桡侧，阳溪穴与曲池穴连线上，肘横纹下2寸。

穴位速取 侧腕屈肘，先确定阳溪穴与曲池穴的位置，从曲池穴沿阳溪穴与曲池穴的连线向下量约2横指（图①）。

养生功效 手三里穴是缓解上肢疲劳的要穴，可以有效改善手臂酸麻、手肘疼痛、牙痛、肩部酸痛僵硬、糖尿病等，同时还能安定精神，缓解心理因素导致的阳痿，改善容易感冒的体质。

常用疗法 ◎灸法：艾炷灸或温针灸3～5壮，或艾条灸10～20分钟。

◎按摩法：单手握住另一只手臂，以拇指指腹按压4～5次，并做圈状按摩，但是要避免过于用力，以免按摩后局部更疼痛。

曲池 疏风清热，调和营卫

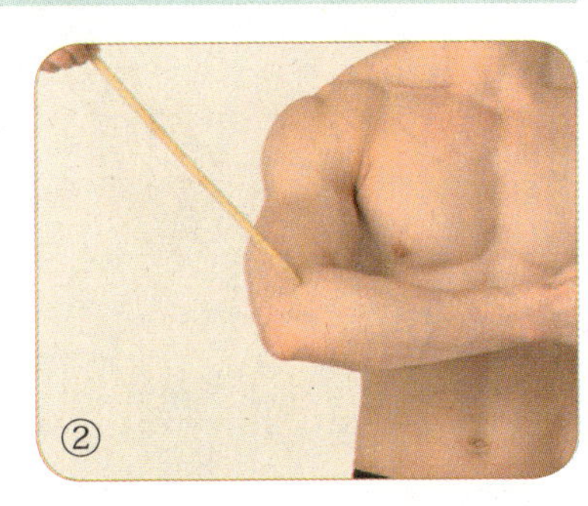
②

标准定位 在肘横纹外侧端，屈肘，即尺泽穴与肱骨外上髁连线的中点。

穴位速取 1.屈肘90°，肘横纹外侧端外凹陷中即是，按压有酸胀感（图②）。

2.屈肘，在尺泽穴与肱骨外上髁连线的中点处取穴，按压有酸胀感。

养生功效 常按压曲池穴有利于改善气血循环，改善气血与肤质，对于气血不足型的肥胖很有帮助。对缓解发热、头重、头痛、关节疼痛也有一定的作用。

常用疗法 ◎灸法：艾炷灸5～7壮或艾条灸10～20分钟。

◎按摩法：单手握住另一只手的手臂，以手指指腹或指间关节向下按压，并做环状按摩。

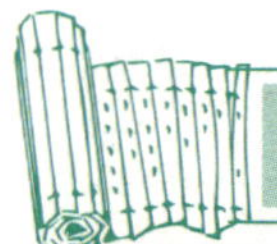

足阳明胃经

是动则病洒洒振寒，善呻，数欠，颜黑，……是主血所生病者，狂疟温淫，汗出，鼽衄，口㖞，唇胗，颈肿，喉痹，大腹水肿，膝膑肿痛，循膺乳、气街、股、伏兔、骭外廉、足跗上皆痛，中指不用。

——《灵枢·经脉》

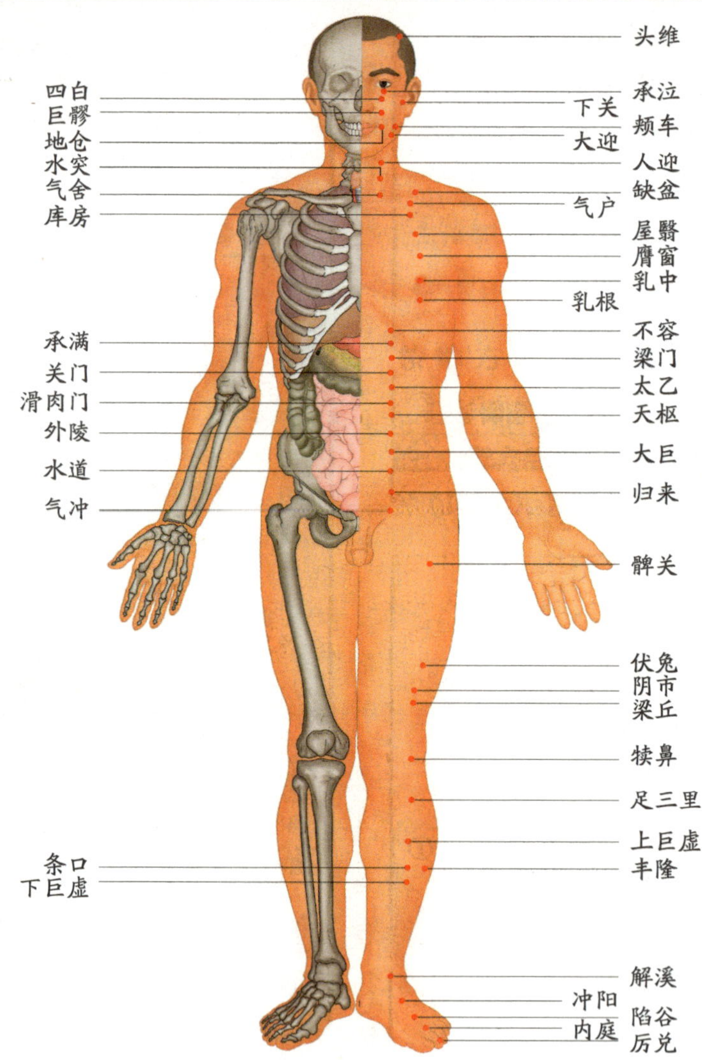

经络走向 起于头部，往下经过胸部、腹部，到达脚背。

穴位分布 分布于头、胸、腰腹、腿及下肢部。

本经主治 常用于治疗和改善消化系统疾病及五官疾病。

足三里 健脾和胃，扶正培元

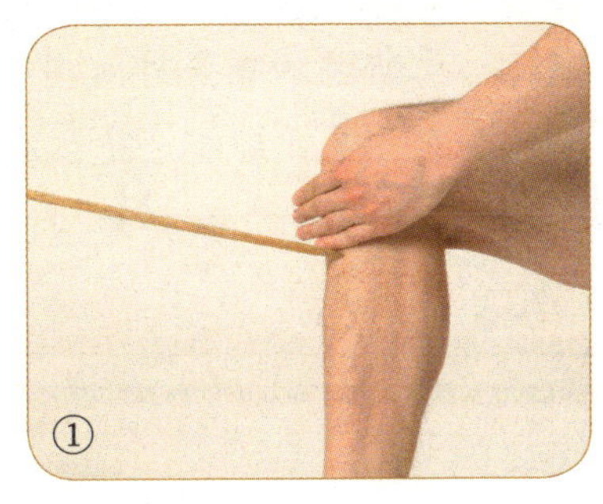

标准定位 在小腿外侧，犊鼻穴下3寸，犊鼻穴与解溪穴连线上。

穴位速取 坐位屈膝，取犊鼻穴，自犊鼻穴向下量4横指处（即3寸），按压有酸胀感（图①）。

养生功效 中医认为，本穴是足阳明胃经的合穴，聚集胃腑精气，可疏通下肢郁结之气，用于缓解上、中、下三部的疾病。足三里对各种慢性疾病都有效，被誉为“无病长寿的健康穴”，且效果显著，对消化系统疾病、足膝腰部疾病、呼吸道疾病都有效，还可促进血液循环，延缓衰老。此外，足三里对改善和缓解抑郁症、神经衰弱也有一定的作用。

常用疗法 ◎灸法：艾炷灸3～5壮或艾条灸5～10分钟。

◎按摩法：以手指指腹或指间关节向下按压，并做圈状按摩。

解溪 舒筋活络，清胃化痰

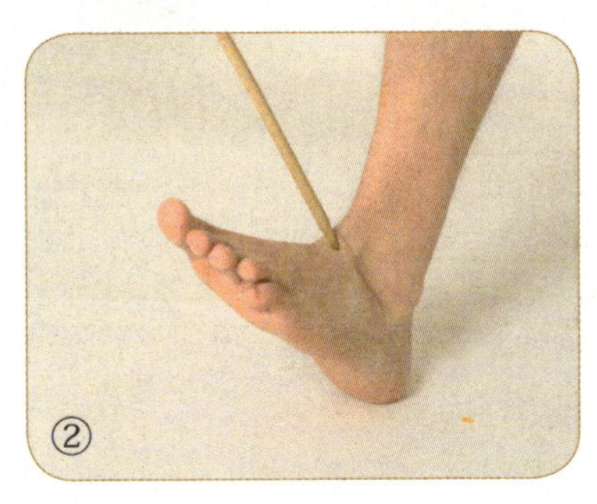

标准定位 在足背与小腿交界处的横纹中央凹陷处，拇长伸肌腱与趾长伸肌腱之间。

穴位速取 1.正坐，足背屈，与外踝尖齐平，在趾长伸肌腱与拇长伸肌腱之间的凹陷中，按之有酸胀感（图②）。

2.正坐，足背屈，在足背踝关节前横纹中点与第2足趾正对处，按之有酸胀感。

养生功效 舒筋活络，清胃化痰。主治踝关节疼痛、下肢痿痹、头痛、头晕、癫狂、精神病、腹胀、便秘、高血压、足下垂。

常用疗法 ◎灸法：艾炷灸3～5壮或艾条灸10～15分钟。

◎按摩法：以手指指腹或指间关节向下按压，并做圈状按摩。

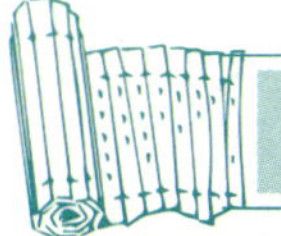

足太阴脾经

是动则病舌本强，食则呕，胃脘痛，腹胀，善噫，得后与气，则快然如衰，身体皆重。是主脾所生病者，舌本痛，体不能动摇，食不下，烦心，心下急痛，溏，瘕泄，水闭，黄疸，不能卧，强立，股膝内肿厥，足大指不用。

——《灵枢·经脉》

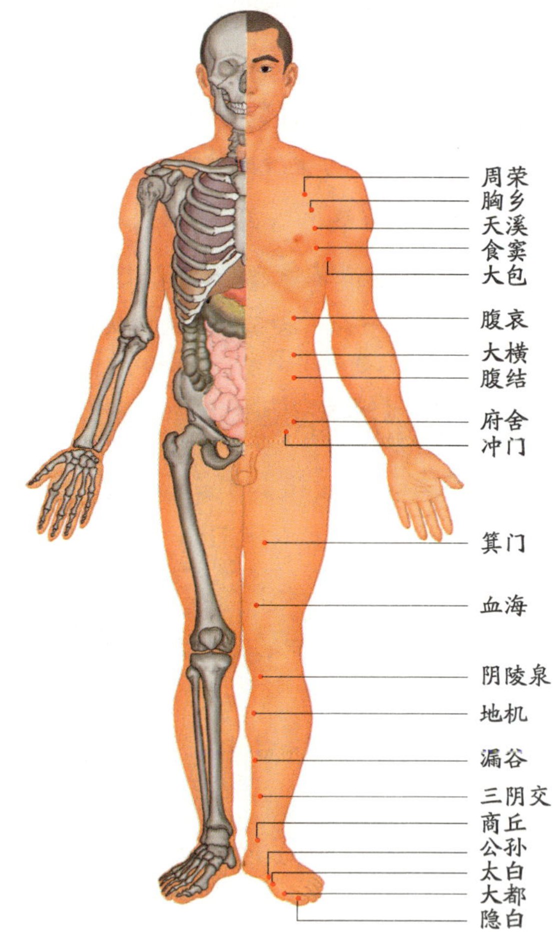

经络走向 起于脚拇指内侧隐白穴，经过腿部内侧，止于胸部的大包穴。

穴位分布 分布在下肢内侧面、腹部及侧胸部。

本经主治 预防和缓解消化系统和泌尿生殖系统疾病，以及本经脉所经过部位的疾患。

三阴交——健脾和胃，调经止带

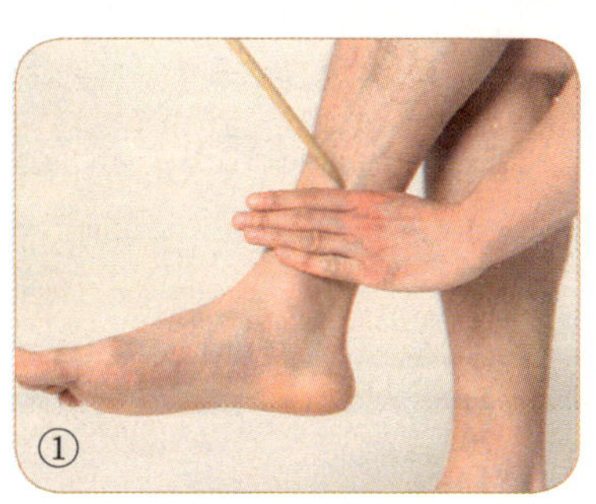

标准定位 在小腿内侧，内踝尖上3寸，胫骨内侧缘后际。

穴位速取 侧坐垂足，在内踝尖直上4横指（即3寸）处，胫骨内侧面后缘，按压有酸胀感（图①）。

养生功效 三阴交穴主要用于调理腹泻、腹胀、消化不良、胃肠虚弱等胃肠道疾病及月经不调、白带异常、闭经、乳汁分泌不足、子宫下垂、遗精、阳痿、尿道炎、便秘、遗尿等泌尿生殖系统疾病。另外，还可促进睡眠、缓解腿部酸痛和下肢麻痹、提高内脏功能、调节激素分泌等。

常用疗法 ◎灸法：艾炷灸5～9壮或艾条灸5～10分钟。

◎按摩法：以手指指腹或指间关节向下按压，并做圈状按摩。

血海——健脾化湿，调经统血

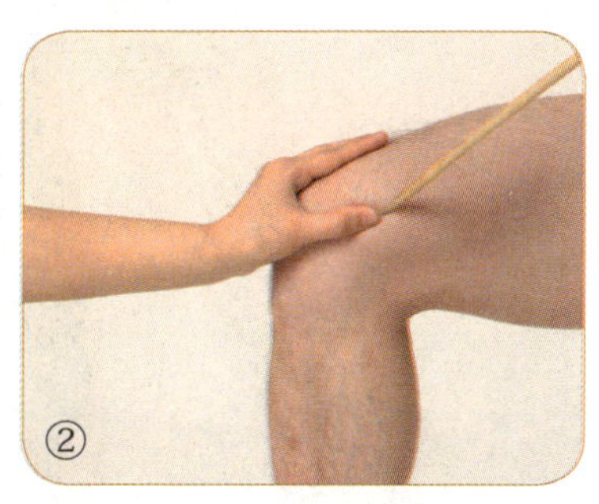

标准定位 在股前区，髌底内侧端上2寸，股内侧肌隆起处。

穴位速取 侧坐屈膝90°，用左手掌心对准右髌骨中央，手掌伏于膝盖上，拇指与其他4指约成45°，拇指尖所指处（图②）。

养生功效 本穴是脾经发出脉气，聚集脾血的地方，犹如汇聚百川的海洋，可以有效地促进血液循环。因此，它对于月经不调、痛经、下腹闷痛等妇科疾病很有效果。此外，血海穴可使大腿肌肉结实，消除腿部水肿，对贫血、湿疹、脚麻等都有效果。按压血海穴还可有效缓解更年期的各种症状，让女性愉快度过更年期。

常用疗法 ◎灸法：艾炷灸5～9壮或艾条灸5～10分钟。

◎按摩法：竖起拇指，手掌可作覆盖膝盖状，以拇指指腹向下按压做圈状按摩。

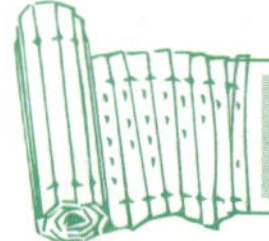

手少阴心经

是动则病嗌干，心痛，渴而欲饮，是为臂厥。是主心所生病者，目黄，胁痛，臑臂内后廉痛厥，掌中热痛。

——《灵枢·经脉》

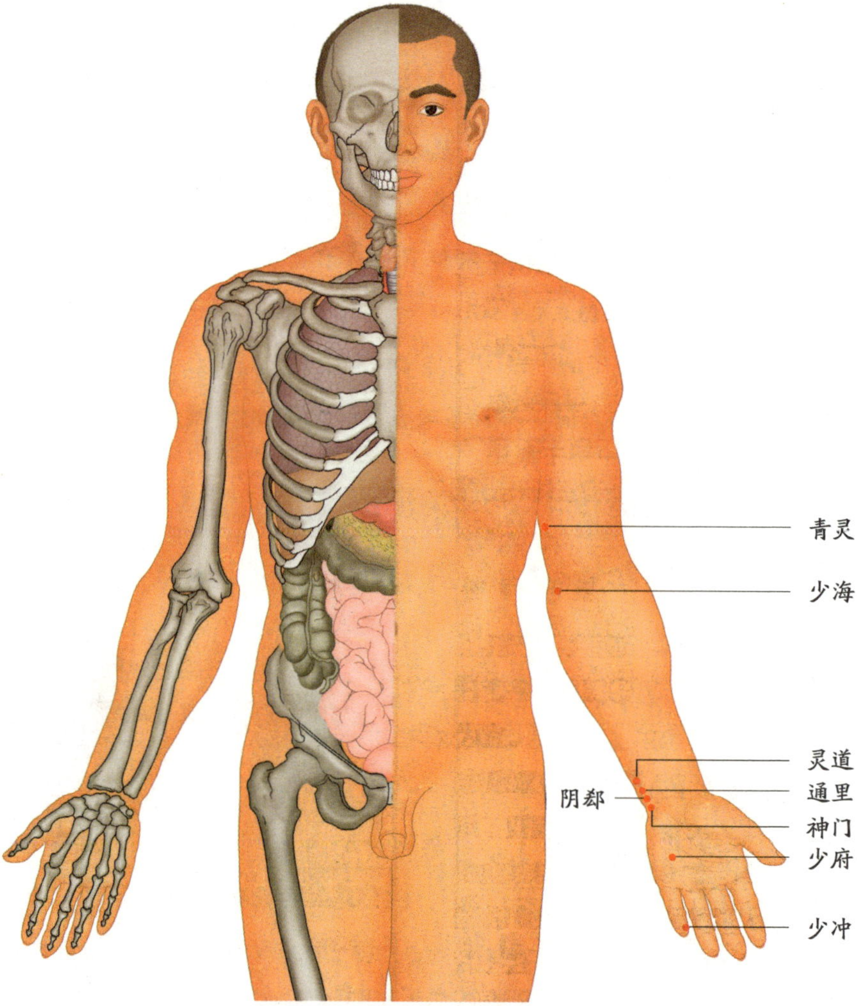

经络走向 起于腋窝的极泉穴，沿手臂内侧止于小指内侧的少冲穴。

穴位分布 分布在腋窝部、上肢及手部掌侧面的尺侧。

本经主治 常用于预防和缓解心血管疾病、精神疾病和本经脉所经过部位的疾患。

少海 理气通络，宁心安神

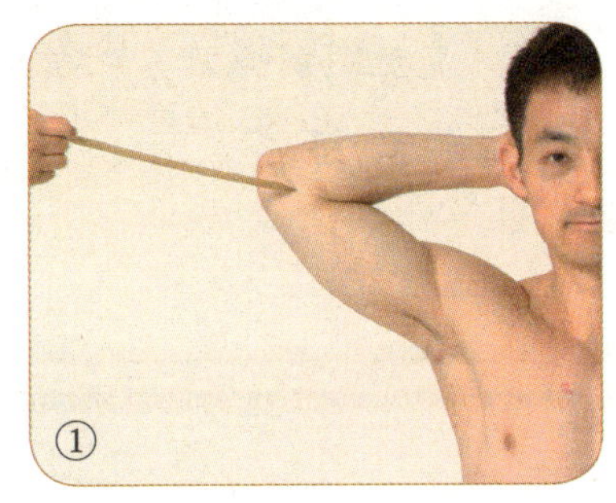
①

标准定位 在肘前区，横平肘横纹，肱骨内上髁前缘。

穴位速取 屈肘举臂，以手抱头，在肘内侧横纹尽头处，按压有酸胀感（图①）。

养生功效 理气通络，宁心安神。经常按摩可以改善前臂麻木、手指颤抖、肘关节疼痛、神经衰弱、头晕目眩、牙痛、胸痛、健忘，还能疏通肩膀与手臂的经络，改善手臂肥胖。另外，“心火有余则癫狂善笑”，泻少海可止狂乱。

常用疗法 ◎灸法：艾炷灸3～5壮或艾条灸5～10分钟。

◎按摩法：以手指指腹或指间关节向下按压，并做圈状按摩。

神门 宁心安神，通经活络

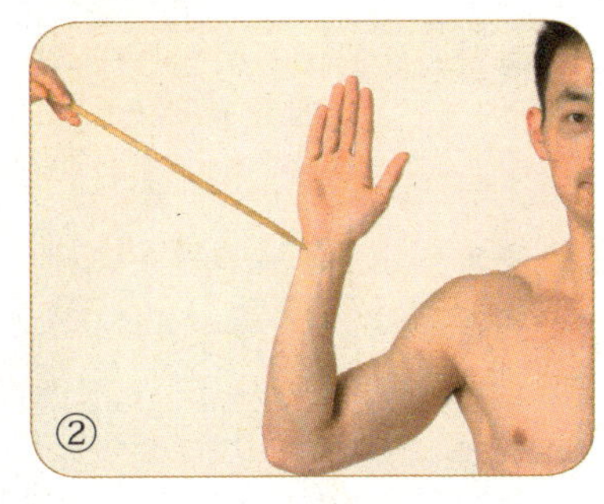
②

标准定位 在腕前区，腕掌侧远端横纹尺侧端，尺侧腕屈肌腱的桡侧缘。

穴位速取 1.仰掌，在腕骨后缘，尺侧腕屈肌的桡侧，在掌后第1横纹上，按压有酸痛感（图②）。

2.仰掌，在腕骨的桡侧，掌后第1横纹上，按压有麻感。

养生功效 宁心安神，通经活络。本穴可以用于心悸或心律不齐，对于因焦虑、更年期综合征引起的心悸也有效。另外，也可用于改善食欲不振、手臂酸麻疼痛、关节痛、眼睛疲劳、失眠、疲劳困倦等症状。

常用疗法 ◎灸法：艾炷灸1～3壮或艾条灸5～15分钟。

◎按摩法：以拇指指尖或指间关节向下按压约30秒钟。

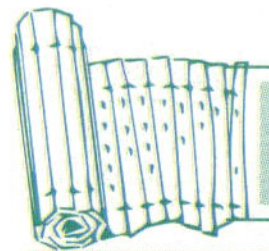

手太阳小肠经

是动则病嗌痛，颔肿，不可以顾，肩似拔，臑似折。是主液所生病者，耳聋、目黄，颊肿，颈、颔、肩、臑、肘、臂外后廉痛。

——《灵枢·经脉》

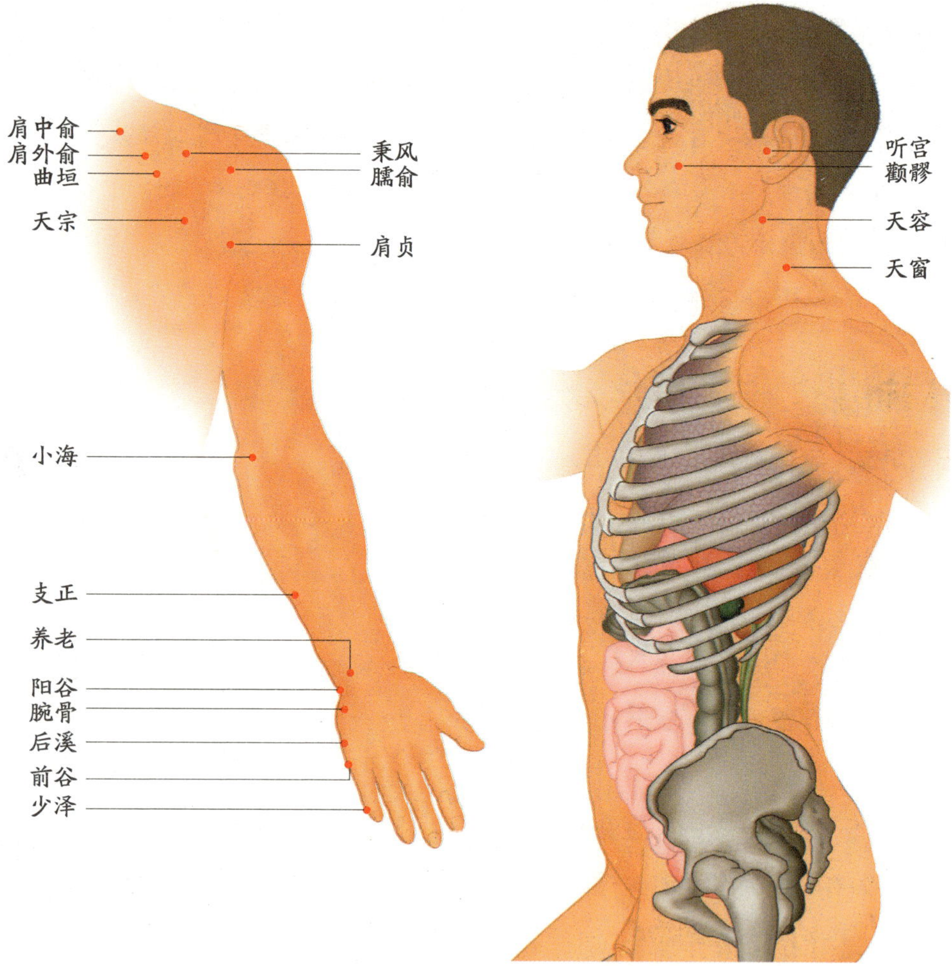

经络走向 起于手小指少泽穴，从手臂外侧到颈部，止于耳朵的听宫穴。

穴位分布 分布于上肢、肩颈及头部。

本经主治 主要用于预防和缓解五官疾病与颈肩、掌部疾病，以及本经脉所经过部位的疾患。

养老 明目清热，通经活络

标准定位 在前臂背面尺侧，尺骨小头近端桡侧凹陷中。

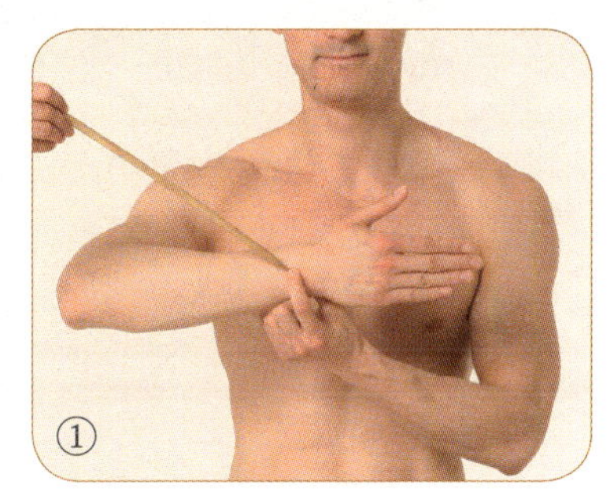
①

穴位速取 正坐，掌心向下，用另一手指按在尺骨小头的最高点上，然后掌心转向胸部，在手指滑入的骨缝中即为本穴（图①）。

养生功效 本穴属于小肠经，小肠能吸收水谷，转化为人体可吸收的营养精华，以养身、防衰老。本穴可缓解手指及腕关节红肿疼痛。坚持按摩此穴对视力模糊、视力减退、落枕、腰痛、肩背肘酸痛有显著功效。如果有尿频、不耐久坐、腰腿不利等症状，可通过按摩养老穴来改善。

常用疗法 ◎灸法：艾炷灸3～5壮或艾条灸5～15分钟。

◎按摩法：以手指指腹或指间关节向下按压，并做圈状按摩。

听宫 聪耳开窍，宁神定志

标准定位 在面部，耳屏前，下颌骨髁状突的后方，张口有凹陷处。

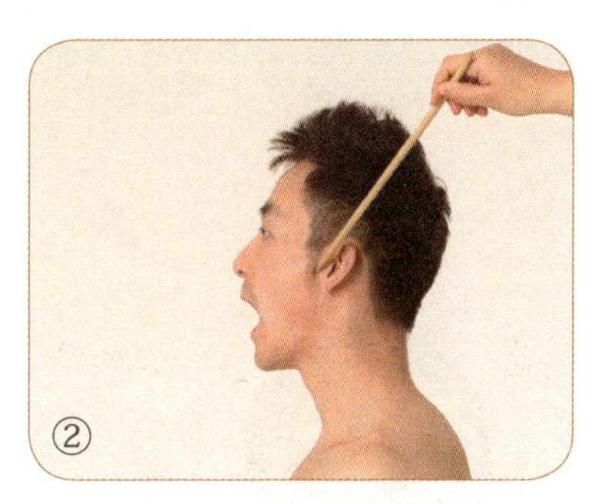
②

穴位速取 1.侧坐位，微张口，在面部，耳屏前，下颌骨髁状突的后方，张口有凹陷处，按之有酸胀感（图②）。

2.侧坐位，微张口，于耳屏前缘下颌小头后缘之间的凹陷处。

养生功效 刺激这个穴位，可以增强听力，主要用于预防和缓解与耳朵有关的各种疾病，如耳鸣、耳聋、中耳炎、外耳道炎等，对头痛、眩晕、视力减退、记忆力减退也有效果。

常用疗法 ◎灸法：艾炷灸或温针灸3～5壮，艾条灸5～15分钟。

◎按摩法：以手指指腹或指间关节向下按压，并做圈状按摩。

足太阳膀胱经

是动则病冲头痛，目似脱，项如拔，脊痛，腰似折，髀不可以曲，腘如结，踹如裂，是为踝厥。是主筋所生病者，痔、疟、狂、癫疾、头囟项痛，目黄、泪出，鼽衄，项、背、腰、尻、腘、踹、脚皆痛，小指不用。

——《灵枢·经脉》

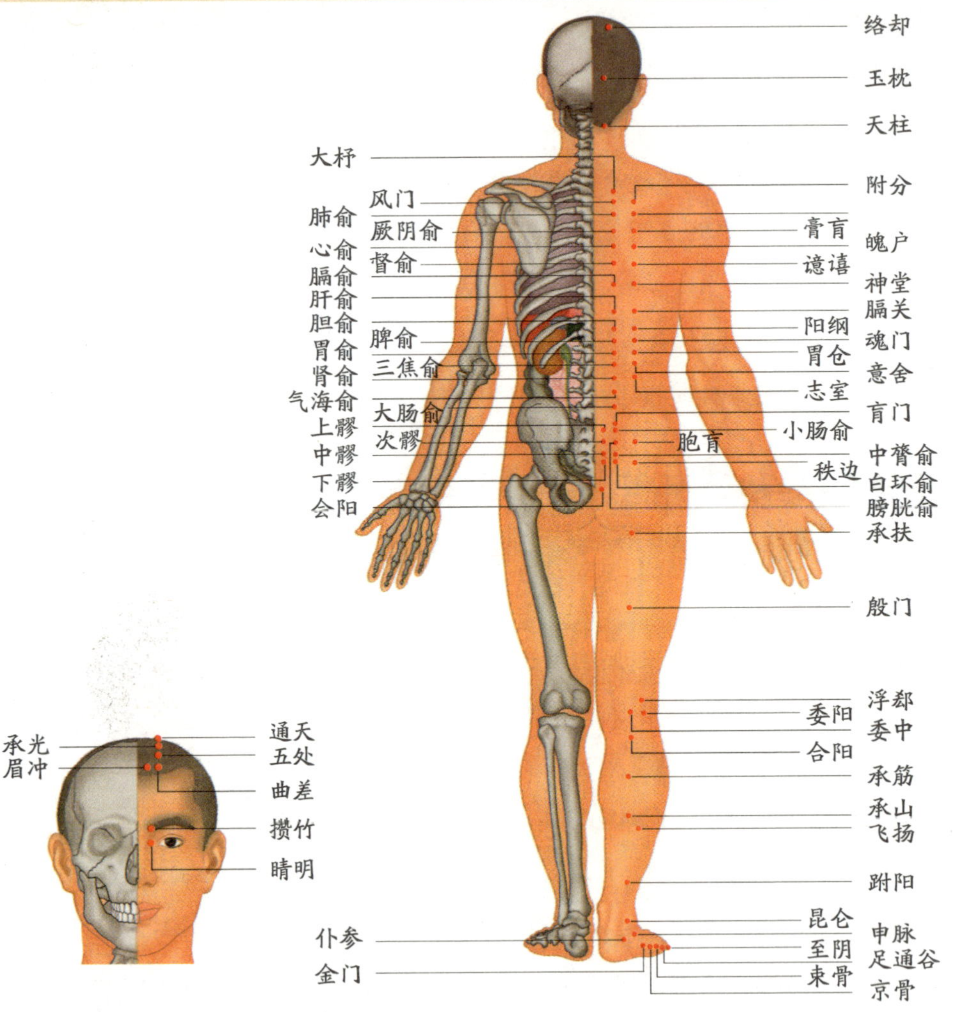

经络走向 起于睛明穴，经头顶、颈椎直下至小脚趾外侧的至阴穴。

穴位分布 分布于头面、颈背、腰部、下肢及足部。

本经主治 主要用于预防和改善呼吸系统、心血管系统、消化系统、生殖系统及泌尿系统疾病和本经所经过部位的疾患。

肝俞 疏肝利胆，安神明目

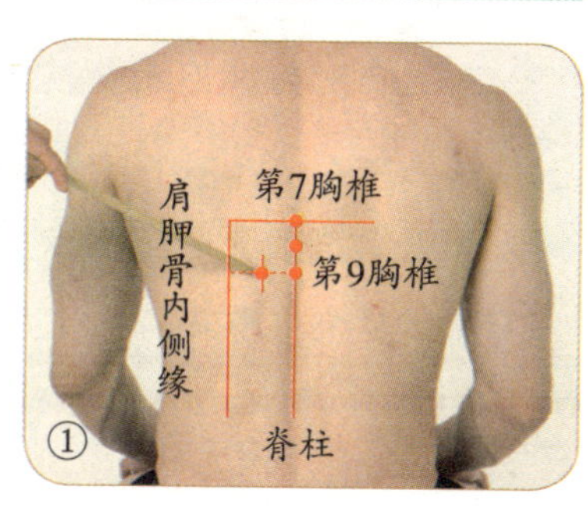

①

标准定位 在背部脊柱区，第9胸椎棘突下，后正中线旁开1.5寸。

穴位速取 取坐位，两肩胛骨下角水平线与脊柱相交所在的椎体为第7胸椎，向下数2个椎骨棘突（第9胸椎棘突），过该棘突下缘引一垂线，再从肩胛骨内侧缘引一垂线，两条垂线之间距离的中点处，按压有酸胀感（图①）。

养生功效 疏肝利胆，安神明目。可以清肝明目、调理气血、安定心神，对肝炎、胆囊炎、胸痛、胃痛、眩晕等有不错的调理功效，还可改善失眠、体质衰弱、肌肉抽筋、食欲不振等。坚持按摩还能调整内脏器官功能，提高机体代谢功能，增强免疫力。

常用疗法 ◎灸法：艾炷灸3～5壮或艾条灸5～10分钟。

◎按摩法：以手指指腹或指间关节按压，并做圈状按摩。

三焦俞 调理三焦，健脾利水

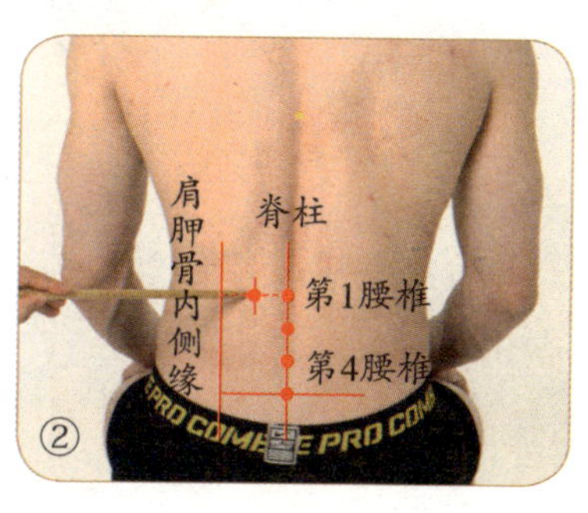

②

标准定位 在腰部，第1腰椎棘突下，后正中线旁开1.5寸。

穴位速取 坐位，两髂嵴高点的水平连线与脊柱相交所在的椎体为第4腰椎，向上数3个椎体棘突（第1腰椎棘突），过该棘突下缘引一垂线，再从肩胛骨内侧缘引一垂线，两条垂线之间距离的中点处（图②）。

养生功效 可用于调理各种消化系统疾病，如肠鸣、消化不良、腹胀、腹痛、腰酸背痛、四肢肿胀、颜面浮肿等，同时还有瘦腰的功效。此外，三焦俞也是治疗糖尿病的重要穴位之一，按压此穴可以促进胰岛素分泌。

常用疗法 ◎灸法：艾炷灸或温针灸3～5壮，或艾条灸5～10分钟。

◎按摩法：两手掌撑住腰部，以拇指指尖用力向下按压。

足少阴肾经

是动则病饥不欲食，面如漆柴，咳唾则有血，喝喝而喘，坐而欲起，目䀮䀮如无所见，心如悬若饥状。气不足则善恐，心惕惕如人将捕之，是为骨厥。是主肾所生病者，口热，舌干，咽肿，上气，嗌干及痛，烦心，心痛，黄疸，肠澼，脊股内后廉痛，痿厥，嗜卧，足下热而痛。

——《灵枢·经脉》

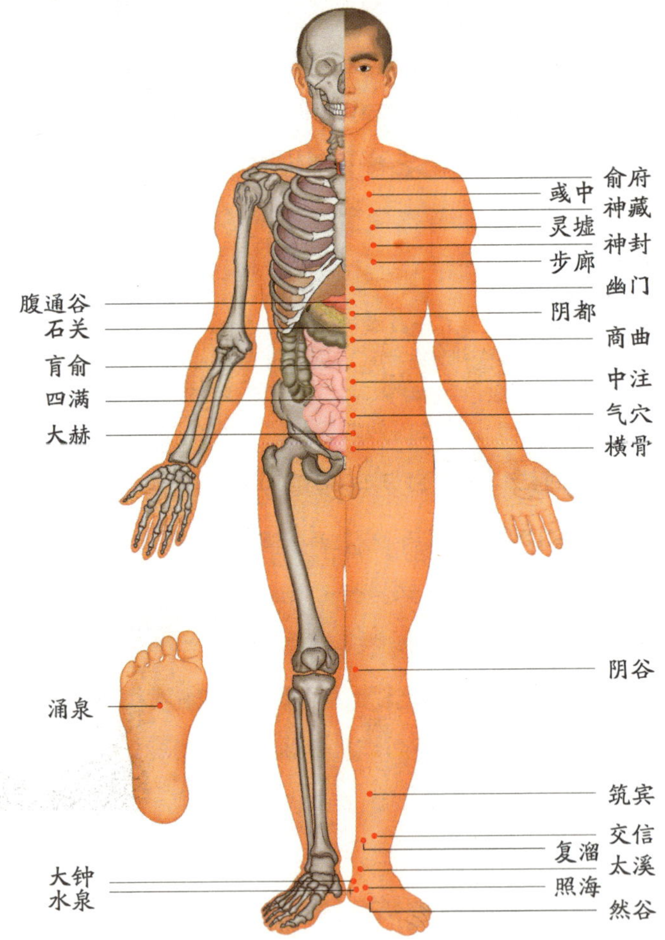

经络走向 起于足部的涌泉穴，经腿部内侧上达胸部的俞府穴。

穴位分布 分布于足部、下肢、腰腹及胸部。

本经主治 主要用于生殖系统、泌尿系统、消化系统、呼吸系统、循环系统和本经脉所经过部位的疾病。

涌泉 滋阴息风，醒脑开窍

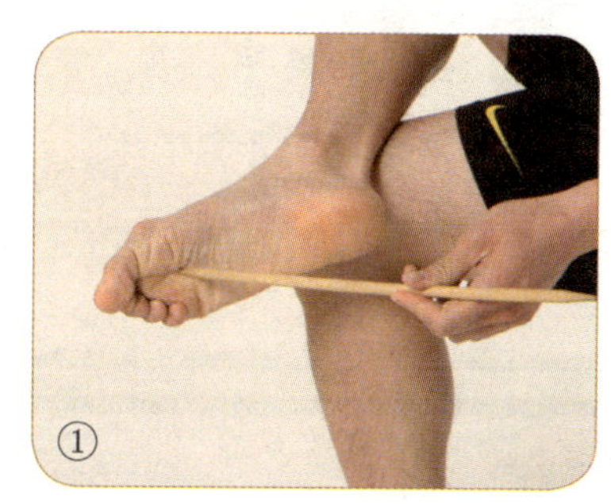

标准定位 在足底，屈足卷趾时足心最凹陷中。

穴位速取 坐位，卷足，在足底掌心前面正中凹陷处的前方，可见脚底肌肉组成的人字纹路，涌泉穴就位于人字纹的交叉部位。身体不适时，按压此穴会有疼痛感（图①）。

养生功效 涌泉穴为运用范围相当广泛的穴位之一，具有增强体力、改善体质的效果。本穴可改善身体疲倦、腰部酸胀、月经失调等，还可缓解反胃、呕吐、头痛、烦躁、心悸、失眠等症状。另外，指压涌泉穴能加速血液循环，使毛发具有光泽，延缓衰老。

常用疗法 ◎灸法：艾炷灸3～5壮或艾条灸5～10分钟。

◎按摩法：以4只手指头抓住脚背，大拇指向下按压穴位，并做圈状按摩。

太溪 滋阴益肾，壮阳强腰

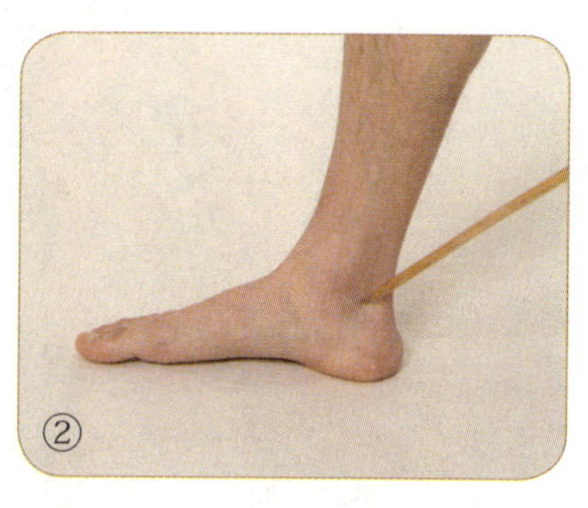

标准定位 在踝区，内踝尖与跟腱之间的凹陷中。

穴位速取 坐位或仰卧位，由足内踝尖向后推至与跟腱之间的凹陷处，大约相当于内踝尖与跟腱之间的中点，按压有酸胀感（图②）。

养生功效 本穴有滋阴降火的功效，可以改善血液循环，可用于踝扭伤、小腿抽筋、腰痛、膀胱炎等病症，对眩晕、耳鸣、关节炎、风湿痛、月经不调、痛经、气喘、咽痛等都颇具疗效。此外，还能美化小腿曲线、纤细足踝。

常用疗法 ◎灸法：艾炷灸或温针灸3～5壮，或艾条灸5～10分钟。

◎按摩法：以手指指腹或指间关节向下按压，并做圈状按摩。

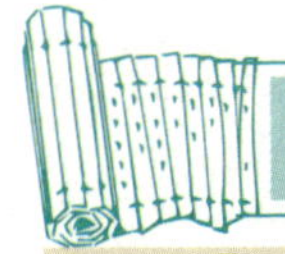

手厥阴心包经

是动则病手心热，臂肘挛急，腋肿，甚则胸胁支满，心中憺憺大动，面赤，目黄，喜笑不休。是主脉所生病者，烦心，心痛，掌中热。

——《灵枢·经脉》

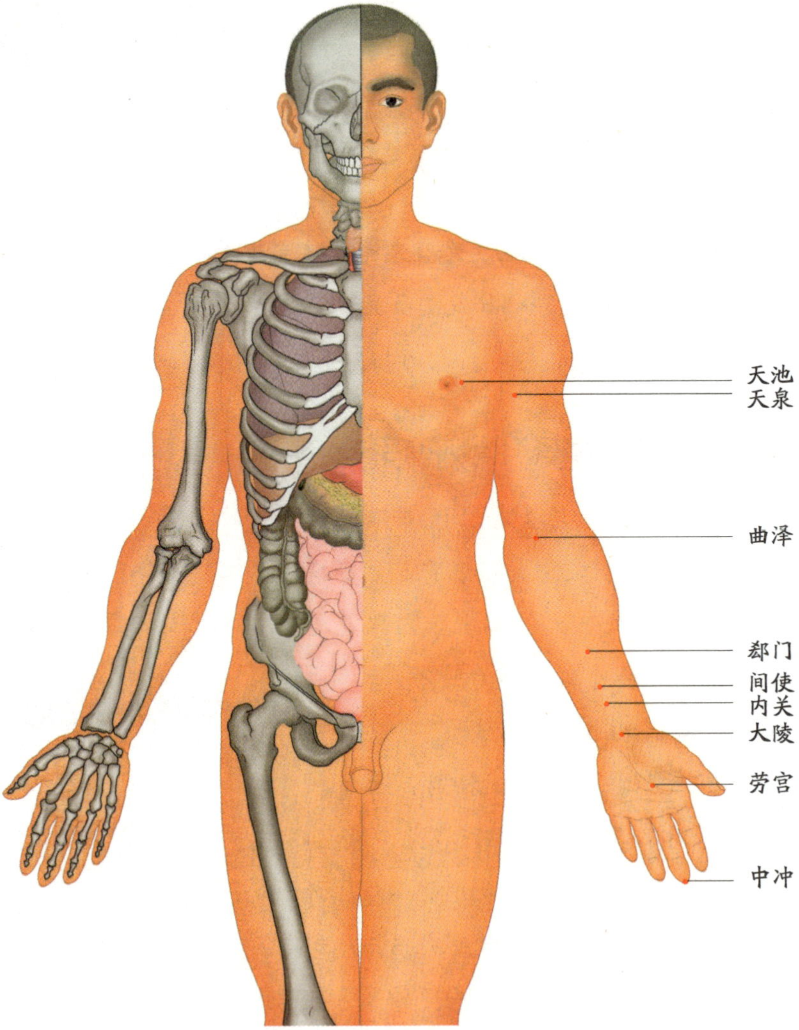

天池
天泉
曲泽
郄门
间使
内关
大陵
劳宫
中冲

经络走向 起于乳房外侧的天池穴，经手臂内侧，止于中指的中冲穴。

穴位分布 分布于胸部、上肢及手部。

本经主治 主要用于改善心胸部、神经系统、循环系统及手臂疾病。

曲泽 清暑泄热，通经活络

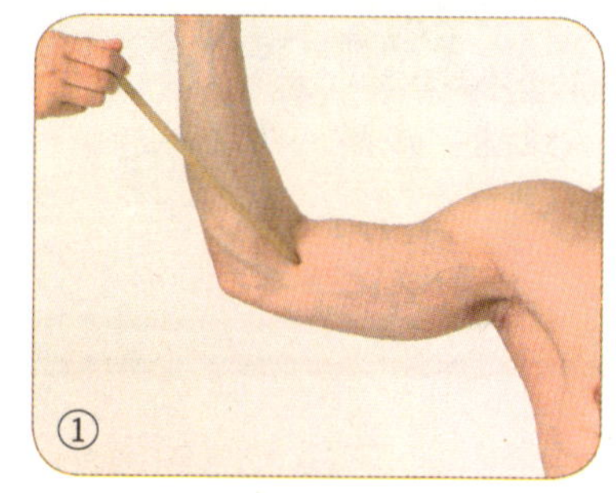

标准定位 在肘前区，肘横纹上，肱二头肌腱的尺侧缘凹陷中。

穴位速取 伸肘仰掌，肘部稍弯曲，在肘弯里可摸到一条大筋，即肱二头肌腱，在其内侧（尺侧）、肘横纹上可触及一凹陷，按压有酸胀感（图①）。

养生功效 用于缓解手肘与腕关节附近的疾病。对手臂僵硬、酸麻、网球肘、风湿性关节炎等有不错的疗效。当手部扭伤时，按压此穴可迅速缓解症状。另外，本穴属心包络，故还可用于缓解心痛、心悸等。

常用疗法 ◎灸法：间接灸3～5壮或艾条灸5～10分钟。

◎按摩法：四指置于肘关节内侧，竖起拇指，以拇指指间关节的力量压迫穴位。

内关 和胃降逆，宽胸理气

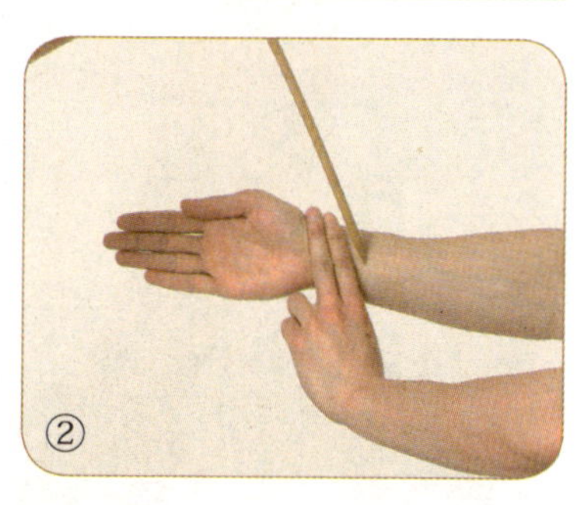

标准定位 在前臂掌侧，曲泽穴与大陵穴的连线上，腕掌侧远端横纹上2寸，掌长肌腱与桡侧腕屈肌腱之间。

穴位速取 伸肘仰掌，微屈腕，从腕横纹向上量约2横指处，在掌长肌腱与桡侧腕屈肌腱之间的凹陷中，按压有酸胀感（图②）。

养生功效 本穴能通达任脉，联络内脏，与血脉的畅通关系密切，具有缓解消化系统不适和改善口部、喉部疾病的功效。同时具有安定心神、调整血压的作用，可以用于风湿痛、呕吐、晕车、失眠、胸闷、心绞痛、偏头痛、胃痛、腹胀、肠鸣、失眠等。

常用疗法 ◎灸法：艾炷灸或温针灸5～7壮，或艾条灸5～10分钟。

◎按摩法：以手指指腹向筋的凹陷处用力按压，拇指同时可作环状按摩。

手少阳三焦经

是动则病耳聋浑浑焞焞，嗌肿，喉痹。是主气所生病者，汗出，目锐眦痛，颊痛，耳后、肩、臑、肘、臂外皆痛，小指次指不用。

——《灵枢·经脉》

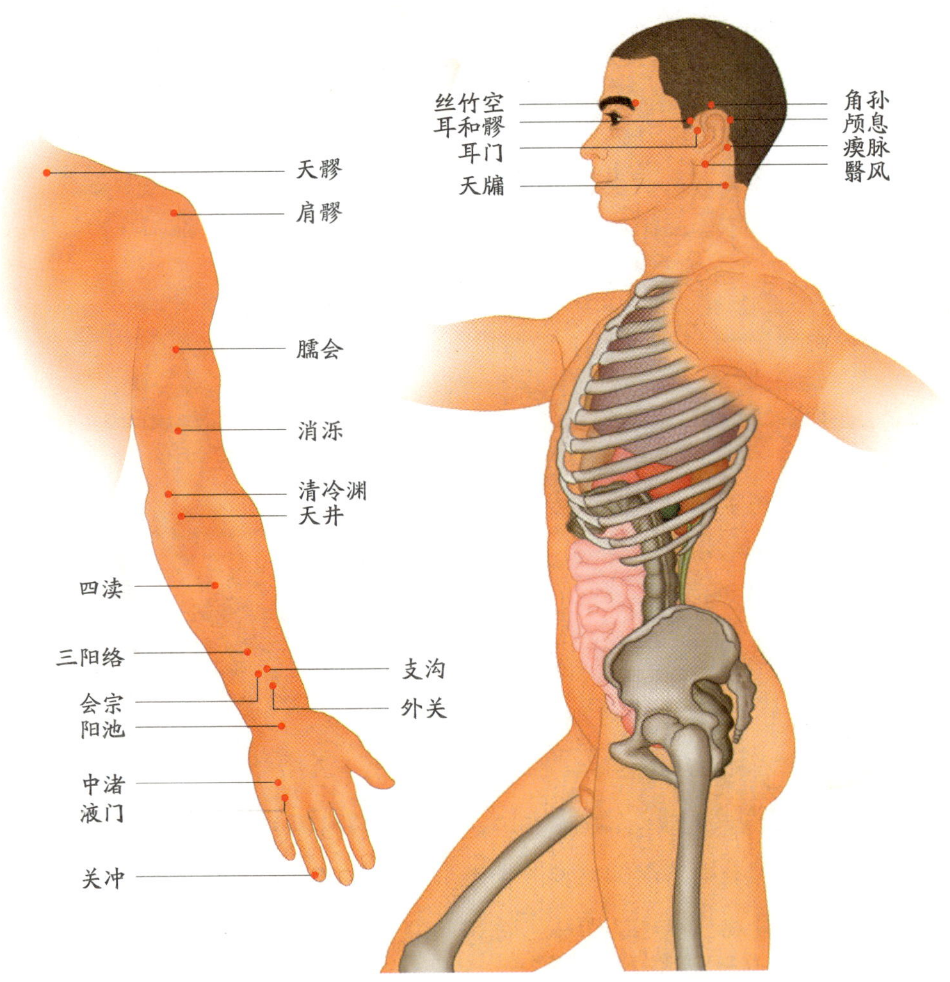

经络走向 起于无名指的关冲穴，经手臂外侧、耳后，止于眉梢的丝竹空穴。

穴位分布 分布于手部、上肢、肩颈及头部。

本经主治 主要用于预防和缓解五官疾病及循环系统、免疫系统疾病。

阳池 — 和解少阳，益阴增液

标准定位 在腕部，腕背侧远端横纹上，指伸肌腱的尺侧缘凹陷中。

穴位速取 微屈指，沿手背部第4、5掌指关节向上至腕背侧横纹处可触及一凹陷，用力按压有酸胀感（图①）。

养生功效 阳池对手腕扭伤或手臂酸痛有很好的缓解作用，适用于肩周炎、风湿性关节炎、神经痛、指关节疼痛等。

常用疗法 ◎灸法：间接灸或温针灸3～5壮，或艾条灸5～10分钟。

◎按摩法：一只手握住腕关节，以拇指按压。

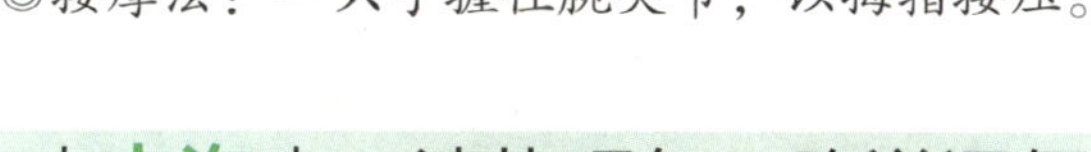

支沟 — 清热理气，降逆通便

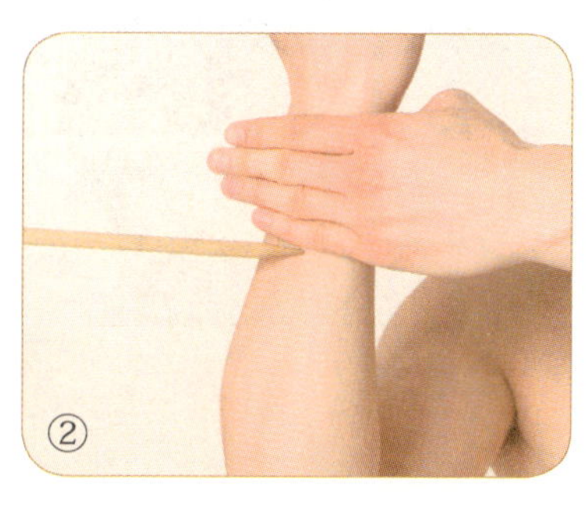

②

标准定位 在前臂背侧，阳池穴与肘尖的连线上，腕背侧远端横纹上3寸，尺骨与桡骨之间。

穴位速取 1.抬臂，从腕背横纹中点直上量4横指（3寸）处，在前臂尺骨与桡骨间隙中点，与间使穴相对，用力按压有酸胀感（图②）。

2.抬臂，在阳池穴与肘尖的连线上，腕背侧远端横纹上3寸。

养生功效 可以改善肩背部和手臂酸痛、手指酸麻、胸胁部酸痛、耳聋、耳鸣等症状，并能紧实手臂，改善腹胀、便秘等。另外，此穴对女性闭经，产后血晕不省人事，产后乳汁分泌不足等均有一定疗效。

常用疗法 ◎灸法：艾条灸10～20分钟。

◎按摩法：以手指指腹或指间关节向下按压，并做圈状按摩。

足少阳胆经

是动则病口苦，善太息，心胁痛，不能转侧，甚则面微有尘，体无膏泽，足外反热，是为阳厥。是主骨所生病者，头痛，颔痛，目锐眦痛，缺盆中肿痛，腋下肿，马刀侠瘿，汗出振寒，疟，胸、胁、肋、髀、膝外至胫、绝骨、外踝前及诸节皆痛，小指次指不用。

——《灵枢·经脉》

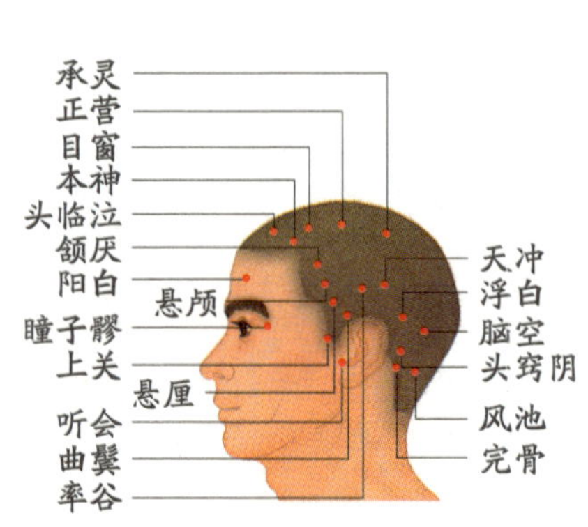

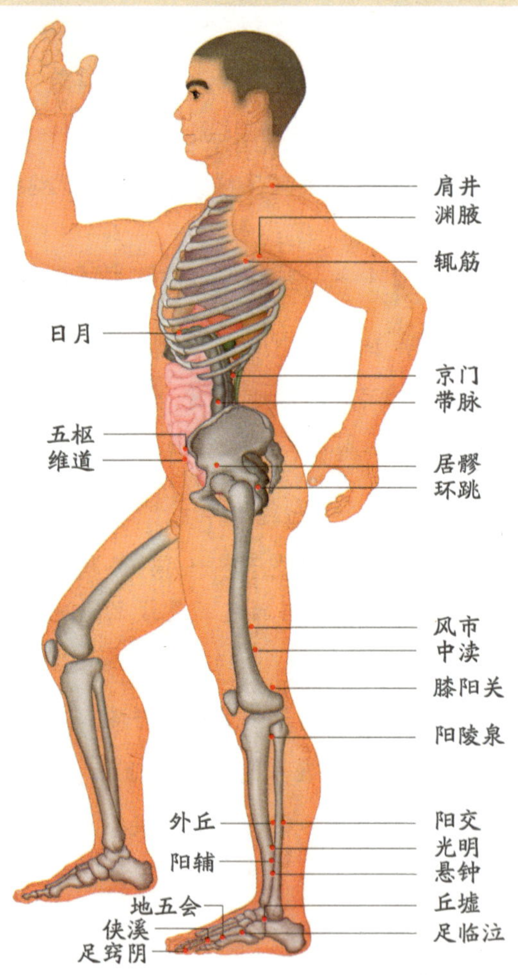

经络走向 起于眼睛外侧的瞳子髎穴，经耳后、颈、胸胁、侧腹、腿外侧，止于第4趾的足窍阴穴。

穴位分布 分布于头部、肩颈、侧胸、侧腹、髋部及下肢部。

本经主治 主要用于缓解五官疾病、神志疾病、热病及肝胆疾病。

率谷 清热息风，通经活络

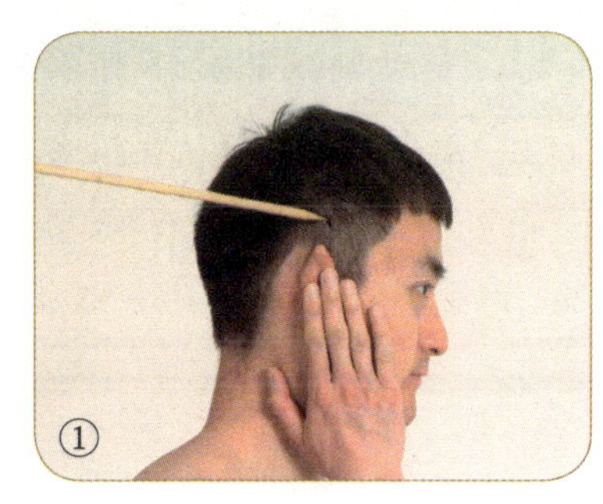

标准定位 在头部，耳尖直上入发际1.5寸，角孙穴直上方。

穴位速取 1.侧坐位，将耳部向前折，于耳尖（角孙穴）直上入发际1.5寸处，咀嚼时，按压有肌肉鼓动即是（图①）。

2.侧坐位，先取角孙穴，角孙穴直上2横指处，按压有酸胀感。

养生功效 本穴为手足少阳经、足太阳经之会，主要用于偏头痛、三叉神经痛、面神经麻痹、眩晕、小儿惊风、流行性腮腺炎等头面部疾患。

常用疗法 ◎灸法：间接灸3～5壮或艾条灸5～10分钟。

◎按摩法：以手指指腹或指间关节向下按压，并做圈状按摩。

头临泣 清头明目，安神定志

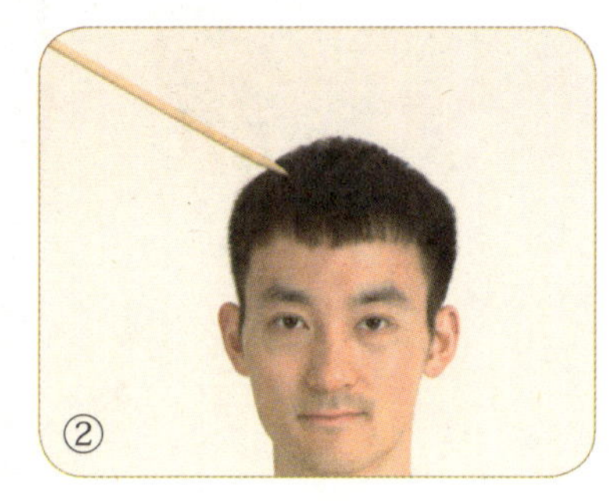

标准定位 在头部，前发际上0.5寸，瞳孔直上。

穴位速取 1.正坐位，目正视，穴位在头部，神庭穴与头维穴连线的中点处，按压有酸胀感（图②）。

2.正坐位，目视前方，穴位在头部，瞳孔直上，自前发际直上半横指处，按压有酸胀感即为本穴。

3.在天冲与完骨弧形连线的中1/3与上1/3交点处。

养生功效 对慢性鼻炎、鼻窦炎及头痛、眩晕、癫痫、迎风流泪、屈光不正、急慢性结膜炎、小儿高热、小儿惊痫、脑血管疾病、耳鸣、口苦等有疗效。此外，前额疼痛或失去意识时，也可刺激本穴位。

常用疗法 ◎灸法：间接灸3～5壮或艾条灸5～10分钟。

◎按摩法：以手指指腹或指间关节向下按压，并做圈状按摩。

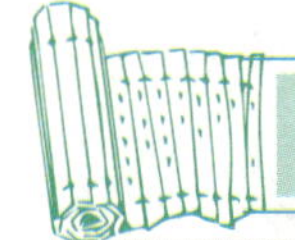

足厥阴肝经

是动则病腰痛不可以俯仰，丈夫㿗疝，妇人少腹肿，甚则嗌干，面尘，脱色。是主肝所生病者，胸满，呕逆，飧泄，狐疝，遗溺，闭癃。

——《灵枢·经脉》

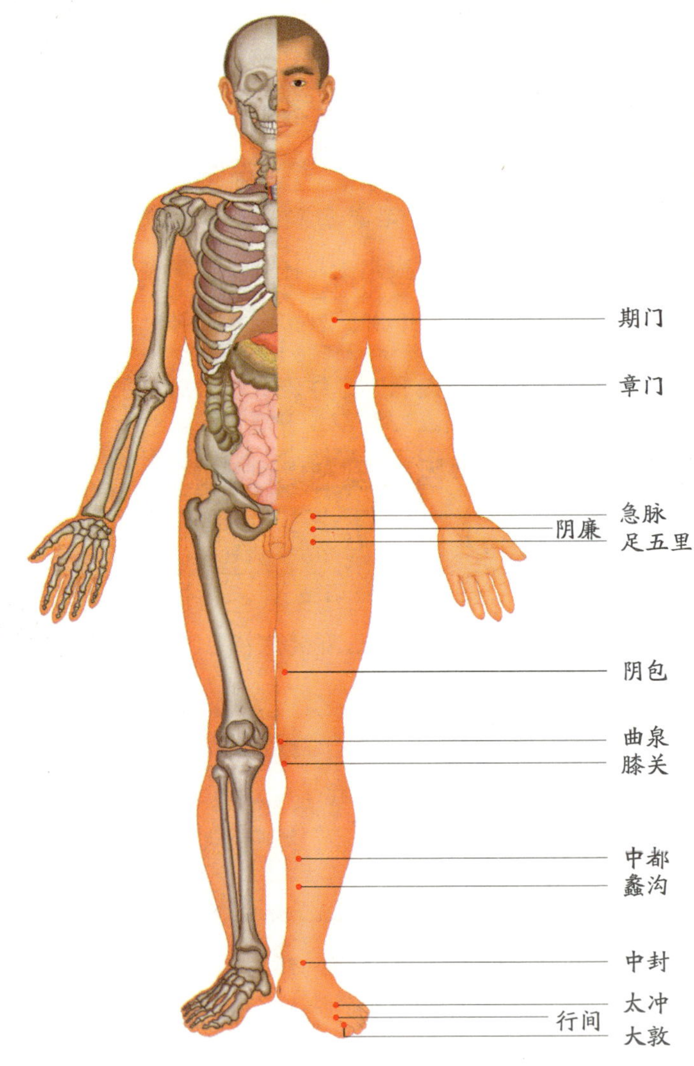

经络走向 起于足拇指外侧的大敦穴，经下肢、腹部，止于乳房下方的期门穴。

穴位分布 分布于足部、下肢、腹部及胸胁部。

本经主治 可预防和缓解五官、神志、热病、泌尿生殖系统及肝胆等疾病。

阴包 利尿通淋，调经止痛

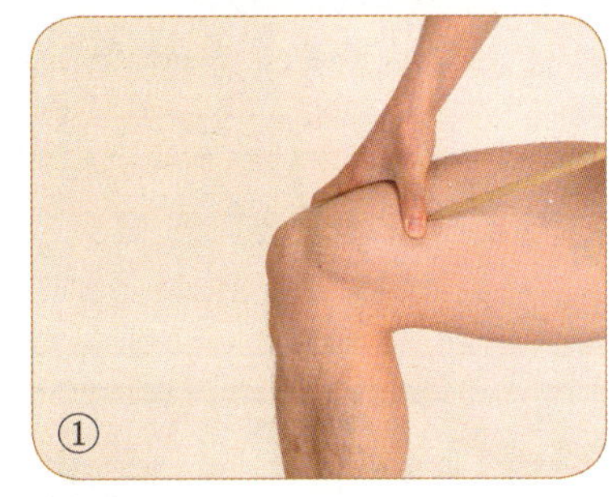

标准定位 在股前区，股骨内上髁上4寸，股内肌与缝匠肌之间。

穴位速取 坐位，在股前区，下肢稍曲，外展，略提起，显露明显的缝匠肌，在其后缘，股骨内上髁上4寸，阴市穴上1横指处（图①）。

养生功效 由于肝脉位于脾肾二经之间，三经皆属阴，而阴包穴位于股内廉两筋间，主要用于缓解腹部及胞宫各种疾患。坚持刺激本穴，对腰骶痛、小便不利、尿失禁及腰肌劳损有很好的缓解作用。

常用疗法 ◎灸法：艾炷灸3～5壮或艾条灸5～10分钟。

◎按摩法：以手指指腹或指间关节向下按压，并做圈状按摩。

太冲 清热息风，通经活络

标准定位 在足背，第1、2跖骨之间，跖骨底结合部前方凹陷处，在拇长伸肌腱外缘处。

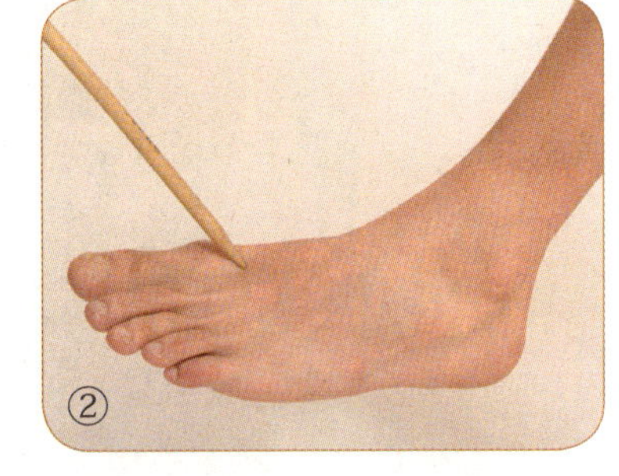

穴位速取 1.侧坐伸足或仰卧位，在足背，第1、2跖骨间，跖骨底结合部前方凹陷中，可触及动脉搏动处（图②）。

2.侧坐伸足或仰卧位，在第1跖骨间隙后方的凹陷中，可触及动脉搏动，按压有酸胀感。

养生功效 本穴是肝经的重要穴位，用于乳腺炎、头痛失眠、眩晕、高血压、痛经、肝炎等。

常用疗法 ◎灸法：艾炷灸或温针灸3～5壮，或艾条灸5～15分钟。

◎按摩法：以手指指腹或指间关节向下按压，并做圈状按摩。

怎样使用太冲更合理

按摩太冲的手法应当轻柔，通常每次10～15分钟，自我感觉舒服时就可以了；贴敷的时间由每个人的状况而定，通常是每晚睡前贴敷，醒后撕掉；刮痧则应以穴位出现痧点为度，切忌用力过猛。

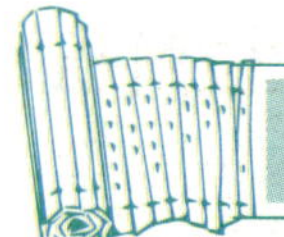

督脉

督脉为病，脊强反折。督脉者，起于少腹以下骨中央。女子入系廷孔，其孔，溺孔之端也。其络循阴器，合篡间，绕篡后，别绕臀，至少阴与巨阳中络者合，少阴上股内后廉，贯脊属肾。

——《素问·骨空论》

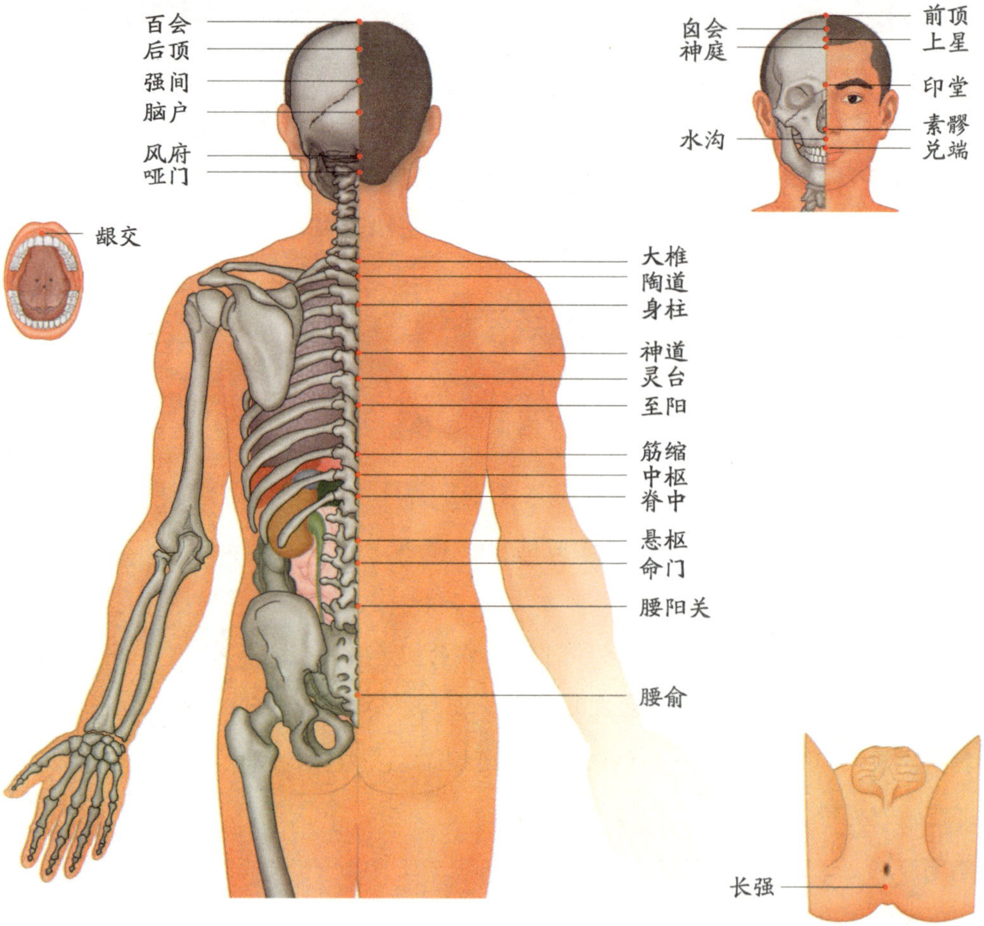

百会
后顶
强间
脑户
风府
哑门
囟会
神庭
前顶
上星
印堂
水沟
素髎
兑端
龈交
大椎
陶道
身柱
神道
灵台
至阳
筋缩
中枢
脊中
悬枢
命门
腰阳关
腰俞
长强

经络走向 起于骶部的长强穴，沿背部直上，经头顶，止于印堂穴。

穴位分布 分布于骶、腰、背、头颈及面部。

本经主治 主要用于神经系统、呼吸系统、消化系统、泌尿系统、生殖系统和本经脉所经过部位的疾病。

命门 温肾助阳，镇静止痉

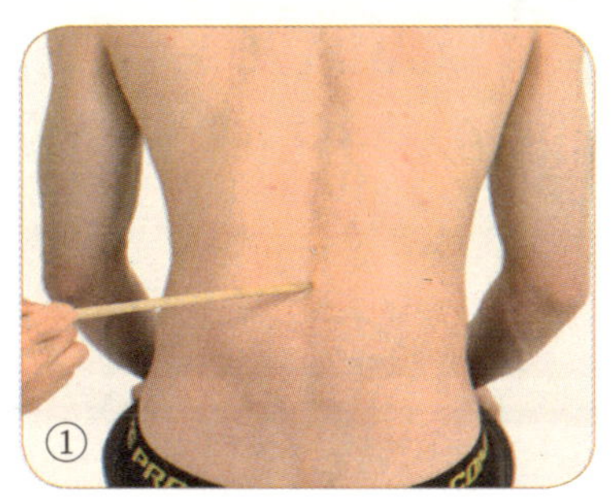

标准定位 在腰部，在后正中线上，第2腰椎棘突下凹陷中。

穴位速取 坐位，在腰部，两髂嵴高点连线与后正中线的交点处为第4腰椎棘突，再向上数2个椎体，在其棘突下缘之凹陷处（图①）。

养生功效 有提升精力、改善体质的作用。中医认为，本穴与胚胎的孕育密切相关，是人体生命的根源。它“掌管”先天的元气，因此可以增加体力，恢复元气。当体质虚弱或精力衰退时，可刺激本穴，尤其当与肾俞穴、三焦俞穴、关元穴合用时，可以迅速恢复体力。

常用疗法 ◎灸法：直接灸或隔姜灸3～7壮，或艾条灸5～10分钟。

◎按摩法：以手指指腹或指间关节按压，并做圈状按摩。

百会 升阳固脱，醒脑开窍

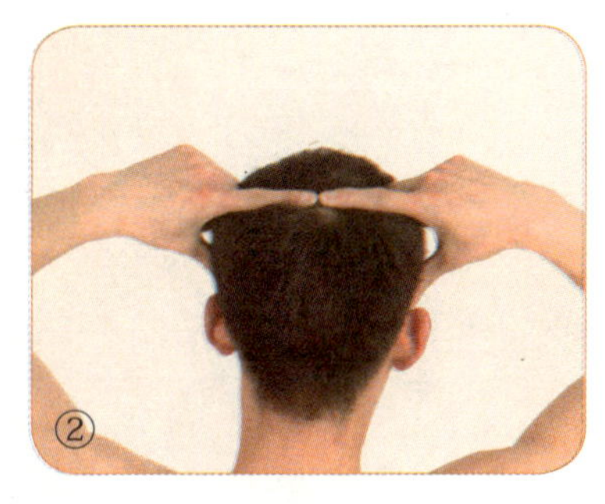

标准定位 在头部，前发际正中直上5寸。

穴位速取 1 .正坐或仰卧位，在头部，两耳尖连线中点与眉间的中心线交会的凹陷处，按压有疼痛感（图②）。

2.在头部，前后发际连线中点，再向上量1横指处，按压有凹陷。

养生功效 其应用范围很广，甚至能缓解精神所引起的身体不适。另外，还可以使头脑清醒，具有提神作用，对眼睛疲劳、鼻塞所引起的头痛、耳鸣等有不错的疗效。

常用疗法 ◎灸法：直接灸3～7壮或艾条灸5～10分钟。

◎按摩法：用大拇指做圈状按揉，有酸胀、刺痛的感觉。每次揉按1～3分钟。

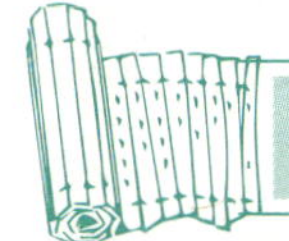

任脉

任脉者，起于中极之下，以上毛际，循腹里，上关元，至咽喉，上颐循面入目……任脉为病，男子内结七疝，女子带下瘕聚。

——《素问·骨空论》

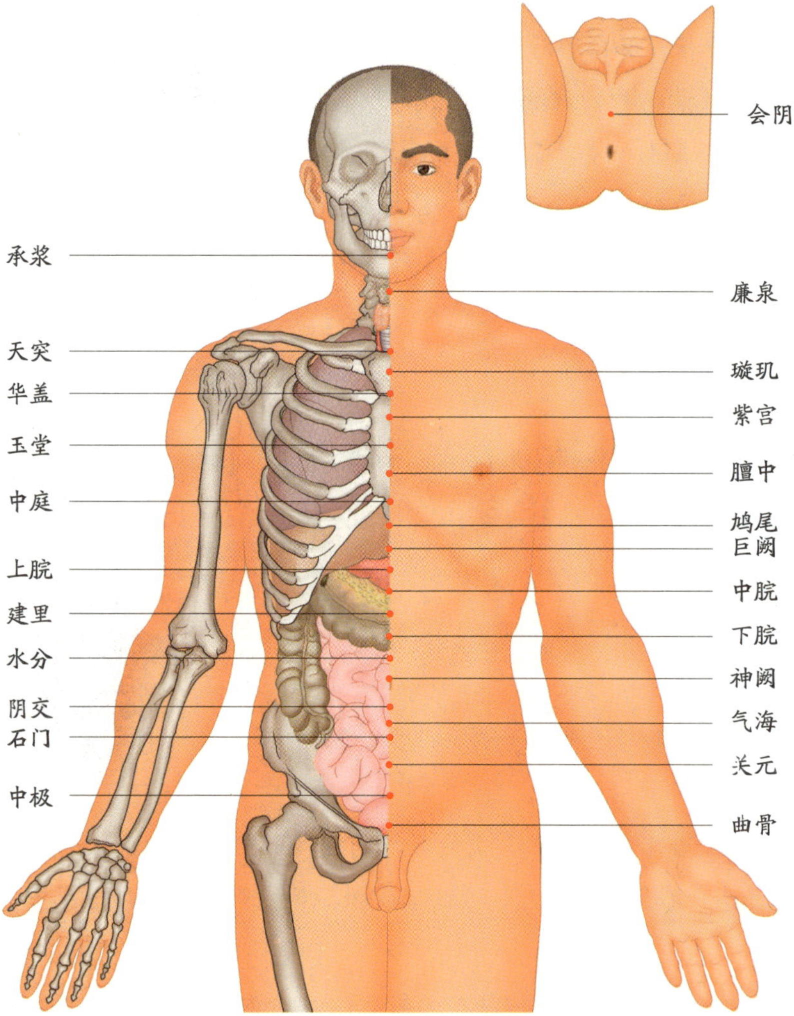

经络走向 起于会阴穴，经腹胸，止于面部的承浆穴。

穴位分布 分布于面、颈部、胸腹前正中线上。

本经主治 可有效预防和缓解神经系统、呼吸系统、消化系统、泌尿系统、生殖系统和本经脉所经过部位的疾病。

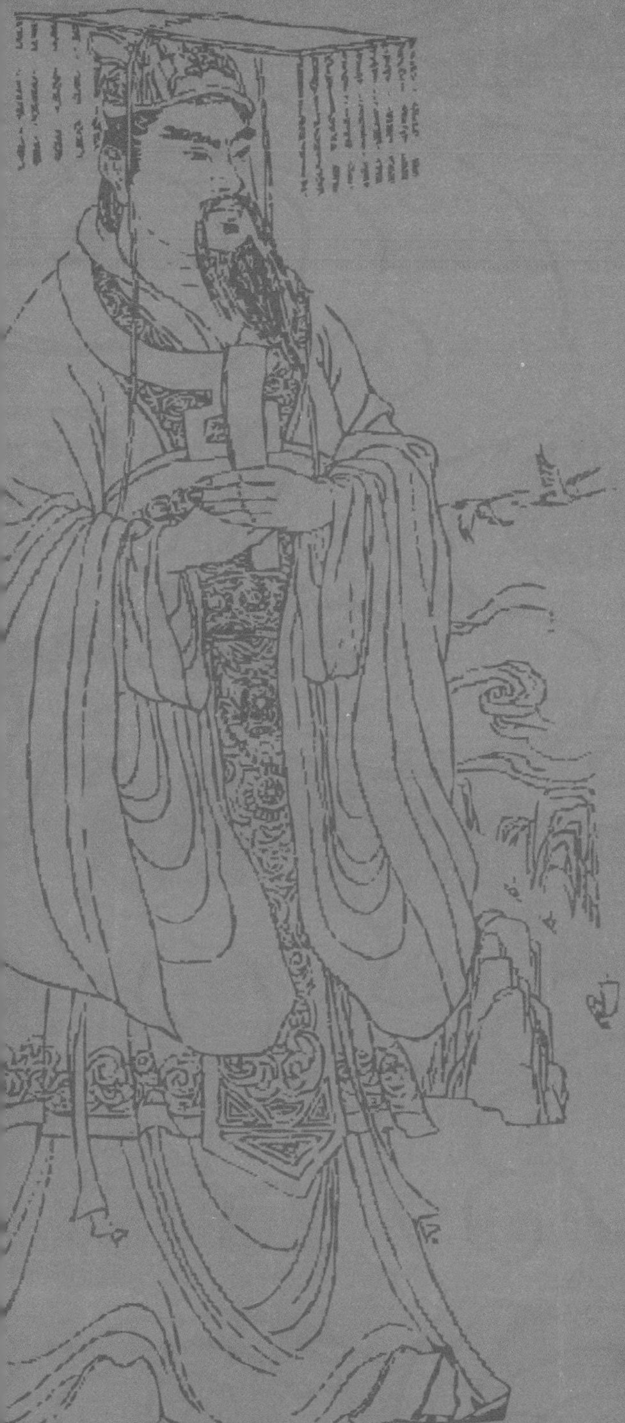

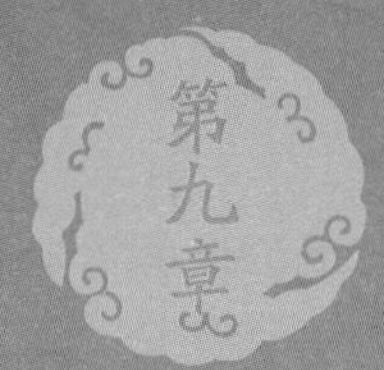

经典的长寿养生操

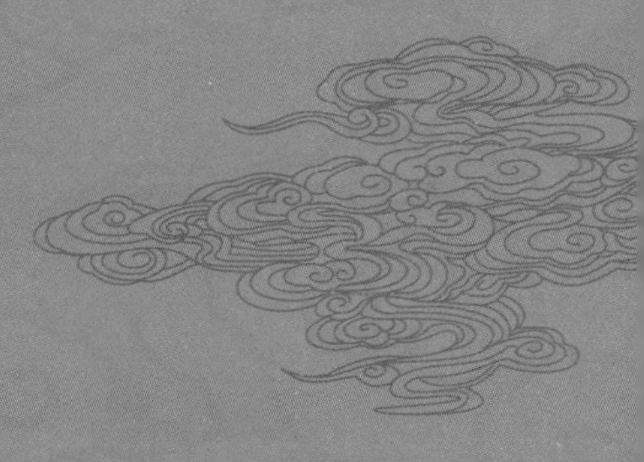

古代养生秘诀

静坐养生法

早在战国时期，庄子就主张要摒弃私欲，在静中养生。明朝的王阳明继承、发扬了这一学说，创建了静坐术。现代医学研究表明，静坐时人的耗氧量显著下降，心脏负荷减轻，脑血流量增加，人的身心得到充分休息，大脑功能得到积极调整，从而大大提高了人的身体素质，使人耳聪目明健康起来。

具体做法

1.姿势：头自然正直，忌僵硬，鼻正对肚脐，眼微闭，唇略合，牙不咬，舌抵上腭；宽衣松带，腰背放松，肩肘下沉，但不用力；身宜平直，脊椎要正，背勿靠它物，胸部可略前倾；手心向下，自然地轻放在靠近小腹的大腿根部；两脚平行着地与肩同宽，坐位最正确的姿势是以屈膝90° 为宜（图①）。

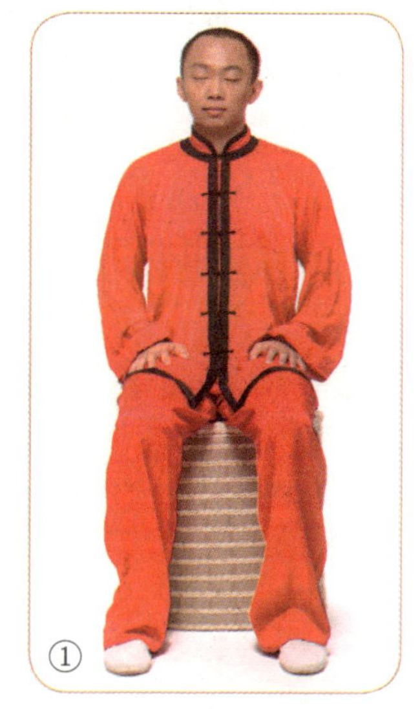
①

2.呼吸：吸长而缓，呼短而促，行之不经意之间。静坐特别讲究运气，要求自然、不用力、摒杂念、意在丹田。

3.时间：清晨和临睡前较好。地点不论，每次静坐30分钟。

咽津养生法

咽津亦称“赤龙搅海”“胎食”，是古代一种强身健体的方法。古代养生家认为，咽津可以灌溉五脏六腑，滋润肢体肌肤；流通血脉神气，增强消化功能，延缓机体衰老。

具体做法

上身自然挺直，安然坐于凳上，两腿分开如肩宽，两手轻放于大腿上，嘴唇微合，全身放松，摒除杂念；自然呼吸，轻闭双目，思想集中在口腔处；先用舌搅动口齿，一般是围绕上下牙齿运转，先左后右，先上后下，依次轻轻搅动各36次，用力要柔和自然；然后用舌

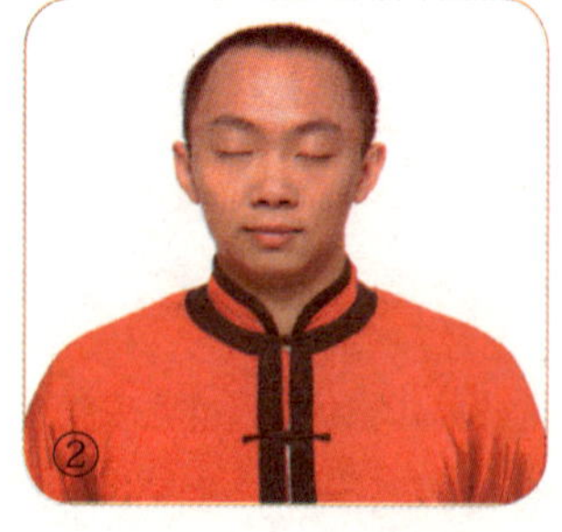
②

尖顶住上腭部1～2分钟，促使腮腺、舌下腺分泌唾液，待口中唾液满时，鼓腮含漱36次；漱津后，将口中津液分3小口咽下，咽时意识由口腔转移到“丹田”。初练此功时津液不多，久练自增。此功清晨、午休、睡时都可做，多做效果更佳（图②）。

叩齿养生法

古人认为齿健则身健，身健则长寿。唐代名医孙思邈主张“清晨叩齿三百下”。明代百岁寿星冷谦在谈长寿秘诀时，也强调“齿宜常叩”。

具体做法

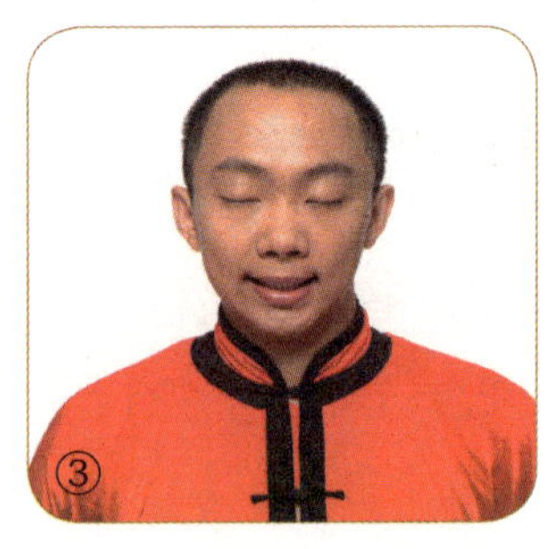
③

晨起先叩臼（后）齿36下，次叩门（前）齿56下，再错牙叩犬齿各36下，最后用舌舔齿周3～5圈。早、中、晚各叩齿一次，多做更佳。早晨叩齿最重要，因为人经过一夜休息，牙齿会有些松动，此时叩齿，既巩固牙龈和牙周组织，又兴奋牙神经、血管，对牙齿健康大有好处（图③）。

抓头养生法

古代医学认为，头乃诸阳之会，“发为血之余”，常梳理头发，会促进诸阳上升，百脉调顺，气血不衰。抓头养生法除用于保健外，还可防治头痛、脱发、白发和斑秃等疾病。

具体做法

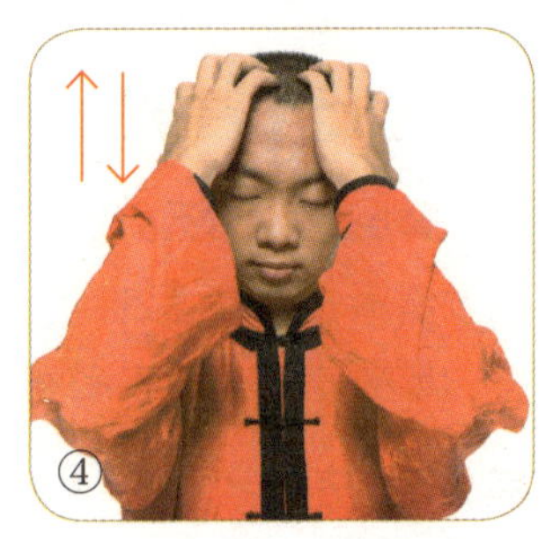
④

手心向内，手指张开如抓痒一般；抓时闭眼，心神安定，身体放松，自前额抓起，经头顶至后发际，再从后向前，循环往复，来回梳理。抓时主要用两小指指腹进行按摩，其他手指随着小指的按摩用指甲抓头皮，动作匀缓轻柔，以免损伤头皮。每天晨起、午休及晚睡前各做1次，每次10分钟左右，平时有空亦可做，多做有益无害。抓摩头部时，在百会、上星、通天、神庭等穴位处刻意着力，效果更佳（图④）。

浴面养生法

历代养生家十分强调“面宜多擦”。《孙真人卫生歌》说：“子欲不死修昆仑，双手揩摩常在面。”中医认为浴面能刺激局部经络皮部，改善经络气血，改善脸色，延缓衰老。

具体做法

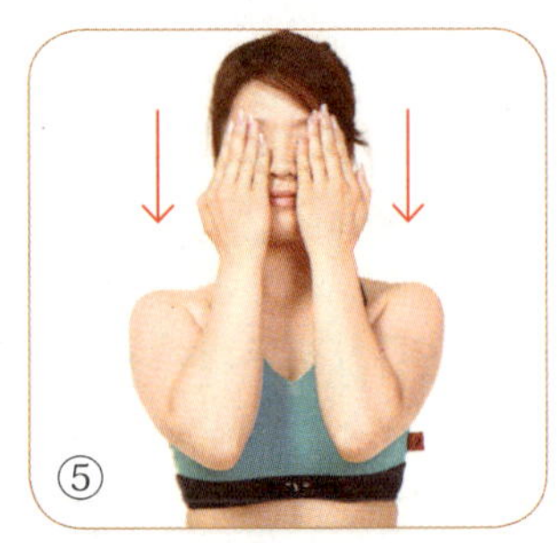

⑤

两手搓热，掌心紧贴前额，稍用力从上往下擦到下颌，往返约20次；再用两手食指指腹，轻轻由上往下擦鼻两侧20次左右，以擦至面部红润微热为度。同时，配合揉点印堂、迎香穴。每日至少做2次（图⑤）。

揉耳养生法

中医认为，耳为肾之外窍。肾通过经络系统直接影响全身各个脏器的功能，从而对人的整体健康起促进作用。因此，历代医学家创造了多种形式的耳朵保健功。

具体做法

1.用左手向上牵拉左侧耳朵，右手向上牵拉右侧耳朵，各十数下，或双手相交各牵拉对侧耳朵，即能使耳朵气血畅通。

2.以两手掌掩住双耳，并用手指叩击头部20下，以听到耳内有隆隆之声即可。此法又叫"击天鼓"。

3.用双手分别按、揉、摩两耳廓，然后分别牵拉引动两耳廓，直到耳廓微红发热为止。

足浴养生法

足浴即用热水泡脚。中医学的经络理论认为，五脏六腑自足三阴经（脾、肝、肾）始，踝部以下有数十个穴位。在中医看来，热水泡脚，有推动血运、温煦脏腑、健身防病的功效。每天晚上用热水泡脚，可使全身血脉流通，有利于身心健康。

摩足养生法

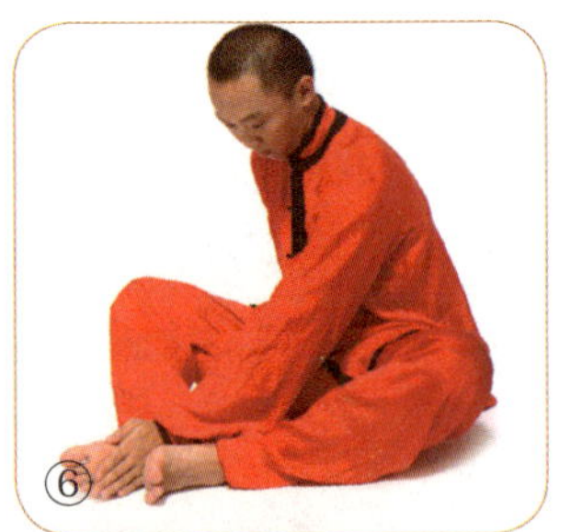

⑥

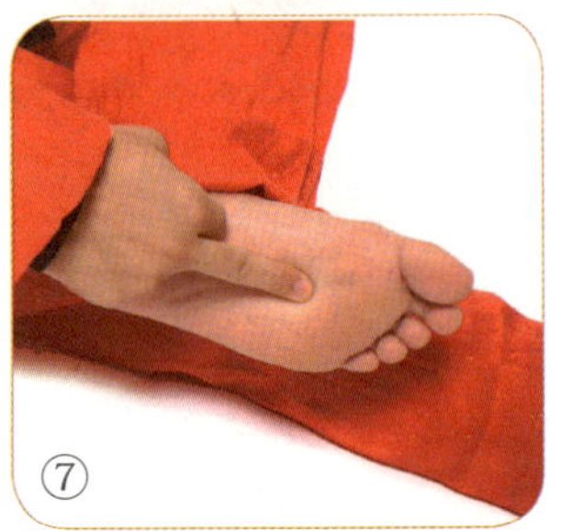

⑦

摩足是我国流传已久的自我按摩法，能滋阴降火、强腰健肾、益精填髓。宋朝大文学家苏东坡数十年如一日，早晚摩足，从不间断，直到晚年仍精神抖擞。

具体做法

1.搓足心：可早晚两次在床上进行，两脚心相向，先把双手掌搓擦发热后，左手摩右脚心，右手摩左脚心，至脚心发热（图⑥）。

2.按压涌泉穴：此穴在脚底心凹陷中，在足底前1/3与后2/3交界处，方法是中指或食指端由脚心向脚趾方向按摩，每次100～200下，有补肾健脑、强身健步的作用（图⑦）。

传统健身术之五禽戏

五禽戏是传统健身术之一，相传为古代名医华佗所创。华佗在观察了很多动物之后，以模仿虎、鹿、猿、熊、鸟五种动物的形态和神态，来达到舒展筋骨、畅通经脉的目的，这与鱼式、猫式、蛇式等瑜伽的姿势取自动物的名称有异曲同工之妙。

五禽戏还结合人体的脏腑、经络和气血的功能，将中华传统的导引、吐纳之术融入其中，比瑜伽更具有强身和医疗效果。现代医学也证明了五禽戏不仅使人体的肌肉和关节得以舒展，而且有益于提高肺与心脏功能，改善心肌供氧量，达到增强体质、延年益寿的目的。

五禽戏的动作要领

由国家体委新编的简化五禽戏，每戏分两个动作，分别为：虎举、虎扑；鹿抵、鹿奔；熊运、熊晃；猿提、猿摘；鸟伸、鸟飞。每种动作都是左右对称地做，并配合气息调理。

起势调息

起势调息动作的习练目的是调整呼吸，使身体放松，为练功做好准备。其动作要点一是松沉。在两脚分开站立，然后两手上举前，身体有个向下松沉的动作，松沉的实质就是脊柱的微屈与骨盆微前倾，同时两膝关节微屈。做到松沉的要领是注意肩关节的放松，即“沉肩坠肘”（图①、图②）。二是圆活。起势调息的两手上提下按，切忌直上直下，要做到圆活自然（图③）。上提时，在松沉的基础上，微

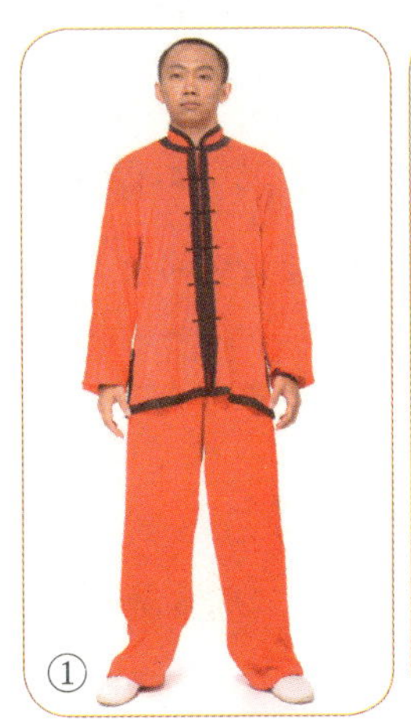
①

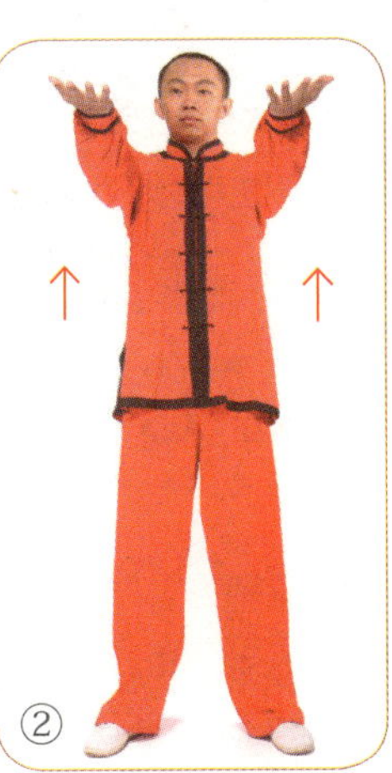
②

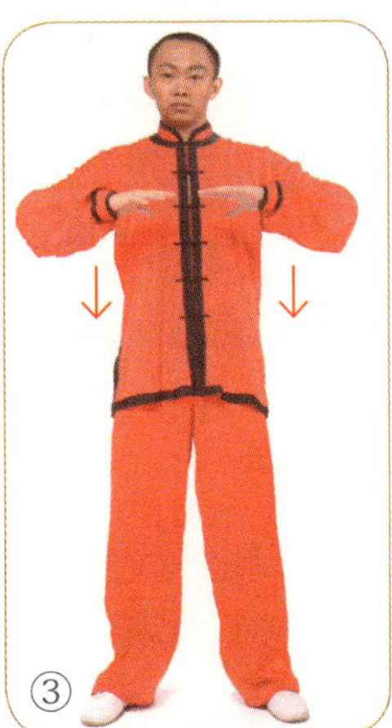
③

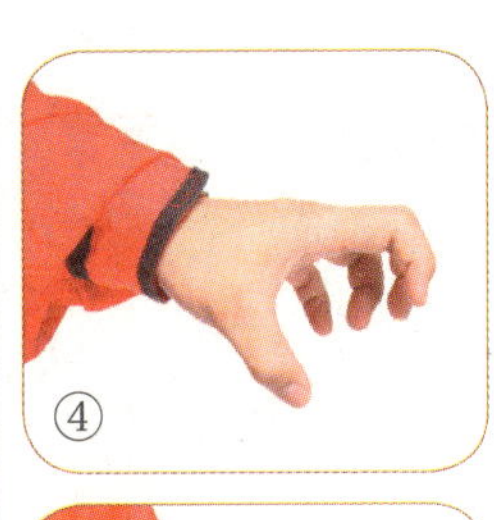
④

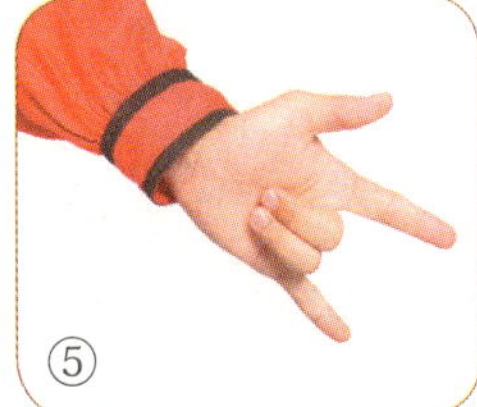
⑤

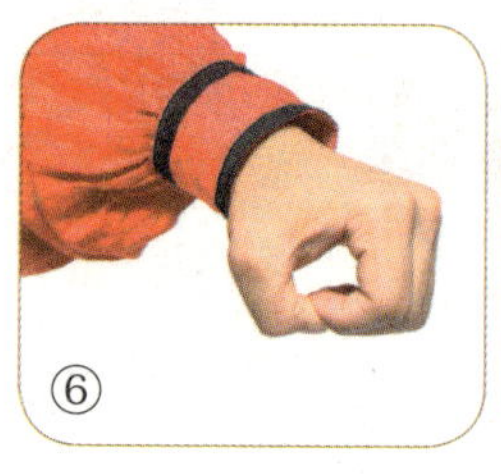
⑥

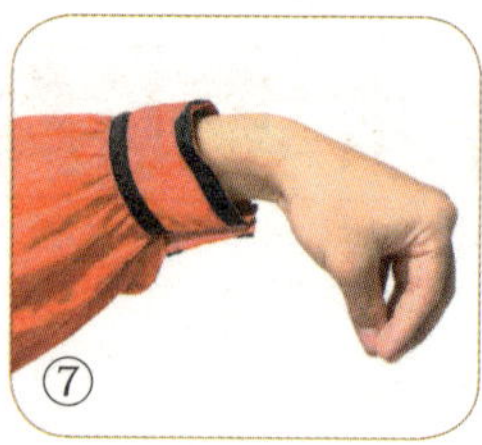
⑦

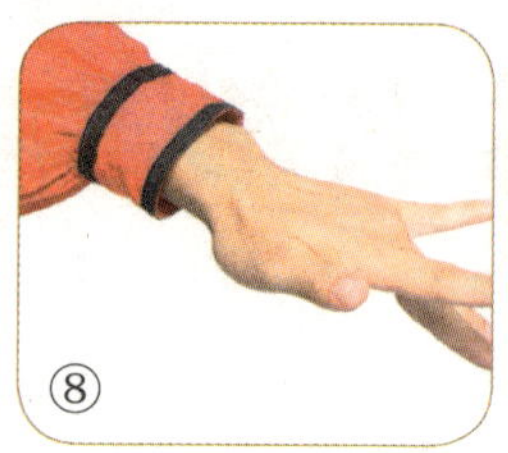
⑧

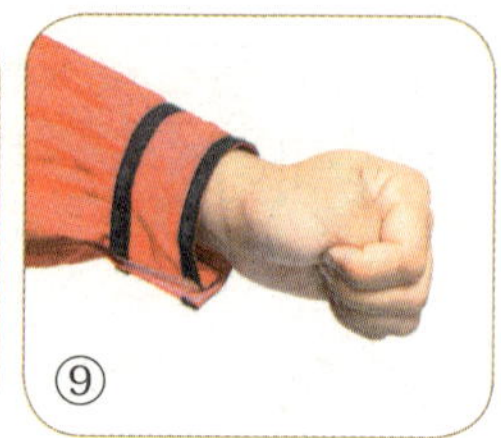
⑨

伸膝、微伸髋使骨盆微后倾；当两手上提接近与胸高时，伸腰、伸胸、胸廓微开展，同时两手边上提边内合，从而使两手在上提与内合的“转弯处”自然划出圆弧形。

基本手型

该动作可细化到掌、指、拳等部位，同时配合手指、腕关节的运动，以达到增强远端血液微循环的目的。

1.虎爪。五指张开，虎口握圆，第一、二指关节弯曲内扣（图④）。

2.鹿角。拇指伸直外张，食指、小指伸直，中指、无名指弯曲内扣（图⑤）。

3.熊掌。拇指压在食指指端上，其余四指并拢弯曲，虎口撑圆（图⑥）。

4.猿钩。五指指腹捏拢，曲腕（图⑦）。

5.鸟翅。五指伸直，拇指、食指、小指向上翘起，无名指、中指并拢向下（图⑧）。

6.握固。拇指抵掐无名指根节内侧，其余四指屈拢收于掌心（图⑨）。

具体动作练习法

虎戏

预备势后首先进入虎戏。虎戏要体现虎之威猛，动作要做到刚柔相济，其功效是调节气血、疏通经络、维持脊柱生理弧度、防治腰部疾病等。

◎第一式——虎举

1.接上式。两手掌心向下，十指撑开，再弯曲成虎爪状；目视两掌（图⑩）。随后，两手外旋，由小指先弯曲，其余四指依次弯曲握拳，两拳沿体前缓慢上提。至肩前时，十指撑开，举至头上方再弯曲成虎爪状；目视两掌（图⑪）。

2.两掌外旋握拳，拳心相对；目视两拳。

3.两拳下拉至肩前时，变掌下按（图⑫）。沿体前下落至腹前，十指撑开，掌心向下；目视两掌。

4.重复以上动作3遍后，两手自然垂于体侧，目视前方。

◎第二式——虎扑

1.接上式。两手握空拳，沿身体两侧上提至肩前上方（图⑬）。

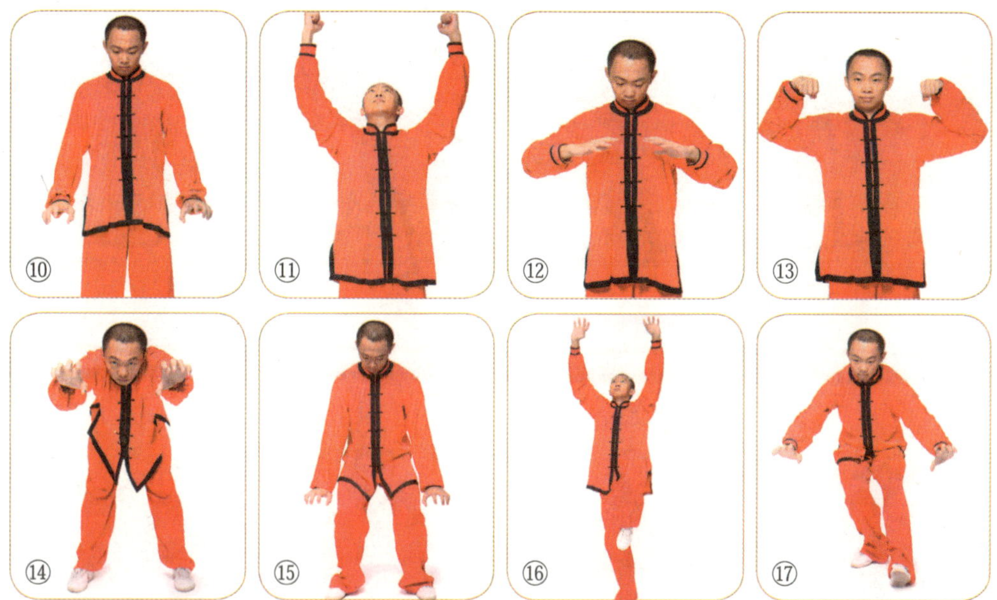

2.两手向上、向前划弧，十指弯曲成“虎爪”，掌心向下；同时上体前俯，挺胸塌腰；目视前方（图⑭）。

3.两腿屈膝下蹲，收腹含胸，同时两手向下划弧至两膝侧，掌心向下，目视前下方（图⑮）。随后，两腿伸膝，送髋，挺腹，后仰，同时两掌握空拳，沿体侧向上提至胸侧，目视前上方。

4.左腿屈膝提起，两手上举（图⑯）。左脚向前迈出一步，脚跟着地，右腿曲膝下蹲成左虚步，同时上体前倾，两拳变“虎爪”向前、向下扑至膝前两侧，掌心向下，目视前下方（图⑰）。随后上体抬起，左脚收回，开步站立，两手自然下落于体侧，目视前方。

5.做完以上动作后换另一侧重复动作。重复一遍后，两掌举至胸，两臂屈肘，两掌内合下按，自然垂于体侧，目视前方。

鹿戏

五禽戏中，鹿戏仿效鹿之安适和脖颈伸展。习练时，动作要轻盈舒展，神态要安详。鹿戏主肾，鹿抵时腰部左右扭动，尾闾运转，腰为肾之府，通过腰部的活动锻炼，可以刺激肾脏，起到壮腰强肾的作用；鹿奔时胸向内含，脊柱向后凸，形成竖弓，通过脊柱的运动使得命门开合，强壮督脉。鹿戏锻炼可强腰补肾、强筋健骨和振奋阳气。

◎ 第一式——鹿抵

1.两腿微屈，左脚经右脚内侧向左前方迈步，脚跟着地；身体稍右转，握空拳右

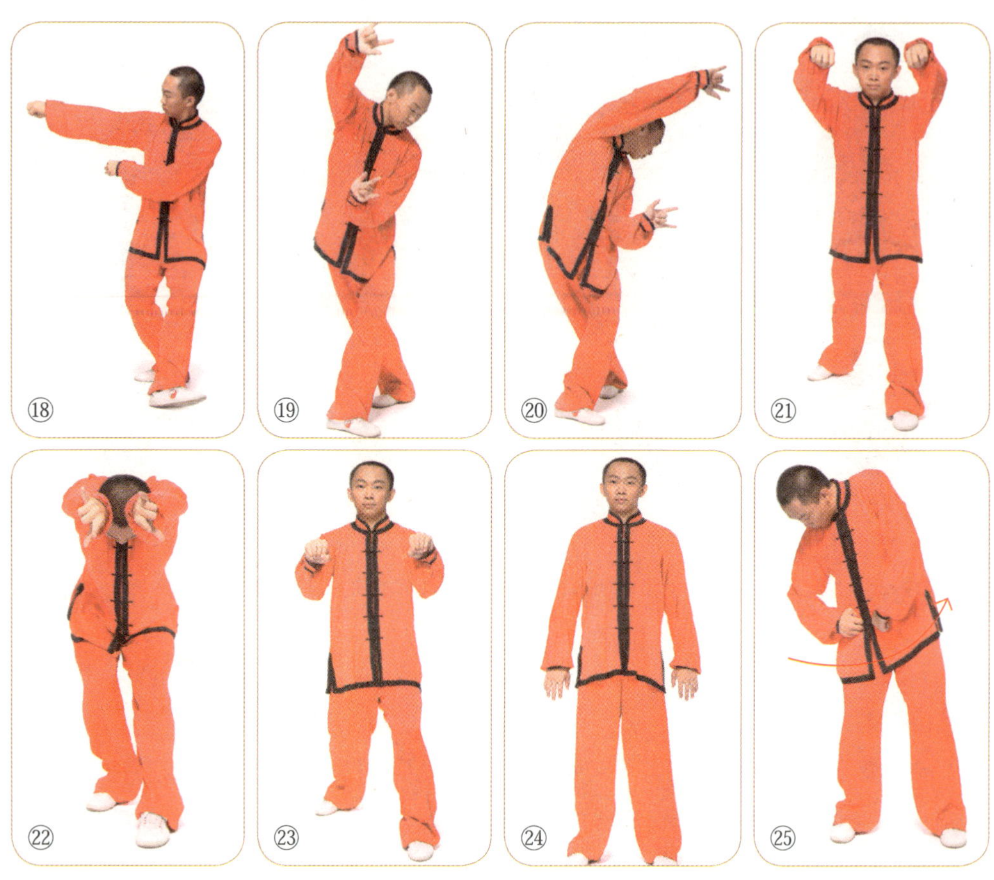

摆，高与肩平，目视右拳（图⑱）。

2.左腿屈膝，脚尖踏实；右腿蹬实；身体左转，两掌成鹿角状，向上、左、后画弧，指尖朝后，左臂弯曲平伸，肘抵靠左腰，右拳举至头，向左后方伸抵，指尖朝后，目视右脚跟（图⑲、图⑳）。身体右转，左脚收回，开步站立，两手向上、右、下画弧，握空拳落于体前，目视前下方。

3.换另一侧进行相同的练习。

◎ 第二式——鹿奔

1.左脚跨前一步，屈膝，右腿伸直成左弓步，握空拳向上、向前画弧至体前，曲腕，与肩同宽；目视前方（图㉑）。

2.左膝伸直，脚掌着地，右腿屈膝，低头，弓背，收腹，两臂内旋，两掌前伸，拳成鹿角状（图㉒）。

3.上体抬起，右腿伸直，左腿曲膝成左弓步状，两臂外旋，握空拳，高与肩平，目视前方（图㉓）。

4.左脚收回，开步直立，两拳变掌，落于体侧，目视前方（图㉔）。

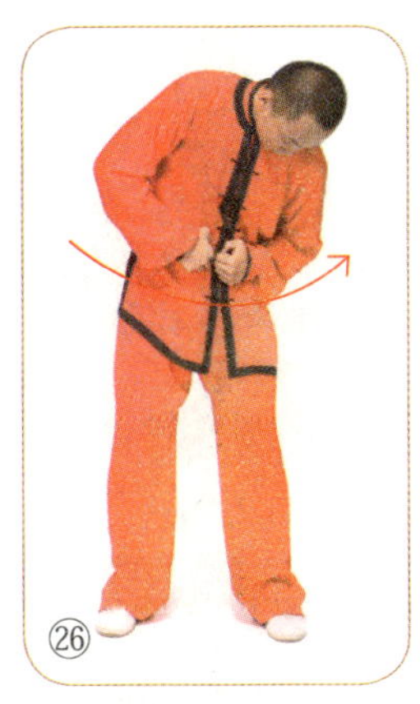
㉖

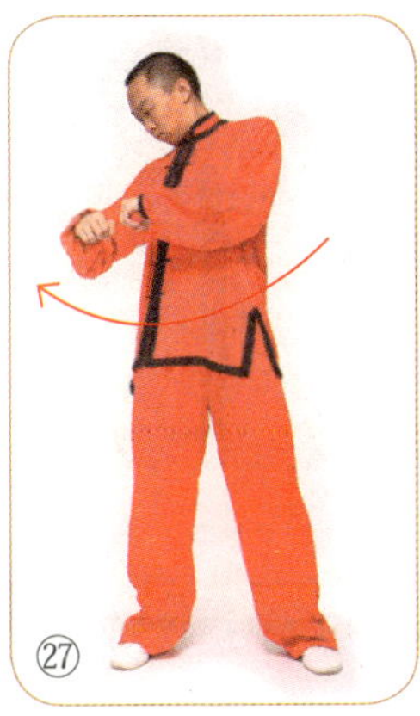
㉗

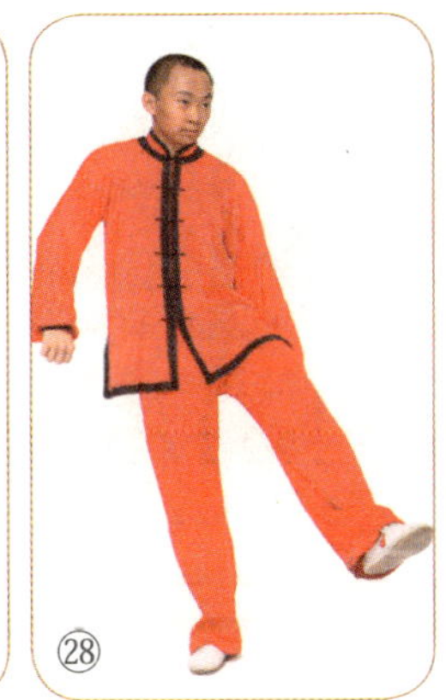
㉘

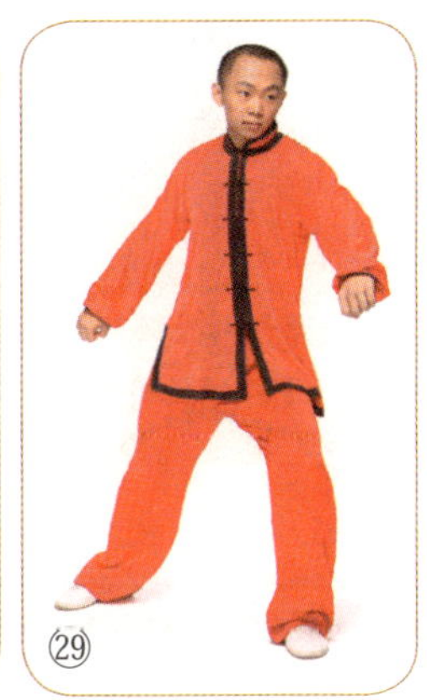
㉙

熊戏

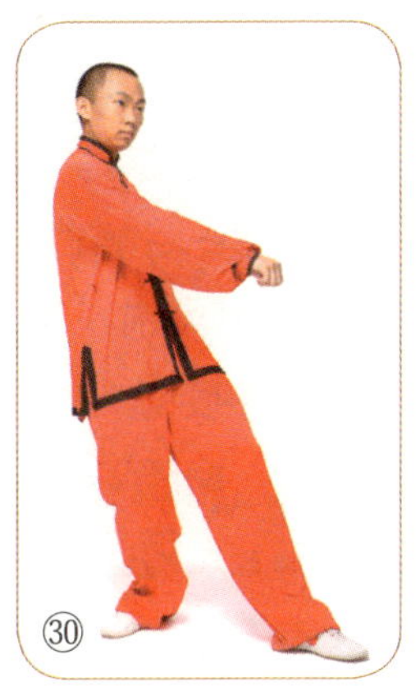
㉚

五禽中，熊的动作笨拙有力，而熊戏却笨中蕴含灵巧。熊戏仿效熊之沉稳，力求表现出松动自然的神态。熊戏主脾，熊运动时身体以腰为轴运转，使得中焦气血通畅，对脾胃起到挤压按摩的作用；熊晃时，身体左右晃动，疏肝理气，亦有健脾和胃之功。脾胃主运化水谷，其功能不仅可以增强消化系统功能，还可以为身体提供充足的营养物质。经常练习熊戏，能使不思饮食、腹胀腹痛、便泄便秘等症状得到缓解。练习熊戏，既能防治腰痛，又能调理脾胃。

◎ 第一式——熊运

1.两掌握空拳成熊掌状，垂于下腹部；目视两拳。

2.以腰、腹为轴，上体做逆时针摇晃；两拳沿右肋、上腹、下腹部画圆；目随之环视（图㉕、图㉖）。

3.重复第一步的动作，换另一侧重复练习（图㉗）。做完最后一步，两拳变掌下落，自然垂于体侧，目视前方。

◎ 第二式——熊晃

1.左髋上提，牵拉左脚离地，微曲左膝，握空拳成熊掌状，目视左前方（图㉘）。

2.左脚向左前方落地，右腿伸直，身体右转，左臂内旋前靠，左拳摆至左膝前上方；右拳摆至体后，目视左前方（图㉙）。

3.身体左转，右腿屈膝，左脚向前伸直，拧腰晃肩，两臂向后弧线摆动，右拳握至左膝前上方，左拳摆至体后；目视左前方（图㉚）。身体右转，左腿屈膝，右腿伸直，左臂内旋前靠，左拳摆至左膝前上方，右拳摆至体后，目视左前方。

4.换另一侧重复练习。

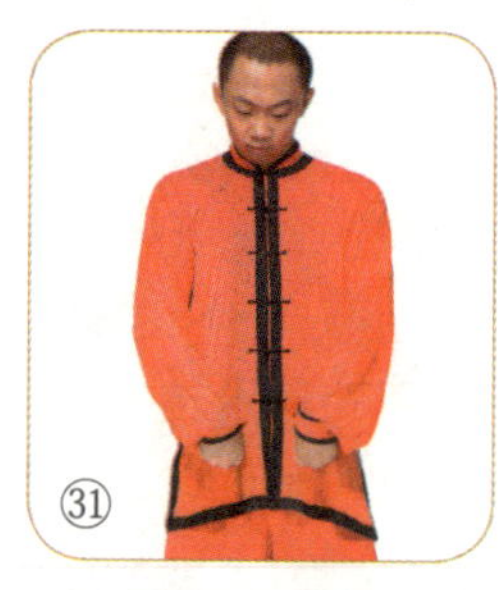

㉛

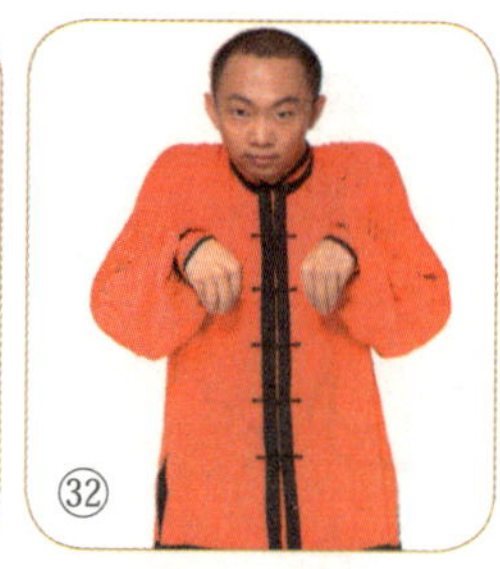

㉜

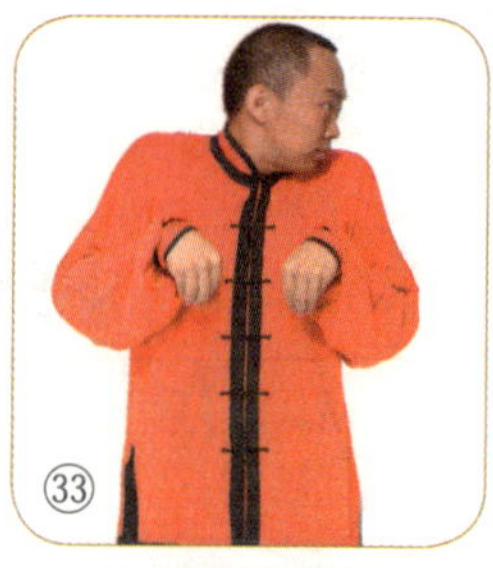

㉝

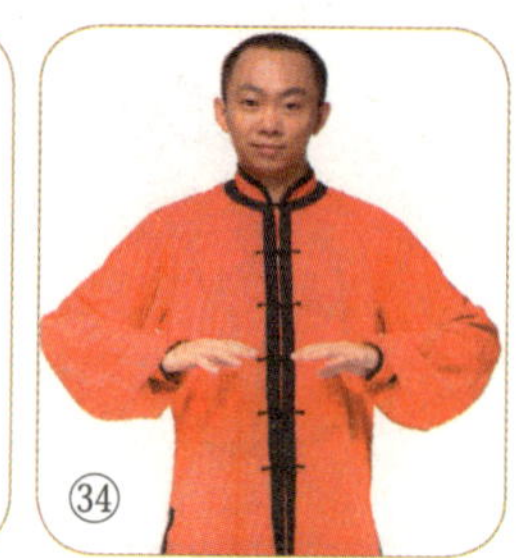

㉞

猿戏

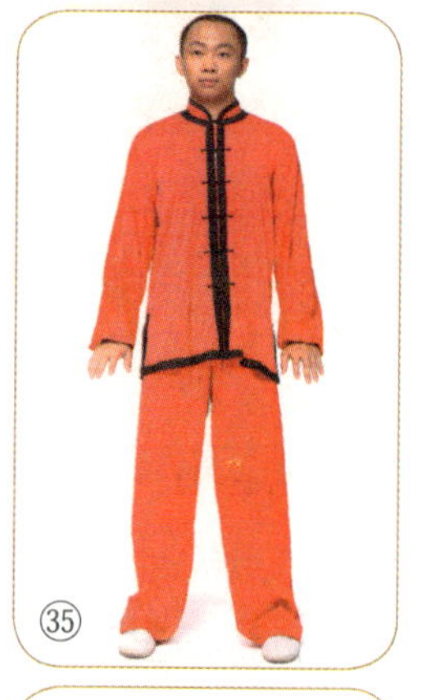

㉟

五禽戏中，猿戏仿效猿猴之灵巧。猿戏主心，通过练习猿提动作可以使心经血脉通畅；猿摘时上肢大幅度运动，可以对胸廓起到挤压按摩作用。心主血脉，常练猿戏，可以改善心悸、心慌、失眠多梦、盗汗、肢冷等症状。

◎ 第一式——猿提

1.两掌在体前，手指伸直分开，再曲腕撮拢捏紧成“猿钩”，速度稍快些（图㉛）。

2.两掌上提至胸，两肩上耸；收腹提肛，同时脚跟提起，头向左转；目随头动，视身体左侧（图㉜、图㉝）。

3.头转正，两肩下沉，松腹落肛，脚跟着地；“猿钩”变掌，掌心向下；两腿目视前方（图㉞）。

4.两掌沿体前下按落于体侧；目视前方（图㉟）。

5.换另一侧重复练习。

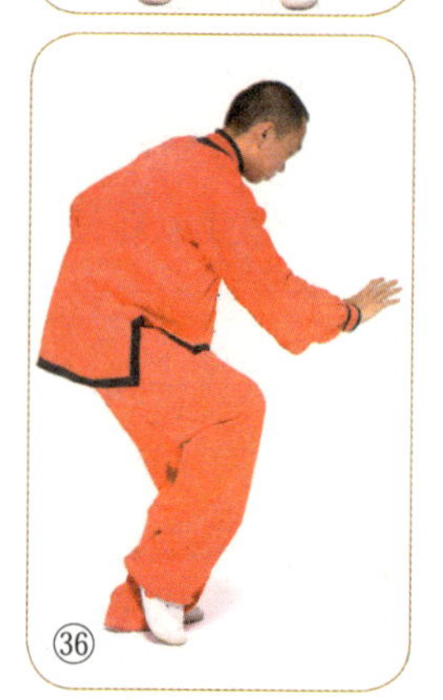

㊱

◎ 第二式——猿摘

1.左脚向左后方退步，脚尖点地，右腿曲膝，左臂曲肘，左掌成“猿钩”收至左腰侧，右掌向前方摆起，掌心向下。左脚踏实，曲膝下蹲，右脚收至左脚内侧，脚尖点地成右丁步，右掌向下经腹前向左上方画弧至头左侧；目随右掌动，再转头注视右前上方（图㊱）。

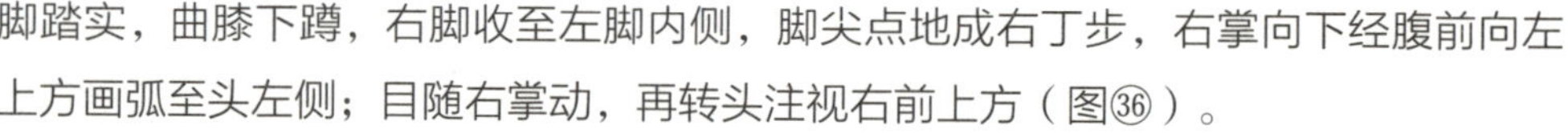

2.右掌内旋，掌心向下，沿体侧下按至左髋侧，目视右掌，右脚向右前方迈出一大步，左腿蹬伸，右腿伸直，左脚脚尖点地；右掌经体前向右上方画弧，举至右上侧变“猿钩”，左掌向前、向上伸举，曲腕撮钩，成采摘势，目视左掌（图㊲）。换另一侧重复练习。

鸟戏

鸟戏仿效鸟之轻捷。习练时，要表现出轻灵迅捷的神韵。鸟戏主肺，鸟戏通过上肢的运动牵拉肺经，起到疏通肺经气血的作用，通过胸廓的开合直接调整呼吸，促进

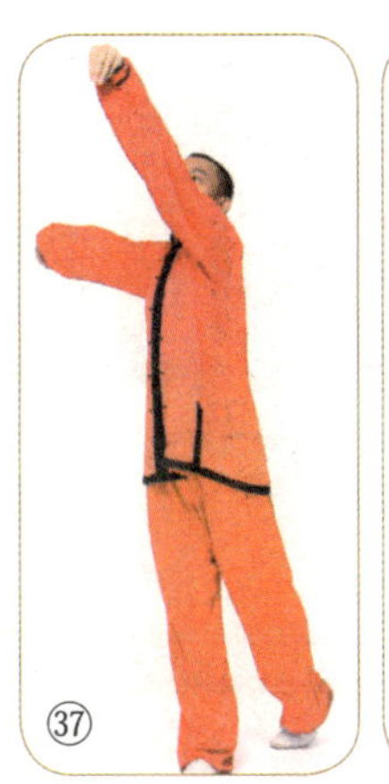

㊲

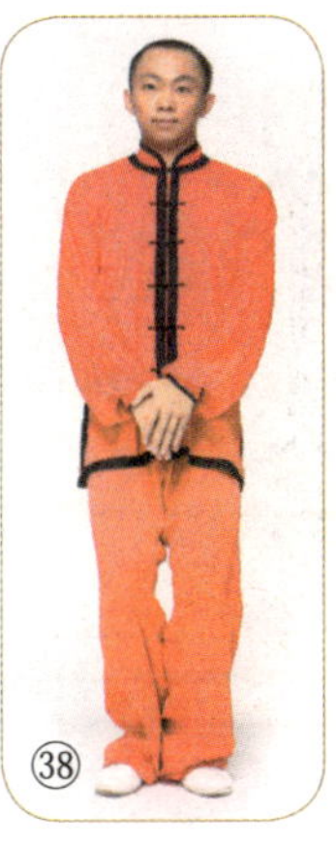

㊳

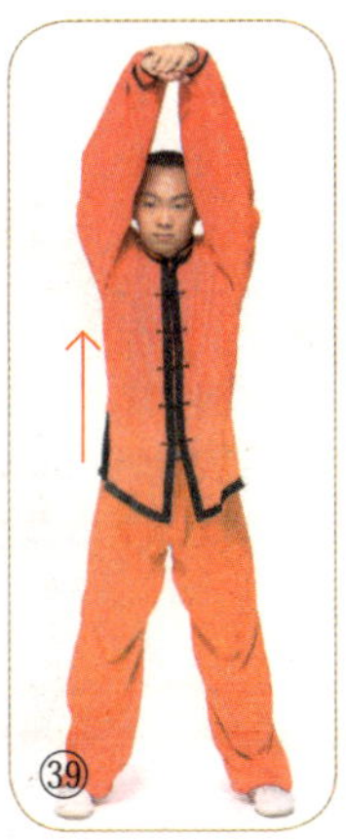

㊴

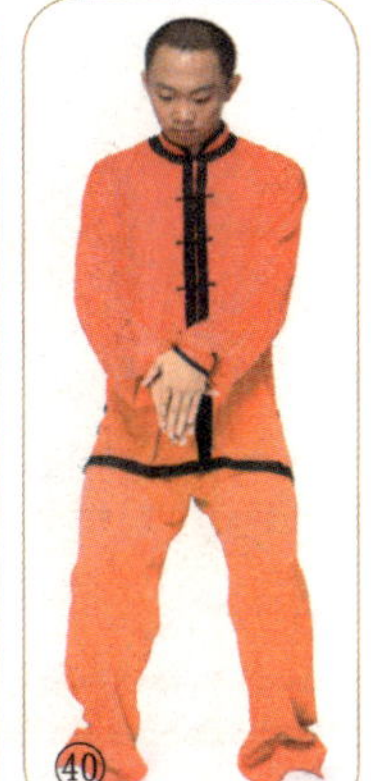

㊵

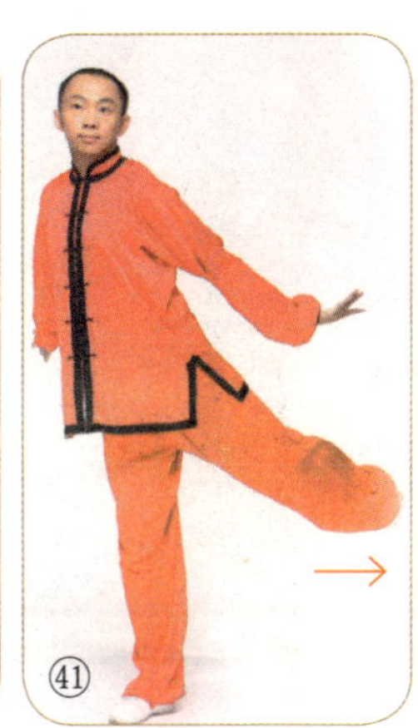

㊶

肺的吐故纳新。肺主气，司呼吸，通条水道，常练鸟戏，可以增强人体呼吸功能，胸闷气短，鼻塞流涕等症状可以得到缓解。

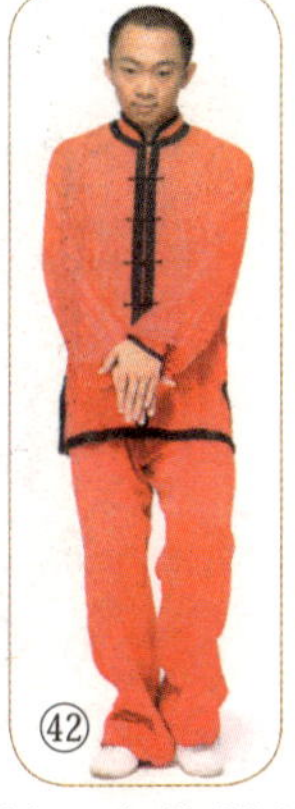

㊷

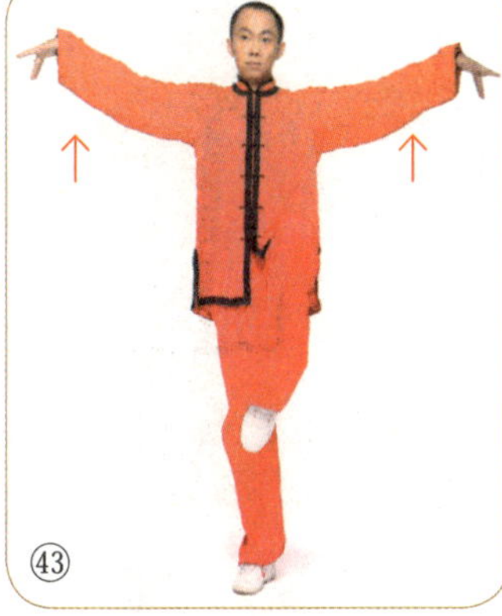

㊸

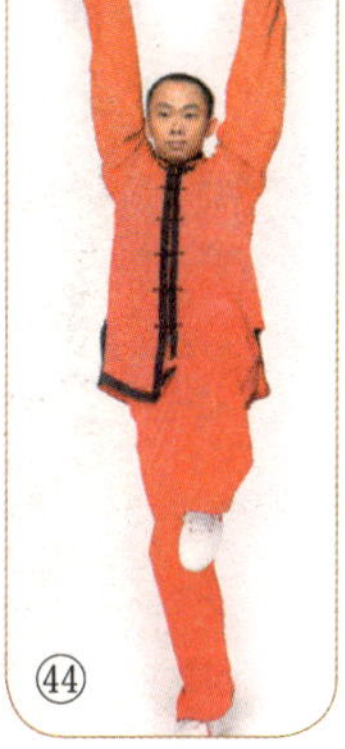

㊹

◎ **第一式——鸟伸**

1.两腿微曲向下蹲，两掌在腹前相叠（图㊳）。

2.两掌举至头上方，指尖向前，身体微前倾，提肩，缩项，挺胸，塌腰，目视前下方（图㊴）。

3.两腿微曲下蹲，两掌相叠下按至腹前，目视两掌（图㊵）。

4.右腿蹬直，左腿伸直向后抬起，两掌分开成“鸟翅”，摆向体侧后方，抬头，伸颈，挺胸，塌腰，目视前方（图㊶）。

5.换另一侧重复练习。

◎ **第二式——鸟飞**

1.接上式，两腿微曲；两掌成鸟翅状，合于腹前，目视前下方（图㊷）。

2.右脚伸直，左腿曲膝提起，小腿下垂，两掌成展翅状，在体侧平举向上，目视前方（图㊸）。

3.左脚落至右脚旁，脚尖着地，两腿微屈，两掌合于腹前，目视前下方。

4.右脚伸直，左脚曲膝提起，小腿下垂，两掌举至头顶上方；目视前方（图㊹）。

5.左脚落至右脚旁，脚掌着地，两腿微曲，两掌合于腹前，目视前下方。

6.换另一侧重复练习。

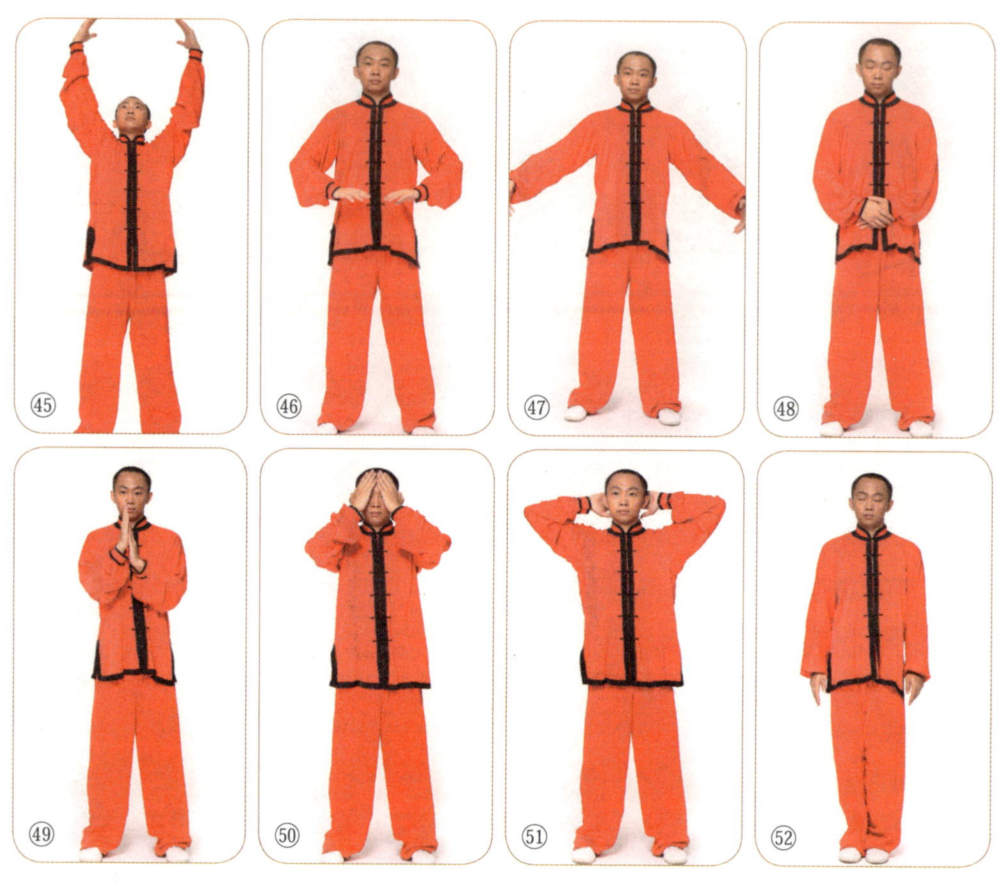

收势

五禽戏的最后一步就是收势——引气归元。所谓引气归元，即让气息逐渐平和，意将练功时所得体内、外之气导引归入丹田，起到和气血、通经脉、理脏腑的功效。

1.两腿分开，与肩同宽，两掌经体侧上举至头顶上方，掌心相对（图㊺）。

2.两掌指尖相对，沿体前缓慢下按至腹前，同时调匀呼吸，目视前方（图㊻）。重复两遍以上动作。

3.两手缓慢在体前画平弧，掌心相对，高与脐平，目视前方（图㊼）。

4.两手在腹前合拢，虎口交叉，叠掌，双眼微闭静养，调匀呼吸，意守丹田（图㊽）。

5.数分钟后，两眼慢慢睁开，两手合掌，在胸前搓擦至热（图㊾）。

6.掌贴面部，上、下擦摩，做浴面动作3～5遍（图㊿）。

7.两手掌向后沿头顶、耳后、胸前下落，目视前方（图51）。

8.左脚提起向右脚并拢，前脚掌先着地，随之全脚踏实，恢复成预备势；目视前方（图52）。

八段锦

八段锦是我国民间广为流传的导引功法，它是由八个动作组成的一套既能健身又有防治疾病作用的导引功。八段锦的“锦”解释为由八个不同的动作编辑而成的一套功法。另外，此功法自古深受民众喜爱，又用“锦”来形容人们对此功法的珍视。

八段锦由八节组成，体势动作古朴高雅，故名。八段锦形成于12世纪，后在历代流传中形成许多练法和风格各具特色的流派。八段锦的体势有坐势和站势两种。坐势练法恬静，运动量小，适于起床前或睡觉前穿内衣锻炼。站势运动量大，适于各种年龄、各种身体状况的人锻炼。

坐式八段锦练法

1.**宁神静坐**：采用盘膝坐式，正头竖颈，两目平视，松肩虚腋，腰脊正直，两手轻握，置于小腹前的大腿根部。要求静坐3～5分钟（图①）。

2.**手抱昆仑**：牙齿轻叩20～30下，口水增多时即咽下，谓之“吞津”。随后将前臂交叉，自身体前方缓缓抬起，经头顶上方将两手掌心紧贴在枕骨处，手抱枕骨向前用力，同时枕骨向后用力（图②），使后头部肌肉产生一张一弛的运动。如此行十数次呼吸。

3.**指敲玉枕**：接上式，以两手掩住双耳，两手的食指相对，贴于两侧的玉枕穴上，随即将食指搭于中指的指背上，然后将食指滑下，以食指的弹力缓缓地叩击玉枕穴，使两耳有咚咚之声。如此指敲玉枕穴十数次（图③、图④）。

4.**微摆天柱**：头部略低，使头部肌肉保持相对紧张，将头向左右频频转动。如此一左一右地缓缓微摆天柱穴20次左右（图⑤）。

5.**手摩精门**：做自然深呼吸数次后，闭息片刻，随后将两手搓热，以双手掌推摩两侧肾俞穴20次左右（图⑥）。

6.**左右辘轳**：接上式，两手自腰部顺势移向前方（图⑦），两脚平伸，手指分开，

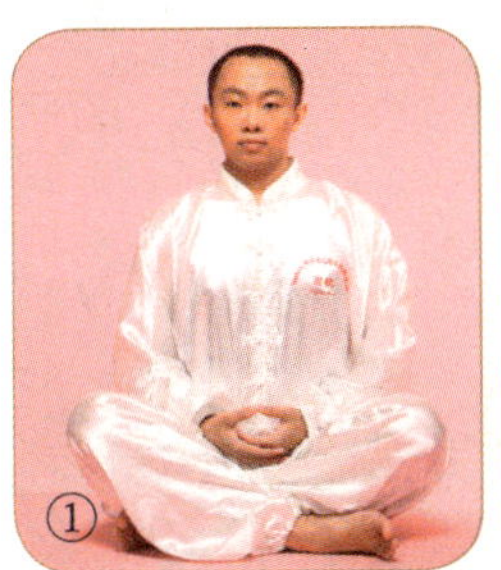
①

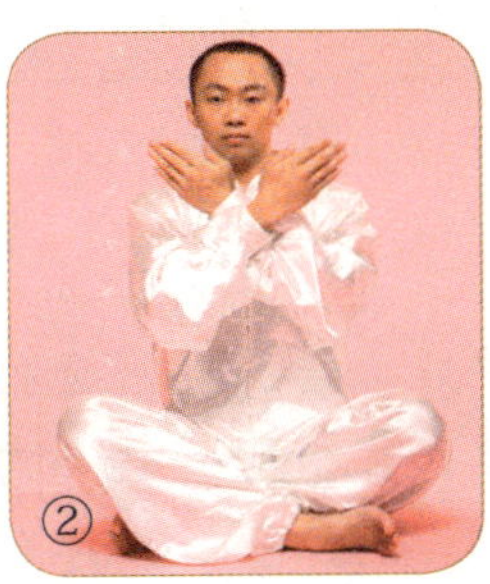
②

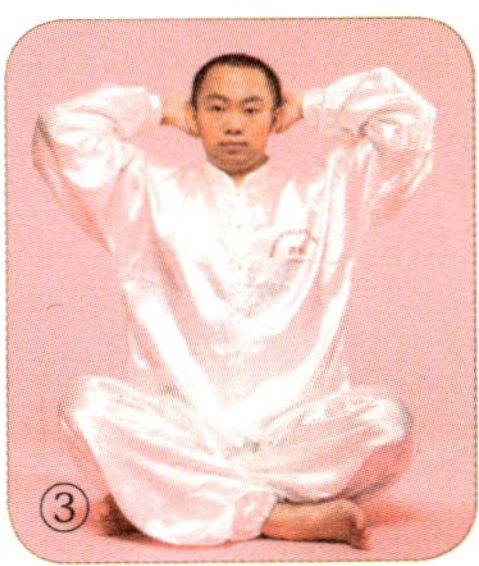
③

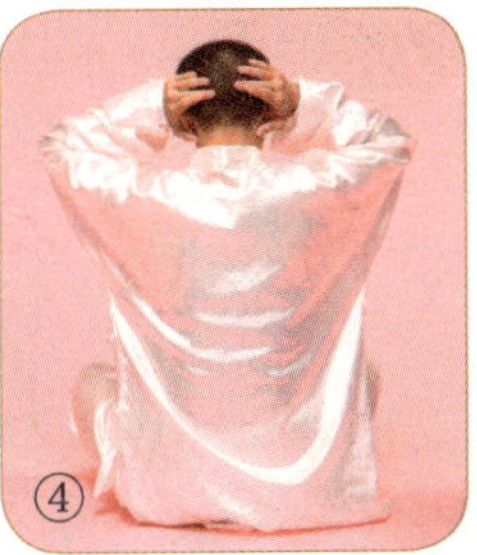
④

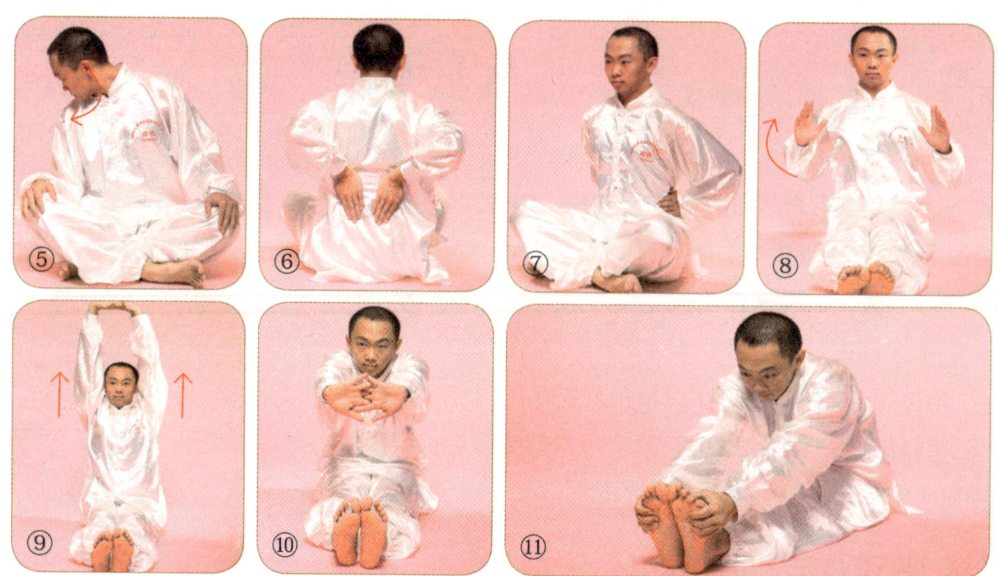

稍作屈曲，双手自肋部向上画弧如车轮形，像摇辘轳那样自后向前做数次运动，随后再按相反的方向由前向后做数次环形运动（图⑧）。

7.**托按攀足**：接上式，双手十指交叉，掌心向上，双手作上托举（图⑨）；稍停片刻，翻转掌心朝前，双手作向前按推劲（图⑩）。稍作停顿，即松开交叉的双手，顺势做弯腰攀足的动作，用双手攀两足的涌泉穴，两膝关节不要弯曲（图⑪）。如此锻炼数次。

8.**任督运转**：正身端坐，鼓漱吞津，意守丹田，以意引导内气自中丹田沿任脉下行至会阴穴接督脉沿脊柱上行，至督脉终结处再循任脉下行。

站式八段锦练法

1.**双手托天理三焦**：自然站立，两足平开，与肩同宽，含胸收腹，腰脊放松。正头平视，双手自体侧缓缓举至头顶，转掌心向上，用力向上托举，足跟亦随双手的托举而起落（图⑫），托举数次后，双手转掌心朝下，沿体前缓缓按至小腹，还原。

2.**左右开弓似射雕**：左脚向左侧横开一步，身体下蹲成骑马步，双手虚握于两髋之

八段锦

八段锦在床上修炼，如果方法得当，效果也不错。床上八段锦以穿着单衣练习姿势为最佳。具体意念为：排除杂念，耳不旁听，目不远视，心静神凝，意守肚脐，呼吸，姿势、意念调整好以后，即可进行几次深长呼吸。呼吸是自然的腹式呼吸，即：吸气时腹部凸出，同时胸部内缩，呼气时则腹部内收。

外侧，随后自胸前向上画弧提于与乳平高处。右手向右拉至与右乳平高，与乳距约两拳左右，意如拉紧弓弦，开弓如满月；左手捏剑诀，向左侧伸出，转头向左，视线通过左手食指凝视远方（图⑬）。稍作停顿后，随即将身体上起，顺势将两手向下画弧收回胸前，并同时收回左腿，还原成自然站立。

3.**调理脾胃臂单举**：左手缓缓自体侧上举至头，翻转掌心向上，并向左外方用力托举，同时右手下按（图⑭）。举按数次后，左手沿体前缓缓下落，还原至体侧。右手举按动作同左手，唯方向相反。

4.**五劳七伤往后瞧**：双脚与肩同宽，双手自然下垂，头部微微向右转动，两眼目视右后方（图⑮），稍停顿后，缓缓转正，再缓缓转向左侧，目视左后方稍停顿，转正。

5.**摇头摆尾去心火**：双膝下蹲，成“骑马步”。两目平视，双手按在膝盖上，双肘外撑（图⑯）。以腰为轴，将躯干画弧摇转至左前方，稍停顿后，随即向相反方向转，画弧摇至右前方。反复十数次。

6.**两手攀足固肾腰**：两腿绷直，以腰为轴，身体前俯，双手顺势攀足（图⑰）。

7.**攒拳怒目增力气**：两足横开，上身下蹲，呈“骑马步”。双手握拳。左拳向前方击出，顺势头稍向左转，两眼通过左拳凝视远方，右拳同时后拉。随后，收回左拳，击出右拳，反复十数次（图⑱）。

8.**背后七颠把病消**：两足并拢，两手臂自然下垂，手指并拢，顺势将两脚跟向上提起，稍作停顿，将两脚跟下落着地。反复练习十数次（图⑲）。

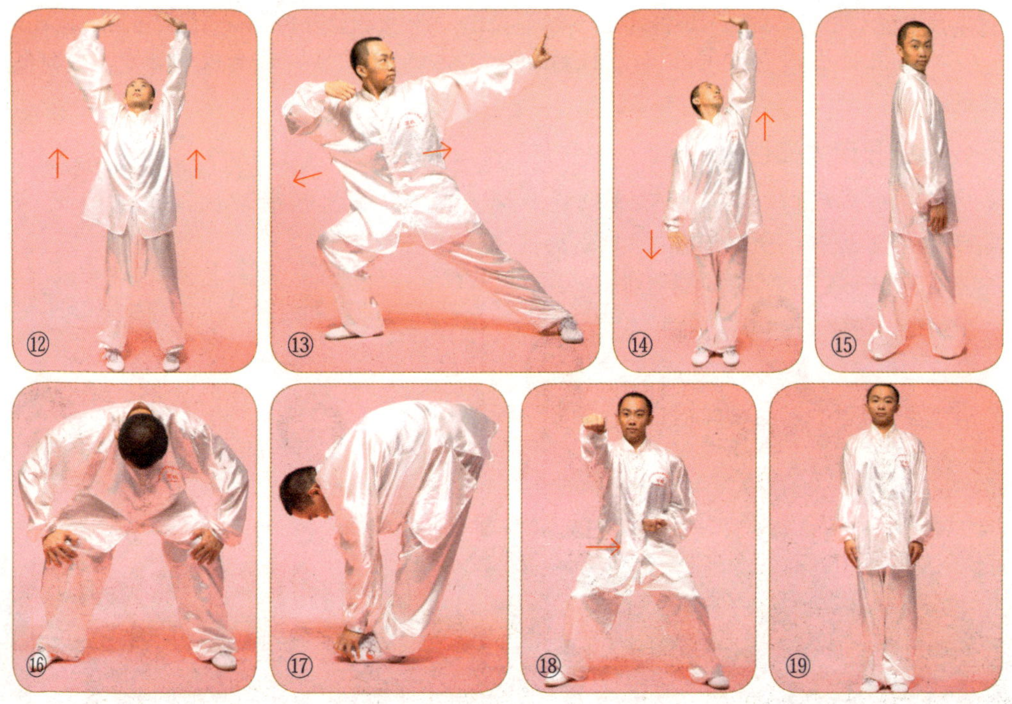

现代社会如何排解心理压力

飞速发展的现代社会令人们的生活节奏不断加快，随之而来的，就是工作、生存压力的不断加大。有的人常常处于精神极度紧张、濒临崩溃的边缘。而越是技术实力强、文明程度高的地区，出现心理问题的人就越多。另外，由于心理压力过大而导致的亚健康也越来越多。因此，有专家把这个时代称为“情绪负重的非常时代”。

那么，现代社会中，我们如何排解压力呢？

做让自己快乐和自信的事

有计划地做些能够获得快乐和自信的事，尤其在周末，譬如打扫房间、写信、听音乐、逛街等。

广交良友

经常和朋友保持交往者，其精神状态远比孤僻独处者好得多，尤其在境况不佳时，“朋友是良医”。交朋友首先要结交可以倾诉衷肠的知心朋友，还要结交一些饶有风趣、逗人发笑的朋友。养成和朋友经常保持接触的习惯，这样可以避免孤独感。

分解工作内容，做力所能及之事

可以将一件大的繁杂的工作分成若干小部分，根据事情轻重缓急，做些力所能及的事，切莫逞能，以免完不成工作而心灰意冷。

写下自己的感受

不妨把自己的感受写出来，然后分析、认识它，哪些是消极的，属于抑郁症的表现，然后想办法摆脱它。

不要给自己定太高目标

不要给自己制订一些很难达到的目标，正确认识自己的现状，正视自己的病情，不要担任一大堆职务，不要对很多事情大包大揽。

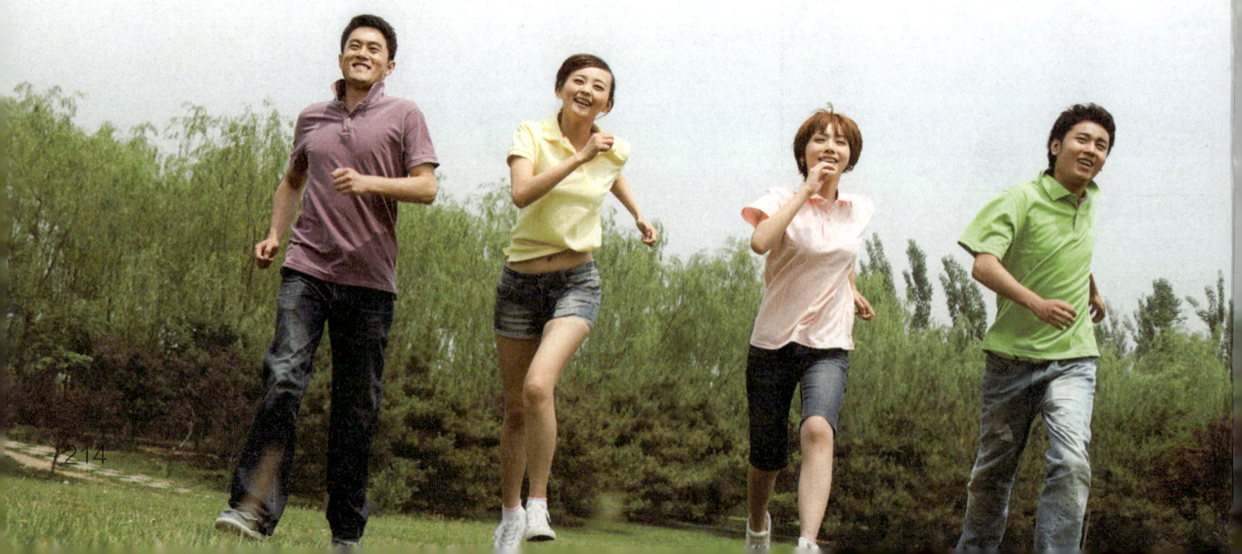